T0267427

Soy mujer y estas son mis reglas

YOLANDA GARCÍA

Soy mujer y estas son mis reglas

Una guía para sacar partido a tu
naturaleza cíclica

Grijalbo

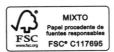
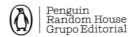

Primera edición: febrero de 2023

© 2023, Yolanda García García
© 2023, Penguin Random House Grupo Editorial, S. A. U.
Travessera de Gràcia, 47-49. 08021 Barcelona

Printed in Spain — Impreso en España

ISBN: 978-84-253-5801-2
Depósito legal: B-22.398-2022

Compuesto en Pleca Digital, S. L. U.

Impreso en Black Print CPI Ibérica
Sant Andreu de la Barca (Barcelona)

GR 5 8 0 1 2

A todas las mujeres,
espero que este libro sea como una gran constelación
que nos devuelva el espacio que nos fue robado.
Te lo dedico a ti, mujer de otro espacio temporal,
a todas nuestras yoes del pasado, del presente y del futuro,
para que nos conozcamos y nos amemos

Índice

INTRODUCCIÓN. Mi propio viaje y todas las mujeres
que hay y habrá en mí   11

PRIMERA PARTE
Comprender la ciclicidad

En contexto   17
1. Las mujeres somos cíclicas   19
2. El ciclo menstrual es más que el sangrado   22
3. Fisiología y biología básica del ciclo menstrual   24
4. Cómo debería ser tu menstruación   48
5. Visión integral del ciclo   61
6. Tu naturaleza cíclica   83
7. Los pilares de la salud femenina   106
8. Trastornos relacionados con el ciclo y sus soluciones   163

SEGUNDA PARTE
Gestionar la ciclicidad: descubre y ama
a las mujeres que hay en ti

En contexto   205
9. La importancia de la gestión cíclica   207
10. La gestión de la sangre   214

11. La gestión de la fertilidad y la anticoncepción:
    cómo lograr o evitar un embarazo 229
12. Cómo gestionar tu vida a través del ciclo
    para aprovechar lo mejor de cada etapa 235

TERCERA PARTE

Más allá del ciclo menstrual: habita tu cuerpo con confianza
y marca tus reglas para ser la jefa de tu vida y de tu salud

En contexto 287
13. Resignificar lo femenino 289
14. Cuerpo de mujer: soy más que mi cuerpo,
    pero soy mi cuerpo 300
15. Mujer y trabajo 306
16. Mujer y maternidad 311
17. Mujer y sexualidad 320
18. Mujer y relaciones 334
19. Mujer y empoderamiento: sé la mujer
    que te dé la gana ser 349
20. Violencia contra las mujeres 351
21. La mujer a lo largo de la vida: el juego
    de las matrioskas 356
22. El cuerpo autocurativo: recursos, herramientas
    y terapias complementarias 358
23. Para hombres: cómo ayudarlos a comprender
    nuestra naturaleza cíclica 364
24. Para quienes van a acompañar a niñas premenstruales . 369
25. Para mujeres enfadadas con su ciclo: cómo
    reconciliarte con tu menstruación 372

Para terminar 377
AGRADECIMIENTOS 379

Introducción

Mi propio viaje y todas las mujeres que hay y habrá en mí

Escribir este libro es seguramente una de las cosas más difíciles que he hecho en mi vida. Cuando me ofrecieron desde Grijalbo este proyecto se cumplió un gran deseo vital con el que llevaba tiempo fantaseando. Recuerdo que lo inicié con una ilusión y un profundo respeto por poder compartir todo lo que me había resultado tan útil descubrir y que tanto ayudaba a mis pacientes y alumnas en la construcción de una vida más armónica, saludable y consciente. Pero pronto empezaron los temores y el afán de perfeccionismo… El miedo a que no fuera útil, a que no hubiera espacio para todas las realidades, a que se malinterpretaran palabras o a que hubiera una forma más pedagógica de explicarlo me boicoteaban continuamente, tanto que este proyecto se alargó más de lo esperado. Las mujeres tenemos implícito el deseo de gustar, en parte por nuestra biología, porque de ello depende la reproducción de la especie y por eso durante la ovulación nuestras hormonas nos preparan para atraer y gustar. A nivel social, nuestro destino, hasta no hace mucho, dependía de «ser elegidas», y aunque hoy eso haya cambiado, estoy convencida de que hay una especie de memoria inconsciente, y no es de extrañar que yo, como tantas mujeres, desee gustar, sobre todo si lo que quiero que te guste es la comprensión de nuestro software, nuestra naturaleza cíclica que impacta en toda nuestra vida.

Espero que este libro te sea útil en tu autoconocimiento; está escrito desde el deseo profundo de que te ayude de manera práctica a descubrir o a profundizar sobre tu naturaleza cíclica. Para mí fue absolutamente revolucionario descubrir esta especie de manual de instrucciones, y espero que también lo sea para ti; a pesar de que cada vez somos más las que nos dedicamos a la pedagogía menstrual, aún nos queda mucho trabajo por hacer. Creo que es hora de que dejemos de ser analfabetas de nuestra biología y nuestras necesidades, y aprendamos a leer nuestro cuerpo. Nuestro funcionamiento de serie viene muy influenciado por una biología que, sin ser determinista, lo condiciona. Por suerte, la biología inclina pero no obliga, y tus circunstancias, tu personalidad y tu voluntad pueden compensar cuando es necesario, pero que puedas vivir de un modo lineal no quiere decir que sea fácil ni eficiente. Estamos diseñadas de forma cíclica, cada mes nuestra personalidad experimenta variaciones guiadas por nuestras hormonas. Sus efectos son más visibles en lo emocional, pero su influencia se deja sentir en nuestro metabolismo, en nuestro sistema inmunitario, en nuestra piel e incluso en nuestro sistema nervioso, predisponiéndonos a tareas más cognitivas o más intuitivas. Así que en cada ciclo pasamos simbólicamente por las cuatro estaciones, las cuatro fases de la luna, las cuatro etapas de la vida (la niña, la joven, la adulta y la anciana), y en cada ciclo nacemos y morimos simbólicamente. Cada fase nos ofrece una energía que si aprendes a identificar resulta muy útil para disfrutar de tu vida de un modo más eficiente a la vez que amable. Porque ¿verdad que si tus amigas te llaman para un plan improvisado en verano es más fácil que digas que sí que en una fría y lluviosa tarde de invierno? ¿Y que hay días en que estás alineada con el universo y otros en los que parece que todo conspire en tu contra? ¿Y que si supieras que hay un algoritmo que tienes de serie, organizar tu vida sería más fácil? Pues de cómo gestionar tu vida teniendo en cuenta la mirada cíclica te voy a hablar en la segunda parte. Antes de eso tengo mucho que contarte en la primera, porque no podemos valorar lo que no conocemos, así que haremos un repaso de nuestro complejo diseño y también a la falta de mirada femenina de la ciencia y la medicina, que necesitan un cambio urgente de paradigma. Las mujeres tenemos una fisiología y una fisiopatología diferentes de la masculina, tanto que es necesario un espacio propio con estudios, investigaciones y prescripciones adaptadas a nuestras necesidades. Igual que un niño no es un adulto en miniatura y tiene su espacio en la ciencia con estudios, adaptaciones farmacológicas y demás, nosotras solo compartimos con los hombres el hecho de ser adultas, no somos hombres que sangran y se embarazan, sino que funcionamos de una manera diferente, y eso debe ser contemplado. Como mujeres, es importante que desarrollemos y exijamos esta nueva mirada sobre el ciclo menstrual. Por otro lado, el ciclo debe ser visto de un modo global y no centrarse solo en el sangrado y en lo reproductivo o en lo patológico para abrirnos a la sabiduría infinita que encierra y que puede ser la clave que nos devuelva a nuestra comprensión y aceptación.

En este libro hay también espacio para reflexionar sobre aspectos que van más allá de la biología pero que influyen en nuestra construcción como mujeres. Por suerte, vivimos en un momento histórico en el que podemos elegir qué experiencias deseamos vivir, como la maternidad (con permiso de la naturaleza), algo tan sagrado que está bien decidir si queremos o no experimentarlo y actuar en consecuencia. Solemos preparar todo con antelación y mimo, qué queremos estudiar, cómo queremos vivir, y a veces solo cuando ya hemos hecho todo eso vamos con prisa a una maternidad para la que nuestra biología puede que ya no sea tan favorable. La maternidad es solo una experiencia vital más (maravillosa cuando es anhelada y consciente), no es imprescindible ni te viene a completar, pero si la deseas es más importante que nunca que conozcas tus ciclos y que sigas la hoja de ruta para una buena salud hormonal que te muestro en la segunda parte. En la tercera te invitaré a reflexionar sobre conceptos como la violencia, la sexualidad, el éxito y las relaciones, empezando por la que tienes contigo misma o con el espacio que hay en tu vida para expresar tu polaridad femenina, uno de mis conceptos favoritos por su capacidad transformadora cuando lo integras.

Para acabar, quiero pedir disculpas a las mujeres trans que, aun siendo mujeres, no van a poder comprender este viaje porque la ciencia, aunque afortunadamente ha podido devolverles una identidad confundida en el nacimiento, no tiene la capacidad de resetear completamente su biología.

Mi agradecimiento a todas las mujeres de cualquier edad, cíclicas o no, y a todos los hombres valientes y conscientes que habéis escogido este libro. Mi intención ha sido mirar nuestra naturaleza femenina con una visión de 360 grados partiendo de lo que la biología nos da de serie y siguiendo el viaje por todo lo que desde lo social nos influye, para que puedas tomar decisiones alineadas con tu naturaleza y tus necesidades hasta transformarte en la mujer que te dé la gana ser y que juntas creemos un mundo donde ser mujer sea más fácil. Quiero que las mujeres por fin podamos construir nuestra identidad desde un lugar afín a nuestra naturaleza, y con esa voluntad escogí el título de este libro, para que puedas definir tus propias reglas, según tu contexto y tus anhelos, pero siempre comprendiendo tu naturaleza para usarla a tu favor.

Feliz viaje de vuelta a ti y a todas las mujeres que hay, hubo y habrá en ti.

Comprender la ciclicidad

En contexto

En esta primera parte veremos qué es la naturaleza cíclica y cómo influye en nuestra vida y en nuestro comportamiento. Intentaré hacerlo de la manera más sencilla posible, pero hay una serie de aspectos técnicos que necesitas conocer para comprender por qué actúas como lo haces. Nuestro ciclo es nuestro software, así que esta primera parte pretende ser un manual para que descubras o profundices en la compleja y perfecta máquina que hay en ti.

También trazaremos la hoja de ruta para mantener una buena salud hormonal y veremos qué ocurre cuando padeces desequilibrios. El ciclo es un proceso delicado que puede alterarse fácilmente y generar disfunciones ginecológicas de mayor o menor gravedad. Por eso esta parte es un poco más densa y me toca usar palabrejas que no necesitas recordar si no padeces alguno de los problemas que presento, pero que pueden ayudarte a buscar más información si tienes algún desequilibrio y necesitas tirar del hilo.

La salud es el silencio de los órganos. Si hay ruido, debemos saber qué lo produce y cómo acompañarlo.

Feliz viaje a tu interior y feliz sanación, si la necesitas.

1

Las mujeres somos cíclicas

Un ciclo es la repetición ordenada, periódica y previsible de una serie de acontecimientos que siguen un patrón determinado.

En la naturaleza todo es cíclico, incluyendo la mayoría de las funciones del ser humano. El fenómeno de la ciclicidad se aprecia también en la economía, en la sociedad o en la forma de organizar la información; tenemos, por ejemplo, ciclos formativos, temáticos, financieros...

La noción de «ciclo» se encuentra presente en las distintas cosmovisiones de la humanidad y nos ayuda a organizar el conocimiento en una especie de percepción temporal ordenada, con etapas periódicas repetidas que podemos anticipar y comprender. Es también un concepto filosófico que nos habla de una visión circular del tiempo y del ciclo de la vida y la muerte, dentro del cual se suceden infinitos ciclos.

De alguna manera, el concepto de ciclo no se puede separar de la existencia.

Un discípulo preguntó a su maestro:

—¿Hay algo que pueda hacer para llegar a la iluminación?
—Tan poco como lo que puedes hacer para que amanezca por la mañana.
—Entonces ¿para qué sirven los ejercicios espirituales que nos recomiendas?

—Para asegurarme de que no estás dormido cuando el sol empiece a salir.

Como narra este cuento sufí, los ciclos son una energía imparable. Estar despierta te permitirá conocer sus mecanismos y gestionarlos a tu favor.

El ser humano es cíclico, pero las mujeres somos doblemente cíclicas: nuestro sistema reproductor sigue un patrón circular, ya que cada mes nuestro cuerpo se prepara para un posible embarazo y pasa por una serie de etapas orientadas a garantizar la reproducción y, con esta, la supervivencia de la especie.

Y me dirás: «¿Qué tiene eso que ver conmigo, que no quiero o no puedo ser madre o que aún soy muy joven para serlo?». Pues todo, porque, al margen de tus deseos, la biología de nuestro diseño cíclico genera en nosotras una serie de cambios que van mucho más allá de lo reproductivo y que afectan a todas las áreas de nuestra vida. No somos la misma persona a lo largo del ciclo. Somos como la luna o las estaciones, que cambian de manera ordenada y emplean en cada fase la energía disponible para favorecer unas acciones sobre otras. Aunque todas nos proporcionen comodidad o deleite, o malestar e incomodidad, son necesarias y tienen un sentido.

Por desgracia, a lo largo de la historia la salud femenina no ha sido una prioridad para una medicina sin perspectiva de género, y eso nos ha situado en un lugar muy poco favorable. Se nos ha tratado como a hombres con el defecto de que sangramos cada mes. Nuestro funcionamiento cíclico y variable no convenía, e incomodaba a una sociedad orientada a la productividad lineal y estable, por lo que las mujeres hemos vivido nuestra naturaleza en silencio, como una especie de castigo.

Tu ciclo menstrual es una poderosa herramienta de autoconocimiento y salud, aunque hayan querido relegarlo a lo repro-

ductivo y lo hayan cargado de connotaciones negativas, priván-
donos así de un conocimiento ancestral que nos hubiera ayudado
a comprendernos y gestionarnos, además de disponer de una
evaluación mensual de nuestra salud.

Espero que con este libro descubras que el diseño orientado
en su origen a lo reproductivo repercute en todas las áreas de tu
vida y funciona al margen de tu conocimiento y voluntad. Comprender tu naturaleza y aprender a gestionarla puede ser un
gran regalo para tu salud y tu felicidad, porque dentro de ti hay
una herramienta gratuita llena de posibilidades; incluye una ra-
diografía mensual mediante la cual puedes evaluar tu estado físico y un manual de instrucciones para manejarte en la vida con
menos esfuerzo y más alegría.

2

El ciclo menstrual es más que el sangrado

El ciclo menstrual es más que el sangrado. Es un complejo proceso biológico que se repite durante nuestra etapa fértil, desde la menarquia a la menopausia, en el que se superponen una serie de cambios encuadrados por dos momentos clave: la ovulación y la menstruación.

Cuando hablamos de ciclo menstrual nos referimos a lo que ocurre entre el primer día de sangrado (que llamamos «menstruación») y el día anterior al siguiente sangrado, no solo al momento en que sangramos. La duración varía de una mujer a otra, e incluso en una misma mujer a lo largo de su vida. La duración media aproximada es de cuatro semanas (29,5 días), aunque muchas mujeres experimentan ciclos más cortos o más largos sin que ello sea un problema. De producirse estas variaciones, suelen darse en la primera parte del ciclo. Para la mayoría de las mujeres, el lapso entre la ovulación (cuando se libera un ovocito del ovario) y el sangrado es de entre trece y quince días.

Historias de consulta
Cada vez que pregunto en consulta por la fecha del último ciclo o por cuánto dura el ciclo, se desarrolla una conversación como esta:
—¿Cuándo fue tu última regla?
—Pues no sé.

—¿Cuánto dura tu ciclo?

—Cuatro días.

—No, eso es el sangrado; el ciclo es el tiempo que transcurre entre un sangrado y otro.

—Ah, no sé..., cada mes, supongo.

—¿Notas tu ovulación?

—Pues sí, estoy de muy mal humor y me duele un montón.

Y me doy cuenta de que no tiene ni idea de cuándo ovula porque, como veremos, es el momento que la mayoría de las mujeres viven de manera más armónica. Así que paro, respiro, dedico unos minutos a explicarle su manual de instrucciones y le pido que lleve un registro de toda una serie de aspectos importantes para conocerse y gestionarse, además de indicarle que lo traiga en la próxima cita.

———————

Nuestro ciclo sigue las leyes biológicas —que no han evolucionado tanto como el sistema social o la forma de pensar—, por lo que el comportamiento de nuestro cuerpo está orientado a respetar la biología de la reproducción, al margen del deseo de maternidad. La fertilidad va mucho más allá de querer tener hijos o no: es una expresión de nuestra salud. Si la salud reproductiva está comprometida, algún aspecto de nuestra salud es frágil. Por tanto, el ciclo menstrual no es algo a lo que solo debemos prestar atención para tener un hijo; un ciclo sano y una capacidad de reproducción intacta hablan de nuestra salud en general. Como ves, la biología no es políticamente correcta, paritaria ni conciliadora, pero entender y respetar su impulso es un regalo que le haces a tu salud.

Tu ciclo empieza el día que sangras y termina el día antes de volver a sangrar. Entre esas dos menstruaciones se suceden una serie de cambios hormonales que generan un impacto en todas las áreas de tu vida, no solo en la reproductiva. El ciclo menstrual es una herramienta importante de autoconocimiento y salud, y conocerlo te ayudará a gestionar la vida a tu favor.

3

Fisiología y biología básica del ciclo menstrual

Cada mes experimentamos un nuevo ciclo. Sin embargo, son muchas las mujeres que, fruto de una sociedad que vive de espaldas a su naturaleza, no saben casi nada de su cuerpo ni de cómo funciona, así que empecemos desde el principio.

El ciclo menstrual sigue una compleja estrategia en la que intervienen órganos y hormonas organizados en un eje funcional que genera varios ciclos paralelos interconectados. Si lo necesitas, vuelve a leer esta frase para que tomes conciencia de la sofisticación de nuestro cuerpo.

Es como una orquesta que debe interpretar una sinfonía: las hormonas son la partitura, los órganos son los músicos y el director de orquesta es el eje hipófisis-gónadas. Te recuerdo que esa sinfonía está orientada a tener un bebé y que tus hormonas no preguntan a tu corazón, es decir, da igual lo que tú quieras, su trabajo es independiente de tus intenciones. En la naturaleza existen dos pulsiones o impulsos básicos. El primero es el de supervivencia. Si está garantizada (esto es, si hay suficiente energía para que vivas), el siguiente impulso inevitable es el de reproducirse. Como ves, tus hormonas no te consultan si te va bien o si te apetece. Se dedican a trabajar para que la reproducción sea siempre posible, y gracias a ese mecanismo la especie ha sobrevivido. Por suerte, hoy las mujeres podemos decidir si queremos ser madres y actuar en consecuencia, pero de eso hablaremos en otro capítulo.

El último mensaje que quiero darte antes de adentrarnos en estos temas es que el ciclo es un proceso muy costoso para el organismo y, por tanto, tu cuerpo tiene que estar seguro de que puede permitírselo; de lo contrario, es probable que ahorre energía para protegerte. Casi todas vivimos enfadadas con nuestro cuerpo porque es delgado o gordo, débil o feo, y olvidamos que el cuerpo somos nosotras, que todo lo que hace tiene una finalidad protectora y que se comunica con nosotras a través del síntoma. Esos mensajes son a veces incómodos, pero pretenden llamar tu atención para que repares aquello que le hace daño y, de ese modo, disfrutéis juntas de una vida sana y longeva.

Mi formación escolar sobre biología femenina fue más bien escasa. Se limitó a un breve y aséptico repaso del sistema reproductor, sus órganos y cómo se producía el embarazo. Nadie me habló del ciclo menstrual, solo de la regla, como si fuera el único evento que había que tener en cuenta, y además, de un modo bastante negativo. En casa tampoco se trataba el tema de la sexualidad, y nunca supe nada del ciclo menstrual ni de lo maravilloso que es nuestro cuerpo, así que crecí con un conocimiento limitado y aséptico sobre esas cuestiones. Por suerte, las cosas han cambiado y ahora hay mucha más información, pero sigue faltando una explicación global de nuestro ciclo y de su potencialidad. También echo de menos unas clases de biología menos teóricas y más prácticas que muestren cómo funciona nuestro cuerpo y nos enseñen a acompañarlo.

Así que si te pasó como a mí en las clases de biología, ahora que eres más consciente y tienes ganas de saber de ti, haremos un repaso de tu cuerpo y de su manera de funcionar.

LOS ÓRGANOS PROTAGONISTAS

Nuestro aparato reproductor es un auténtico desconocido para muchas mujeres. En mis clases suelo pedir a las alumnas que señalen dónde están los diferentes órganos y me sorprende lo poco precisas que son y la falta de conciencia que tienen del volumen que estos ocupan en el cuerpo. En esos grupos siempre hay alguna que lo identifica todo al instante con rabia, y yo le pregunto si tiene dolor en algún momento del ciclo, a lo que contesta que sí. Entonces aprovecho para recordarles a todas que a veces la salud es el silencio del cuerpo y que no es bueno que conozcamos los órganos por la incomodidad que nos causan, sino que hay que sentirlos y saber cómo son. Antes de seguir adelante, dedica un par de minutos a este ejercicio para sentirte por dentro.

EJERCICIO
Conecta con tu anatomía

Cierra los ojos, ponte las manos sobre el vientre y haz unas cuantas respiraciones intentando conectar con tus órganos femeninos, que se encuentran detrás del abdomen, ese con el que tantas veces te has enfadado por no ser lo bastante plano o fuerte, o por tener estrías... Siente el dolor de esa primera barrera que rodea a tus órganos femeninos. Ahí están, muchas veces apretados por tu costumbre inconsciente de meter barriga, tensos, sin espacio. Coloca los pulgares sobre el ombligo y deja caer suavemente las manos...

El hueco que forman tus pulgares e índices unidos entre sí es el espacio de tu útero, el equivalente a una pera invertida. Si algún día te quedas embarazada se dilatará hasta alcanzar el tamaño de una sandía para luego volver a ser pera. Imagina ese cambio de volumen. A cada lado se abren dos trompas, como si fueran un par de tallos de unas flores preciosas que se curvan para unirse a los ovarios, del tamaño de una almendra. Volviendo a tu útero (esa pera invertida), hacia abajo se abre un canal que llamamos «cuello del útero» que se comunica con la vagina. Ese tubo tiene un pequeño orificio que permanece siempre cerrado y que solo se abre en la ovulación para favorecer la entrada de los espermatozoides, en la menstruación para facilitar la salida de tu sangre menstrual y en el parto para que pueda nacer tu bebé. Si sigues descendiendo encuentras la vagina y, al final, la vulva, con todos esos órganos visibles: el clítoris, los labios…

Haz ahora una inspiración muy profunda y deja que el aire te recorra el cuerpo y salga por la vulva con la espiración. Repite el ejercicio unas cuantas veces.

¡Qué bonito es sentir así nuestro cuerpo femenino, un cuerpo capaz de generar vida, de disponer de todo lo necesario para resguardar a un bebé el tiempo suficiente para prepararlo para la vida! ¿No te parece grandioso tu cuerpo? A partir de ahora recuerda que cada vez que aprietas la barriga, tensas todo tu interior. Dedica unos minutos de tu día o de tu semana a reconectar con toda esa magia interior.

Y ahora que lo has sentido podrás entender mejor cada una de las partes. Diferenciamos:

- Órganos internos: ovarios, trompas de Falopio, útero y vagina.
- Órganos externos: monte de Venus, clítoris, labios mayores, labios menores y glándulas de Bartolino.

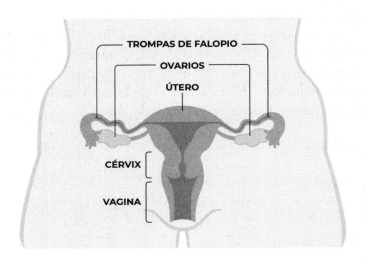

Los órganos internos

Ovarios

Son los encargados de reservar tus óvulos inmaduros y permitir la maduración de uno cada mes (entre los diez o quince que compiten por ser el mejor en cada ciclo) para desencadenar la ovulación. Los ovarios también son los encargados de producir las hormonas sexuales: estrógenos y progesterona.

Los óvulos no son órganos, sino gametos (células sexuales). Tienen forma esférica y se almacenan en los ovarios. Nacemos con nuestro potencial total de óvulos, no produciremos más en la vida. Nuestra dotación ovocitaria viene determinada en el vientre materno: a las veinte semanas de gestación tenemos hasta siete millones de ovocitos, que se reducen hasta dos millones en el nacimiento. Se estima que, antes de la adolescencia, perdemos unos diez mil ovocitos mensuales, y al llegar a la primera menstruación e inaugurar nuestra etapa fértil disponemos de unos quinientos mil para madurar. El ovocito es un óvulo inmaduro recubierto por un folículo. Imagínatelo como un huevo: el folículo sería la cáscara, y el óvulo se encontraría en su interior, como la yema y la clara. Aunque no debería doler, hay mujeres que experimentan dolor durante la ovulación, cuando «se rompe» la cáscara (folículo) para dejar salir el óvulo.

El óvulo es la célula humana más grande del cuerpo (mide 0,14 milímetros, el tamaño de un grano de arena). El espermatozoide mide 0,05 milímetros (tres veces más pequeño que el óvulo). ¿No te parece increíble que algo tan pequeño tenga la capacidad de crear vida?

Estamos conectadas física y energéticamente con nuestras antepasadas. Cuando tu abuela estaba gestando a tu madre, esta ya tenía en sus ovarios el óvulo que dio origen a tu vida, así que tu primer hogar, al menos de la mitad de tu persona, fue el cuerpo de tu abuela materna. Hoy se habla mucho de la programación fetal y de la clara influencia que el ambiente metabólico y emocional en el que se desarrolla un bebé tiene en su salud física y emocional. Pues tu programación (y la mía) se inició en el cuerpo de tu abuela, así que sus vivencias deben de haber dejado memoria en ti. ¿Conociste a tu abuela? ¿Sabes algo de su historia? Ahora que eres consciente de que estuviste allí, quizá te apetezca conocer un poco más de tu primer hogar.

Trompas de Falopio

Las trompas conectan el útero con los ovarios. El óvulo maduro desciende por ellas al encuentro de un posible espermatozoide. Son el espacio mágico donde empieza la vida, el romántico lugar en el que se dan cita el óvulo y el espermatozoide para concebir un embrión. Desembocan en el útero para permitir la implantación de ese potencial bebé.

Útero

En el aspecto físico, es un órgano increíble. Mide unos 7 centímetros, pero si le sumamos las trompas y los ovarios, el espacio total ocupado ronda los 20 centímetros. Durante el embarazo se expande más de cien veces para albergar el feto. Así que, como en el ejercicio de visualización, pasa de pera a sandía. Tiene tres capas: perímetro, miometrio y endometrio. La capa interna, el endometrio, es la más activa y se engrosa cada mes para alojar a un posible embrión. Las hormonas orquestan este engrosamiento de la pared interna, su degradación si no hay embarazo y su desprendimiento con la menstruación.

Pero más allá de lo físico, el útero es un órgano muy vinculado a las emociones. Me explico: el cuerpo humano posee órganos compactos, como el hígado o los riñones, y órganos huecos, como el estómago, los intestinos, la vesícula biliar o la vejiga, diseñados para ser llenados (de comida, heces, bilis y orina, respectivamente). Las mujeres tenemos un órgano hueco adicional, el útero. Quizá por eso conectamos con más facilidad con el vacío y tenemos mayor necesidad de dar sentido a nuestra vida. El vacío del estómago nos es muy familiar; lo cierto es que, si no hemos hecho un profundo trabajo emocional, es casi el único que conocemos y lo sublimamos comiendo, cuando de lo que tenemos hambre es de otras muchas cosas. Por otro lado, el útero necesita estar conectado a la vida porque ese es su motor; necesita llenarse cada mes, quiere albergar vida, real o simbólica. El vacío del útero nos permite conectar con las necesidades más profundas, llenarlo de ilusiones, de proyectos, de planes. Es lo que me gusta llamar «hijos simbólicos», esos que también necesitan ser concebidos, gestados y paridos. El útero es como un caldero mágico, pero tenemos que aprender a conectar con él porque está íntimamente ligado a nosotras: si tú te estresas, él se estresa; si tú gozas, él goza. En sus libros, Frédérick Leboyer afirma que el útero es como un segundo corazón porque ambos están hechos de tejido muscular y los dos laten: tu corazón lo hace todo el tiempo y tu útero lo hace a través de la excitación sexual y vital.

Me gusta pensar que existe una conexión invisible entre el útero de todas las mujeres que tiene una enorme capacidad de sentir. Lo he percibido al asistir a círculos de mujeres o al ver a algunas comunicándose de forma íntima.

A lo largo de la historia el útero apenas ha sido estudiado y ha tenido que soportar la falta de comprensión y mucha prensa negativa. El texto médico más antiguo que se conoce es un papiro egipcio que trata de las «perturbaciones del útero» y que afirma que las enfermedades se originan en un útero que «no tiene lo que desea» y que se desplaza por el cuerpo. En su tratado sobre las enfermedades de las mujeres, Hipócrates, padre de la medicina, hablaba de la sofocación histérica, un malestar que aparecía cuando el útero emigraba hacia la parte superior del abdomen en busca de fluido. En la misma época, Platón describía el útero como «un animal dentro de un animal que se desplaza por el cuerpo» y lo relacionaba con distintas enfermedades, también con la demencia. La concepción del útero como una entidad móvil y peligrosa perduró durante cientos de años en la medicina.

En la Edad Media, la histeria va de la mano de la brujería, pues se creía que las brujas eran mujeres que se dejaban influenciar por el diablo. Con el tiempo, al contar con más recursos de investigación, el concepto del útero errante fue descartado, pero no así el de la histeria, la locura asociada al útero. En el siglo XIX, la histeria se convirtió en una enfermedad diagnosticada, y los sanatorios se llenaron de mujeres histéricas. Se admitió que la mujer poseía instinto sexual y necesitaba las relaciones sexuales para mantenerse sana, así que médicos y enfermeras realizaban «masajes» «para aliviarlas»; se inventaron todo tipo de aparatos (primitivos vibradores) para facilitarles el trabajo.

Freud perpetuó el concepto de «histeria». Nuestras antepasadas crecieron con estas y otras historias igual de «bonitas» que han dejado impronta en la memoria celular energética femenina. ¿Te imaginas lo que debía de ser creer que teníamos un órgano que se desplazaba por nuestro cuerpo, lloroso por no tener un hombre que lo llenara de hijos?, ¿o asumir que, puesto que un médico debía encargarse de satisfacer nuestro instinto sexual, deseo y enfermedad estaban vinculados y nuestra libido era patológica? ¿Ves a tu útero de otro modo? ¿Ves lo incomprendido que ha sido a lo largo de la historia? ¿Te animas a honrarlo y llenarlo de tus proyectos e ilusiones? Bienvenida a tu útero.

El útero es el órgano más fuerte, flexible y elástico del cuerpo. Se expande más de cien veces su volumen para albergar un feto y luego recupera su tamaño original. Puede soportar hasta ciento cincuenta veces su propio peso. Es el único órgano capaz de albergar y nutrir a otro órgano en su interior, la placenta. En la actualidad da vida a una media de entre uno y tres hijos o hijas, pero está capacitado para formar más de veinte vidas. El nacimiento por cesárea se hace a través del corte del abdomen y del útero para acceder al bebé. Luego se vuelve a coser. El útero puede soportar hasta tres cesáreas. Es un órgano reproductivo y erógeno. No es indispensable para vivir. Sin embargo, debería evaluarse la conveniencia de extirparlo y recurrir a ello solo cuando no exista otra opción médica viable para la paciente. Antiguamente se extirpaba con demasiada frecuencia, lo que limitaba la capacidad de sentir placer de algunas mujeres.

Como has visto, el útero no solo es importante para tener hijos, sino que es una fuente de placer y creatividad infinita, un tesoro dentro de ti con el que conectar, al que nutrir y llenar de manera simbólica. Es el órgano de vida y placer por excelencia, así que asegúrate de que el placer y los «hijos simbólicos» lo mantengan siempre lleno, y aprovecha los momentos en que conectes con el vacío para poner tus manos sobre él y averiguar de qué tiene hambre y cuánto hace que no conectas con el placer.

Vagina

Es el conducto hueco que une el útero con la vulva (parte externa y visible). Es muy común confundir vagina y vulva, pero son dos unidades funcionales distintas. La vulva es lo que ves a simple vista. Está formada por los labios mayores, los labios menores, el clítoris y dos orificios, el de la uretra y el de la vagina; para acceder a esta última tienes que separar sus paredes. Es increíble el desconocimiento que hay de esta parte de la anatomía y el daño que han hecho las películas porno con la visión distorsionada que dan de nuestra vulva. Cada vulva es única, igual que cada cuerpo. No te compares, y menos con un «modelo normativo» como el de las actrices porno.

EJERCICIO
Diálogo con tu vulva

¿Has mirado alguna vez tu vulva con detenimiento y amor? ¿Has ido un poco más allá para explorar tu vagina? ¿Has explorado tus genitales para conocer sus partes? ¿Has sentido sus emociones? Puedes mirarte la vulva con ayuda de un espejito. Para sentir tu vagina, introdúcete los dedos; para verla puedes usar un espéculo, además del espejito. Observar la vulva y sentir la vagina en un contexto no médico (como en la exploración ginecológica) ni sexual (como cuando tienes relaciones con alguien o contigo misma) es una experiencia muy enriquecedora. Siéntela como una cueva sagrada y explórala hasta que conozcas todos sus rincones. Eso te permitirá conectar con «todo» lo que ha entrado en ella y saber cómo se ha sentido: en el ginecólogo, en el parto, ese día con esa persona que no te apetecía, en masturbaciones de descarga, etcétera. Ahora que has conectado con tu cueva, la próxima vez que algo tenga que acceder, siéntela, pídele permiso, pregúntale si le parece bien…

Si lo prefieres, puedes hacer este trabajo con la amorosa ayuda de una fisio del suelo pélvico. De cualquier manera, dibujar tu vulva es un ejercicio muy terapéutico.

Ritual: en tu próximo ciclo, crea un altar y honra cada una de sus fases. Da las gracias a tu vulva por todo el trabajo silencioso que hace para ti y aprovecha para sanar heridas mediante algún ejercicio simbólico.

Aparte de la estructura «ginecológica», hay otros órganos implicados en el ciclo:

- **Hipotálamo**. Es una parte del sistema nervioso. Estimula a la hipófisis para que produzca las hormonas gonadotropinas.
- **Hipófisis** (o glándula pituitaria). Está regulada por el hipotálamo y controla el funcionamiento de casi todas las glándulas endocrinas. A nivel sexual, es la responsable de secretar las hormonas LH (que favorecen la maduración del folículo ovárico y la secreción de progesterona) y FSH (que estimulan el crecimiento normal del folículo ovárico).

- **Tiroides.** Es una glándula endocrina con forma de mariposa situada en el cuello que también influye en tu ciclo menstrual. Según la cantidad de hormona tiroidea que produzca, tus periodos pueden ser muy escasos, prolongados o irregulares, porque interactúa con tus hormonas sexuales.

En la estructura de la hipófisis se encuentra la glándula pineal, que, desde la Antigüedad, ha suscitado mucho interés. A nivel orgánico, es una llave maestra que traduce las señales del entorno en respuestas endocrinas, es fotosensible y regula todos nuestros ciclos: circadiano, menstrual, madurez, sueño... También modula el sistema inmunológico y la capacidad de envejecimiento.

Descartes decía que era «la silla del alma» y actualmente se la considera algo así como la glándula de la espiritualidad. Se «bloquea» alrededor de los nueve años, y por eso muchas terapias trabajan con su reactivación. Muchos la consideran el «tercer ojo» que nos conecta con la creatividad y la intuición.

UNA CARRETERA ENTRE EL CEREBRO Y LOS OVARIOS: EL EJE HIPÓFISIS-GÓNADAS

Los ejes son uniones simbólicas entre los órganos. El eje endocrino, llamado «hipófisis-gónadas», es una especie de carretera que conecta el cerebro (hipófisis) y los ovarios, y engloba al conjunto de hormonas que, al interactuar entre sí y comunicarse con los órganos, realizan una regulación precisa que permite el funcionamiento del ciclo menstrual (y, con él, la función reproductiva).

Las hormonas son los mensajeros químicos que llevan la información a los órganos y las células del cuerpo. Existen muchos tipos, pero en relación con el ciclo menstrual las principales son las hormonas sexuales generadas por los ovarios y las generadas por la hipófisis. Las distintas hormonas han de trabajar en sinergia y equilibrio para alcanzar el correcto funcionamiento del ciclo. Es un trabajo en equipo, y el fallo de una hormona es el fallo de todas. Cuando están ordenadas, es como escuchar a una orquesta afinada.

Estrógenos

Se producen en los ovarios, la corteza suprarrenal y en el tejido graso gracias a la acción de la enzima aromatasa. Su función bioquímica es estimular las hormonas de la hipófisis y favorecer el crecimiento allí donde se encuentren. Por ejemplo, potencian el engrosamiento del endometrio, la maduración del folículo y el crecimiento de los senos. Tienen además otras funciones no sexuales: en el sistema osteoarticular, contribuyen al mantenimiento de la masa ósea y a la fijación del calcio en el hueso, protegiéndote de la osteoporosis; a nivel cardiovascular, facilitan la relajación de las paredes arteriales, lo que mejora el riego sanguíneo a los tejidos; en la piel, mantienen los niveles de colágeno y la proliferación vascular de la dermis, lo que te aporta un aspecto terso y sano.

Afectan también a tu estado emocional, ya que actúan sobre los neurotransmisores y te regalan buen humor y sensación de bienestar. Los estrógenos son como esa amiga alocada y valiente con la que te sientes bien, que te hace creer que todo es posible y que te contagia sus ganas de diversión, de fiesta, de salir. Pero toda cara tiene su cruz, y la de los estrógenos es que, cuando están demasiado altos y no bailan la melodía que les toca generan problemas: quistes, miomas, dolor de pecho, sangrado abundante, alimentan la endometriosis... ¿Recuerdas que te he dicho que los estrógenos hacen crecer todo lo que tocan? Pues ahí lo tienes. Más adelante te daré estrategias para equilibrar los estrógenos. Por ahora observa los efectos positivos y negativos en tu cuerpo y ten claro que son los protagonistas indiscutibles de la primera fase del ciclo.

Además de los estrógenos que él mismo fabrica, tu cuerpo debe lidiar con:

- **Estrógenos externos o xenoestrógenos:** disruptores endocrinos, esto es, que alteran tu equilibrio hormonal. No tienen efectos positivos. Pueden acumularse en el cuerpo y generar problemas de salud.
- **Fitoestrógenos:** compuestos activos que producen las plantas de forma natural. Pueden ser una gran herramienta terapéutica o una mala elección, según el caso.

Nuestro cuerpo necesita metabolizar los estrógenos para eliminarlos y que no se acumulen. De esto se encargan el hígado y la microbiota, como verás más adelante. La mala gestión en este proceso es el origen de muchos problemas relacionados con tu ciclo.

Progesterona

Toma el relevo de los estrógenos y es la protagonista de la segunda fase (la fase lútea). La progesterona frena los cambios proliferativos del endometrio (inducidos por los estrógenos) y estimula los cambios madurativos, preparando así al endometrio para la implantación del potencial embrión. Se produce en tres sitios diferentes: los ovarios (en el cuerpo lúteo* después de la ovulación), en las glándulas suprarrenales y, durante el embarazo, en la placenta. Es relativamente estable durante la segunda fase del ciclo. Si hay embarazo, se mantiene durante toda la gestación y, si no, se produce una caída brusca entre doce y dieciséis días después de la ovulación, y llega el sangrado.

La progesterona eleva la temperatura corporal casi un grado en esta fase. Muchas mujeres creen tener febrícula cuando en realidad es una muestra de la actuación correcta de esta hormona. Las mujeres no tenemos una temperatura corporal estable, sino que hay fluctuaciones en las dos fases. El seguimiento de la temperatura es una gran ayuda para gestionar tu fertilidad o para usarlo como indicador de tus días no fértiles. La progesterona produce un aumento del tamaño de las mamas y espesa el moco cervical para impedir el paso de los espermatozoides por el cuello uterino después de la ovulación.

A nivel emocional, es la hormona de la serenidad y produce cambios progestacionales, es decir, nos predispone al cuidado y a la maternidad. Es tu otra amiga, esa más tímida que no es de fiestas y con la que tienes conversaciones profundas y nutritivas en pijama hasta altas horas de la noche. Es una hormona menos social, más serena y calmada que los estrógenos, y conforma esa sana alternancia cíclica hormonal que tenemos la mujeres. Cuando sus niveles son correctos, actúa como nuestro ansiolítico y antidepresivo endógeno.

Tener la progesterona baja genera muchos problemas: emocionales (como ansiedad y depresión), insomnio, síndrome pre-

---

* Tras la ovulación. el folículo roto (la cáscara) que queda dentro del ovario empieza a generar progesterona. Este proceso, llamado «luteinización», convierte al folículo en una glándula endocrina productora de progesterona: si hay embarazo, continuará hasta que la placenta pueda generarla; si no, se eliminará al final del ciclo.

menstrual, sangrados abundantes, sensibilidad mamaria, hinchazón, dolor menstrual, quistes ováricos, ciclos irregulares por falta de ovulación, infertilidad, abortos de repetición, migrañas, problemas digestivos...

ESTRÓGENOS Y PROGESTERONA, UNA PAREJA DE BAILE MUY SINCRONIZADA PARA TU MELODÍA CÍCLICA

Como ves, las hormonas tienen unas funciones importantes en tu cuerpo y se comunican contigo a través de los síntomas que producen, ya que es el único lenguaje que dominan. Sus desequilibrios se manifiestan en forma de trastornos físicos y psicológicos. Ambas desempeñan funciones positivas y necesarias, y deben estar en constante comunicación para actuar adecuadamente. Los trastornos más comunes son el hiperestrogenismo (por mala metabolización o xenoestrógenos), la falta de estrógenos y la falta de progesterona (casi nunca hay exceso de progesterona).

FSH

Son las siglas en inglés de la hormona foliculoestimulante e, igual que la luteinizante (LH) que veremos a continuación, forma parte del grupo de las gonadotropinas y desempeña un importante papel en el ciclo reproductor. Su función es estimular la producción de estrógenos y modular la maduración de los ovocitos en la primera parte de cada ciclo menstrual. Es una hormona clave en tu fertilidad, ya que aporta mucha información sobre irregularidades menstruales, infertilidad y otros problemas ginecológicos. Junto con otros parámetros, es un buen marcador del estado de tu reserva ovárica. Cuando la función ovárica no es la idónea, la hipófisis trata de compensarlo aumentando la secreción de FSH, como ocurre durante la menopausia.

LH

También forma parte de las gonadotropinas y desempeña un papel determinante en la función reproductora femenina (y masculina). Se libera hacia el final de la fase folicular, estimulada por la FSH cuando el óvulo está maduro. Su acción dura entre veinticuatro y cuarenta y ocho horas y es la responsable de la ovulación. El aumento de la LH pasa el testigo a la progesterona para que aumente su producción y se encargue de preparar las condiciones para la posible llegada de un embrión. Podemos medir la LH en la orina con tiras reactivas si queremos controlar nuestra ventana de fertilidad o seguir su recorrido a través de las gráficas de temperatura basal corporal, de las que te hablaré más adelante.

Andrógenos

Los principales andrógenos circulantes en la mujer son la testosterona, la androstenediona y la dehidroepiandrosterona o sulfato de dehidroepiandrosterona (DHEA-S). Aunque vinculemos estas hormonas con lo masculino, nosotras también las producimos y necesitamos ciertos niveles de andrógenos para el buen funcionamiento de nuestro sistema reproductivo. Los andrógenos se producen a partir de la transformación del colesterol en las glándulas suprarrenales y en los ovarios. En el tejido graso también puede sintetizarse testosterona. Los andrógenos, como el resto de las hormonas que hemos visto, no solo afectan a lo reproductivo, sino también al metabolismo, a la sensibilidad a la insulina, a la salud ósea y a la salud cardiovascular.

Un nivel elevado de testosterona altera la ovulación y el ciclo en general, como ocurre en el síndrome de ovario poliquístico (SOP), pero también produce caída del cabello, hirsutismo, acné, resistencia a la insulina, irritabilidad, ansiedad e incluso infertilidad. Cuando está baja, podemos sentir apatía, tristeza, dificultad para generar músculo y falta de libido.

Otros protagonistas en el ciclo son la tirosina, producida por la tiroides, que puede provocar defectos en la ovulación, ciclos irregulares y problemas de fertilidad, y la prolactina (si está alta puede inhibir la secreción de FSH y LH y reducir la función ovárica).

	Función	Beneficios
Estrógenos	Estimulan las hormonas de la hipófisis, favorecen el crecimiento allí donde se encuentren; potencian el engrosamiento del endometrio, la maduración del folículo, el crecimiento de los senos. Tiene otras funciones no sexuales.	• «Feminizan» el cuerpo. • Piel y pelo fuerte. • Mayor capacidad cognitiva. • Valor, energía, positividad. • Promueven la libido. • Estimula el sistema nervioso simpático. • Regulan las áreas del cerebro relacionadas con la emoción y la cognición.
Progesterona	Frena los cambios proliferativos del endometrio para la implantación del potencial embrión. Se produce en los ovarios (en el cuerpo lúteo, después de la ovulación), en	• Ansiolítico natural. • Serenidad. • Descanso. • Estimula el sistema nervioso parasimpático.

Progesterona	las glándulas suprarrenales y, durante el embarazo, en la placenta. Incrementa la temperatura corporal.	
FSH	Estimula la producción de estrógenos y modula la maduración de los ovocitos.	• Permite diagnosticar irregularidades ginecológicas relacionadas con la infertilidad y la menopausia.
LH	Se libera hacia el final de la fase folicular, estimulada por la FSH cuando el óvulo está maduro.	• Podemos detectarla en la orina con tiras reactivas para predecir la ovulación.
Andrógenos	Fundamentales para el correcto funcionamiento ovárico y el desarrollo folicular. Importantes para el metabolismo de los huesos, la sexualidad femenina, la función cognitiva, etcétera.	• «Masculinizan» el cuerpo. • Regulan la energía física, la libido y el deseo. • Fuerza, energía y valentía. • Salud capilar y de la piel.
Prolactina	• Crecimiento de los pechos. • Producción de leche. • Cuando se eleva, se inhibe la producción de las hormonas foliculoestimulante (FSH) y luteinizante (LH), alterando la ovulación y, por tanto, el ciclo menstrual.	• Se relaciona con la facilidad para el llanto. • Se eleva en situaciones de estrés.

Los desequilibrios hormonales pueden causar efectos psicológicos que se confunden con disfunciones mentales como la depresión o la ansiedad. La ratio entre estrógeno/progesterona es clave para el tratamiento adecuado de los trastornos del estado de ánimo. En algunos casos en consulta, la administración de progesterona o precursores de la progesterona ha mejorado significativamente cuadros de ansiedad.

Las hormonas influyen en nuestras emociones y en la capacidad de amar y enamorarnos. La química de nuestro cuerpo es apasionante y determina nuestra conducta en muchas ocasiones.

LOS CICLOS DENTRO DEL CICLO: LA TRÍADA MÁGICA

Tu ciclo menstrual se subdivide en varios ciclos armónicos interconectados e interdependientes. Como ves, la biología del ciclo menstrual es supercompleja y todo está diseñado al milímetro para lograr algo tan sagrado como la creación de una nueva vida. Te recuerdo que en el ciclo no hay un botón para encender o apagar el deseo de tener hijos, sino que su objetivo es mantenernos sanas y que todo funcione. Si es así, implica que somos potencialmente fértiles, pero aún más importante, que estamos sanas.

Ciclo hormonal

Es el ciclo principal, porque de él dependen los otros. Representa un baile de hormonas conjugadas al unísono que influyen en el resto de los ciclos e informan a los órganos implicados sobre lo que deben hacer en cada momento. Si el ciclo hormonal no está bien, el ciclo ovárico y el ciclo uterino se desestructuran y no cumplen su objetivo.

Las jefas de equipo son doña Estrógenos y doña Progesterona. Doña Estrógenos está orientada a preparar el ovario para que reúna las condiciones necesarias que le permitan madurar un óvulo contenido de manera inmadura en los folículos y, en un momento del ciclo, estimular la FSH, para que a la vez esta avise a la LH y que provoque la ovulación. LH y FSH son dos hormonas muy poco activas todo el ciclo, algo así como actrices con pocas secuencias en una película, pero cuyos papeles son determinantes. Después de la ovulación, doña Progesterona se queda como reina y señora del ciclo orientada a crear el ambiente idóneo para ese potencial bebé concebido (recuerda que el ciclo va por libre, no siempre concuerda con tu deseo, así que, por si acaso, cada mes todo está orquestado para crear una nueva vida).

Ciclo ovárico

El ciclo ovárico está modulado por el eje hipotalámico-hipofisario-suprarrenal. En el interior de los ovarios, los folículos ováricos segregan estrógenos al madurar y, después de la ovulación, al transformarse en cuerpo lúteo, estrógenos y progesterona, lo que provoca las modificaciones cíclicas que ya conoces. El ciclo se divide en dos fases separadas por la ovulación: la **folicular**, que va de la menstruación a la ovulación, y la **lútea**, que va de la ovulación a la menstruación.

Como sabes, viniste al mundo con un potencial limitado de ovocitos en cada ovario. Su proceso de maduración es lo que denominamos «ciclo ovárico». No se limita al ciclo en curso, porque el tiempo de maduración de un óvulo es de aproximadamente tres ciclos. Gracias al mensaje de los estrógenos, cada mes unos veinte folículos están disponibles para madurar (aunque esta cifra desciende con el paso del tiempo). La maduración se produce en el tejido ovárico, sin importar si está en el ovario derecho o el izquierdo.

Ciclo uterino

El ciclo uterino es el más visible. Cada mes sentimos sus efectos a través de la menstruación.

En el corazón del útero se encuentra el endometrio, el lugar en el que anidará el potencial embrión. Es una especie de recubrimiento que mensualmente, por orden de los estrógenos, se esponja y crece para convertirse en un colchón cálido y confortable para ese posible bebé. Es lo que llamamos un «endometrio receptivo». Si no se produce el embarazo, se degrada y origina la menstruación.

Este ciclo de crecimiento y decrecimiento uterino consta de tres fases:

1. **Fase proliferativa.** Después de la menstruación, la mucosa endometrial está fina y con escasa cantidad de glándulas, y se inicia el crecimiento del endometrio. Es paralela a la fase folicular del ciclo ovárico.

2. **Fase secretora.** El endometrio ha alcanzado 6-8 milímetros de grosor. Esta fase está dirigida por la progesterona segregada por el cuerpo lúteo del óvulo tras la ovulación. En este periodo se multiplican las glándulas endometriales, que empiezan a secretar un fluido rico en nutrientes para alimentar al potencial embrión. Es paralela a la fase lútea del ciclo ovárico.

3. **Fase descamativa o menstruación.** El descenso de los niveles hormonales produce la descamación de todo ese tejido que ya no es necesario. Es importante que entiendas bien este ciclo porque la descamación es como una herida que a veces duele: cuanto más crecimiento de tejido haya habido, más posibilidad de dolor. El crecimiento de ese tejido viene determinado por la presencia de estróge-

nos, aunque de esto hablaremos con más detalle en el capítulo 8, sobre el dolor menstrual.

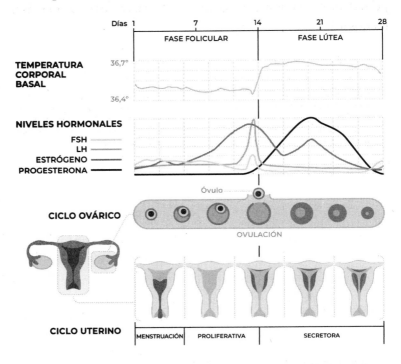

Reflexión

Es increíble todo lo que tiene que trabajar cada mes tu cuerpo, ¿no?

LAS CUATRO FASES DEL CICLO MENSTRUAL

Nuestro ciclo menstrual se organiza en torno a dos sucesos clave, la ovulación y la menstruación, que sirven como separadores entre las dos fases principales del ciclo menstrual, la fase folicular y la lútea. La duración de estas fases es distinta en cada mujer, pero dentro de nuestra estructura personal se desarrollan más o menos así:

FASE LÚTEA

Se inicia en la ovulación y se alarga hasta la menstruación.

Su duración es más estable y predecible. Empieza con la ovulación que es la liberación del óvulo maduro estimulado por la LH. El folículo que permanece en el ovario empezará a formar el cuerpo lúteo y a producir progesterona. Al final del ciclo si no ha habido embarazo se produce una caída hormonal que provoca el desprendimiento del endometrio, la menstruación y el inicio de un nuevo ciclo.

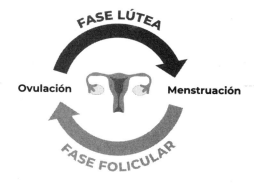

FASE FOLICULAR

Se inicia en la menstruación y se alarga hasta la ovulación.

Es el inicio de un nuevo ciclo y la fase más variable para cada mujer. Se inicia con el sangrado, y estrógenos y FSH estimulan la maduración folicular y la preparación de la ovulación.

Para ayudarte en la comprensión del ciclo, convertiremos estas dos fases y sus dos sucesos principales en cuatro fases simbólicas. En cada una de ellas se producen cambios físicos, cognitivos, emocionales y energéticos en tu cuerpo, y conocerlos te ayudará a comprenderte y, por tanto, a amarte y respetarte. En la segunda parte del libro te enseñaré a gestionar tu vida aprovechando la energía disponible de cada fase.

4

Cómo debería ser tu menstruación

Espero haberte convencido de que el seguimiento de tu ciclo menstrual es una técnica de autoconocimiento y de autogestión maravillosa. Es además una herramienta para conocer tu estado de salud y actuar en consecuencia. Recuerda que un ciclo sano va más allá de lo reproductivo.

En este capítulo me centraré en las características generales de un ciclo sano, poniendo énfasis en los parámetros fisiológicos de la menstruación.

Te recuerdo que el ciclo es más que el sangrado y que debes medirlo contando el tiempo que ha transcurrido entre el primer día de sangrado y el día antes de volver a sangrar. No confundas la duración del ciclo con la del sangrado. La duración de tu ciclo vendrá condicionada por la duración de la suma de sus fases, que, como media, son veintiocho días, igual que el ciclo lunar, aunque se considera normal un ciclo más largo o ligeramente más corto.

- Fase folicular (incluye la menstruación): de diez a veintiún días.
- Ovulación: uno o dos días (aunque a nivel energético se alargue varios días).
- Fase lútea: de doce a dieciséis días.

Lo ideal es que tu ciclo sea lo más estable posible, con mínimas variaciones entre un mes y otro. Como el ciclo es muy sensible a las circunstancias externas, una variación puntual no es signo de alarma. Es decir, si tus ciclos siempre son de veintiocho días pero uno es de veinticuatro, no le damos valor clínico, aunque vale la pena observar si ha habido algún suceso (un viaje, un duelo, un inoportuno proceso vírico) que explique la variación.

Características fisiológicas de tu menstruación

Tu menstruación es un signo vital tan importante como el ritmo cardiaco, la temperatura corporal, la frecuencia respiratoria y la presión sanguínea. Sin embargo, aunque en cualquier chequeo médico siempre se controlan esas cuatro variables, no podemos decir lo mismo de la menstruación y ni del ciclo menstrual. A estas alturas espero que sepas por qué insisto tanto en que es un poderoso indicador de tu salud general (y no solo de la reproductiva).

Inicio y final

El sangrado debería empezar y acabar de forma clara, de golpe. Es decir, deberías empezar a sangrar en pocas horas desde que ves la primera mancha en tu ropa interior y debería acabar en unas horas transcurridos los tres o cinco días. Es habitual, pero no funcional, tardar varios días hasta notar la sensación de que la menstruación ha bajado y también tener que usar salvaslip, pero no debería ser así. La duración media es de tres a cinco días.

Cantidad de sangrado

La mayoría de las mujeres creen que la cantidad de sangre que pierden cada mes es mayor que la que en realidad eliminamos. Solemos perder entre 30 y 60 mililitros en todo el ciclo. Para que te hagas una idea, una cuchara sopera equivale a 15 mililitros; por tanto, equivaldría a entre dos y cuatro cucharadas. Una tacita de café son 100 mililitros, así que cada mes pierdes menos de esa cantidad. La copa menstrual tiene una capacidad máxima (hasta el borde) de 40 mililitros (según marca y modelo). Como la sangre es muy escandalosa, tenemos la errónea sensación de que perdemos mucha más sangre cuando la vemos en la compresa o en la ropa interior. Observar la cantidad de sangre que pierdes cada mes te aporta pistas significativas.

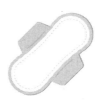

Compresa desechable
10 ml

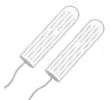

Tampones
Ligeros: 6-9 ml
Regular: 9-12 ml
Super: 12-15 ml

Copa menstrual
Entre 10 ml y 40 ml

PISTAS PARA AYUDARTE A SABER SI TU SANGRADO ES FUNCIONAL

- La cantidad de sangrado debería disminuir durante la noche.
- No deberías necesitar un cambio de compresa o de tampón antes de tres horas. El nivel de absorción total de una compresa o de un tampón regular es de 10 mililitros. La capacidad de la copa menstrual es de 10-40 mililitros.

Color

El color aporta muchísima información clínica sobre tu estado de salud menstrual y, por extensión, de tu salud en general. El color debería ser rojo intenso, como cuando nos sangra la nariz, así que mira la sangre que cae mientras te duchas o cuando vas a hacer pipí para ver su color. La sangre de la copa o de la compresa o el tampón será siempre más oscura debido a que al contacto con el aire se oxida y se vuelve marrón.

Una sangre roja brillante y bonita nos indica que la velocidad de coagulación es correcta y que tenemos una sangre nutrida y fuerte y, por tanto, tu estado de salud general es correcto.

Observa los tonos de la menstruación para que puedas valorar tu caso particular:

Rojo brillante	Como cuando sangra la nariz. Es sangre fresca, reciente, que procede de las venas que alimentan el útero. Es la mayoritaria en tu sangrado, signo de un ciclo sano.
Granate	Es sangre antigua o vieja. Aparece los últimos días de la menstruación o los primeros, cuando se expulsan restos de la regla anterior. No debería ser la sangre mayoritaria en tu sangrado.
Marrón	Sangre oxidada, estancada o retenida que el organismo de la mujer ha tardado en expulsar. Normalmente se produce cuando el manchado es escaso o se usan antiinflamatorios. Un poco al principio o al final no es preocupante. Cuanto más oscuro sea el marrón, peor.
Naranja	Puede indicar posibles infecciones, sobre todo si va acompañada de olor desagradable. Si es rojo anaranjado, quizá se deba a la mezcla del fluido cervical. De todos modos, no es un color óptimo.

Rosa	En la medicina china se dice que hay una insuficiencia de sangre. Suele darse en los primeros días de la regla, cuando la pérdida es menor. Si se mantiene este color a lo largo de toda la menstruación conviene comentárselo al ginecólogo en la próxima cita, por si hay alguna disfunción hormonal o carencia nutricional. También es habitual en la perimenopausia. Si es escaso y estás buscando un embarazo, puede ser sangrado de implantación. Es la típica de sangrado con píldora y de anemias.
Gris	Si la sangre va acompañada de hilitos rojos y sospechas de embarazo, podría representar un aborto espontáneo. Si no, quizá sea una posible infección de transmisión sexual.

Textura

La textura debe ser líquida, homogénea, como cuando te haces un corte. Las variaciones nos pueden indicar alteraciones a las que deberíamos prestar atención.

- **Coágulos.** Alguno pequeño aislado es normal, pero que haya muchos es patológico. Pueden indicarnos un estancamiento de la sangre. En la medicina china se habla de frío en el útero. Se forman coágulos porque nuestros anticoagulantes no tienen tiempo de hacer su trabajo. Si son muy abundantes, debemos descartar alteraciones hormonales, la presencia de miomas o pólipos endometriales o problemas de coagulación, sobre todo de cara a un futuro embarazo.
- **Moco.** Tiene una textura gelatinosa debido a que la sangre se ha mezclado con el moco del cuello uterino. No debería verse en tu menstruación. Si la observas es porque

hay demasiada cantidad, y eso no es fisiológico. En la medicina china se habla de humedad, estancamiento y toxicidad.

- **Sangre acuosa.** No es fisiológica. Es una textura similar a cuando jugamos con témperas y ponemos un poco de pintura roja en el agua. Suele ser de color rosa claro y debemos descartar anemia.
- **Sangre grumosa.** Es normal que haya algún resto de tejido endometrial, pero una sangre muy texturizada no es lo que deberíamos encontrar. En la medicina china se relaciona con calor en la sangre o con estancamiento por frío en el útero.

DIFERENCIA LO NORMAL Y FISIOLÓGICO DE LO FRECUENTE PERO PATOLÓGICO

Cuando hablamos del ciclo menstrual es muy fácil caer en errores comunes (y también fatales para nuestra salud), de tal manera que a veces no sabemos qué es fisiológico y qué patológico. Años de lenguaje peyorativo, de anulación, de medicalización de los procesos femeninos y de vivir en silencio nuestros ciclos han generado unos criterios colectivos conscientes e inconscientes sobre nuestro ciclo. Por eso, aun siendo mujeres con una gran formación y experiencia profesional, podemos no saber mucho sobre el ciclo y sus características.

Empezaremos diferenciando lo que es habitual, es decir, lo que es frecuente, y luego veremos lo que es normal, esto es, fisiológico. Como mujer, no debes confundir ni permitir que tu médico o terapeuta confunda lo normal con lo frecuente.

Es normal (fisiológico, esperable y natural):

- Sentir ligeras molestias durante la menstruación y la ovulación. Menstruar y ovular son dos procesos del organismo de naturaleza inflamatoria en los que se liberan prostaglandinas para desprender la capa endometrial y soltar el óvulo, respectivamente. Esto puede generar molestias leves y de corta duración, pero nunca dolor.
- Sentirte diferente tanto a nivel físico como emocional a lo largo del ciclo.
- Tener el vientre un poco hinchado.
- Sentirte más cansada, con menos energía para seguir la «vida moderna».
- Sentirte triste, introspectiva o negativa.
- Tener frío.

Es frecuente (común pero patológico):

- Sentir cualquier tipo de dolor durante la menstruación y la ovulación, o en cualquier otro momento del ciclo.
- Pensar o que te digan que la píldora te regulará el ciclo o solucionará alguno de tus problemas menstruales, aunque en ocasiones pueda ser una estrategia temporal necesaria cuando fallan otros enfoques o el dolor es muy incapacitante.
- Que creas que menstruar es una tortura porque son muchos años de mensajes negativos.
- Que no sepas si estás ovulando o no, ni cuánto dura tu ciclo.
- Que creas que los problemas de tu ciclo solo son importantes si deseas ser madre, como si los desequilibrios no tuvieran repercusión en tu salud. El sistema ginecológico no es un departamento estanco, y sus disfunciones tienen

consecuencias en tu salud porque todo está interconectado. Igual que no oír repercute más allá de tu oreja, lo que ocurre ahí abajo también tiene un impacto.

- Creer que no debes tener flujo de ningún tipo y que tu vulva debe oler a jabón de jazmín.
- Creer que si sangras es que menstrúas. Menstruar implica ovular.
- Creer que tomando la píldora tienes ciclo y menstrúas. Sangras, pero no menstrúas, porque se suprime la ovulación.

COMPARA TU CICLO

	¿Es fisiológico?	Sí	No
Duración	Entre veinticinco y treinta y cinco días.		
Periodicidad	Como un reloj (siempre dura lo mismo).		
Duración sangrado	Entre tres y seis días.		
Inicio y fin	Se inicia y finaliza de forma rápida (no estoy días con preaviso).		
Color	Rojo brillante.		
Cantidad	No necesito un cambio de tampón, compresa o copa antes de cuatro horas. En total, unos 40 mililitros.		
Textura	Líquida homogénea.		
Síntomas	No tengo síntomas incómodos ni mi vida se ve imposibilitada.		

BENEFICIOS DE MENSTRUAR Y PROBLEMAS DE NO HACERLO

Menstruar es un signo de salud; no hacerlo te puede acarrear complicaciones físicas.
Menstruar mensualmente favorece:

- **La depuración y desintoxicación del organismo.** Permite un proceso natural de renovación física y emocional. Esta parece ser una de las razones por las que nuestra esperanza de vida es superior a la de los hombres. La tarea depurativa que lleva a cabo el organismo supone un gasto energético elevado; por eso es importante que te cuides, sobre todo en la fase menstrual. Pero, cuidado, no es que la menstruación sea un proceso de depuración, sino que nos depuramos al sangrar.
- **La protección cardiovascular.** Tiene una función esencial de regulación cardiovascular. Al ser un regulador hídrico, colabora junto con los vasos sanguíneos y la tensión arterial en tu protección cardiaca.
- **La salud osteoarticular.** El equilibrio natural entre las hormonas sexuales, el estrógeno, la progesterona y la testosterona garantiza periodos sanos y una buena salud ósea.

No menstruar te puede ocasionar:

- **Infertilidad.** Si no ovulas, no hay posibilidad de quedar embarazada. Pero, cuidado, si no buscas un embarazo, no te fíes, porque si alguna vez ovulas y te quedas embarazada, quizá tardes meses en descubrirlo.
- **Osteoporosis.** El bajo nivel de estrógenos y progesterona ayuda a construir huesos fuertes. Un déficit de hormonas puede causar una pérdida de masa ósea y disminuir la densidad de los huesos.

- **Problemas emocionales.** El ciclo menstrual forma parte de nuestra naturaleza.

Mitos y fantasías sobre el ciclo menstrual

A principios del siglo pasado se creía que, cuando una mujer menstruaba, a través de la piel emitía unas sustancias tóxicas, las menotoxinas, capaces de marchitar las flores y echar a perder la cerveza, el vino y los encurtidos. Años más tarde se descubrió que las menotoxinas no existían, pero la idea persistió hasta nuestros días. Por desgracia, todavía hay muchas leyendas negras vinculadas con la menstruación y sigue habiendo quien perpetúa creencias como que si tienes la regla no puedes bañarte, preparar mayonesa o regar las plantas, estigmatizando así nuestra naturaleza y relacionándola con todo tipo de catástrofes. Como comprenderás, es necesaria una pedagogía menstrual decente y bien informada. He aquí algunas de las perlas que nos adjudican:

- **No se pueden mantener relaciones sexuales durante la menstruación.** No hay ninguna razón médica que justifique que no puedas tener relaciones sexuales (con o sin penetración) durante la menstruación. De hecho, las contracciones uterinas del orgasmo son una gran ayuda para relajar el útero y aliviar dolores.
- **Las mujeres juntas menstruamos juntas.** No ha podido demostrarse ni validarse por la ciencia, aunque en algunos casos es empíricamente cierto. La primera en hablar de la sincronización menstrual fue la psicóloga M. McClintock, que realizó un estudio sobre la «regulación social de la ovulación» y explicó que la causa principal de este comportamiento eran las feromonas. Este fenómeno solo se

pudo demostrar en mujeres que pasaban mucho tiempo juntas a diario, vivían juntas y tenían una relación estrecha. El doctor Luis Chiva también investigó este hecho y llegó a la conclusión de que las mujeres que viven juntas tienen un entorno compartido (horas de luz, temperatura, estilo de vida) que impacta en el hipotálamo, por lo que es posible que, al recibir los mismos estímulos, acaben con los mismos ciclos. De todos modos, no es algo que se haya podido demostrar, por lo que habrá casos en los que suceda y casos en los que no.

- **No tener la menstruación no es importante.** Falso. Como has visto, el ciclo menstrual (que culmina con la menstruación) es importante para tu salud más allá de lo reproductivo. Si te falta la menstruación, es clave para tu salud encontrar la causa y solucionarlo lo antes posible. Las causas más comunes son el exceso de ejercicio, el déficit nutricional, los trastornos de conducta alimentaria (TCA), el síndrome de ovarios poliquísticos o el síndrome de Asherman.
- **Si no quiero tener hijos, cuanto antes venga la menopausia, mejor.** Aunque te pueda parecer liberador no sangrar, el ciclo menstrual es un signo vital, y lo ideal es que se extienda entre los catorce y los cuarenta y nueve años como mínimo. Te aseguro que una menopausia precoz no es un regalo, quieras o no tener hijos.
- **Con la menstruación no puedo quedarme embarazada.** No es habitual, pero como los espermatozoides pueden vivir entre dos y cinco días en tus criptas vaginales y la ovulación a veces se adelanta, si tienes sangrados largos podrían darse esas tres circunstancias y quedarte embarazada.
- **Si tengo la regla, ovulo.** Puedes sangrar y no ovular; por ejemplo, si tomas la píldora o si tu ciclo uterino ha hecho su crecimiento estimulado por los estrógenos, pero no se ha

producido la liberación del óvulo. En ese caso sangras porque bajan los niveles hormonales y el endometrio se desprende, pero no ha habido ovulación. Recuerda que sangrar no es garantía de ovulación, aunque suele coincidir.

- **Si no tengo la regla, no puedo quedarme embarazada.** Si tienes una amenorrea (ausencia de menstruación) por alguna causa no orgánica sino funcional, podría ser que en algún momento recuperases el ciclo sin darte cuenta y en esa primera ovulación te quedases embarazada, por lo que no llegarías a tener la regla.

- **El óvulo no fecundado se expulsa con la menstruación.** El óvulo tiene una vida muy corta, veinticuatro horas como máximo, y si no se ha producido la fecundación, nuestro cuerpo se encarga de eliminarlo en un tiempo récord gracias a los macrófagos, un tipo de glóbulos blancos. ¿O acaso creías que el óvulo espera diez o quince días hasta el sangrado? Durante la menstruación expulsamos tejido endometrial, sangre y otros fluidos cervicales.

- **La ovulación se puede predecir.** Es imposible saber el día exacto que ovularemos, excepto mediante un control ecográfico muy exhaustivo. La app de tu móvil te da una previsión basada en reglas estadísticas y algoritmos, pero no una previsión exacta. Si usamos el método sintotérmico (mi favorito), se puede establecer una ventana de fertilidad basada en biomarcadores (flujo, temperatura, posición del cuello del útero) pero solo podremos comprobar la ovulación de forma retroactiva.

- **Cada mes ovulamos por un ovario.** El folículo dominante produce en el tejido ovárico sustancias que inhiben el desarrollo de otros folículos, sin importar si es de un ovario u otro. Si solo hay un ovario, siempre ovulará ese ovario, pero si tienes los dos, el proceso es aleatorio. Así, puedes ovular por el derecho o por el izquierdo sin seguir ningún patrón.

- **Podemos ovular varias veces al mes.** El cuerpo está diseñado para ovular una vez durante un ciclo. Solo en ocasiones excepcionales se produce una ovulación múltiple en lo que sería el corto periodo de la ventana ovulatoria (veinticuatro horas) y da lugar, si son fecundados, a mellizos.
- **La regla se atrasa y se adelanta.** El sangrado nunca se adelanta ni se atrasa. Lo que sufre variaciones es la ovulación, y eso modifica el momento de sangrado, que tiene una duración bastante estable una vez esta se produce.

EUFEMISMOS PARA HABLAR DE LA MENSTRUACIÓN

Llamemos a las cosas por su nombre. Si queremos normalizar la menstruación, dejemos de usar eufemismos, más aún si son peyorativos. Casi ninguna mujer llama a su sangrado «menstruación». Cada país tiene sus propios nombres en clave, cada clan familiar tiene sus apelativos privados, algunos de lo más ingeniosos. Unos hacen referencia a la visita de alguien: Andrew, Tom o la tía Flo, en los países angloparlantes; tía Rosie, en Alemania y Suiza; la tía mayor, en China; o la tía del pueblo o una prima, en España. Otros hacen referencia a conceptos como la mermelada. Por ejemplo, en Suecia tienen una expresión que significa «tengo mermelada en el gofre», y en Holanda suelen hablar de mermelada de remolacha. O al color: la roja, la encarnada. Por no hablar de la patologización de la menstruación en expresiones como «Estoy mala», «Estoy en esos días» y otras parecidas.

Como ves, la sociedad hace gala de un ingenio increíble para no hablar de algo natural. Quizá la próxima vez que te encuentres en el caso, digas: «Estoy menstruando».

5

Visión integral del ciclo

La salud es un deseo universal, pero muchas veces no somos conscientes de que mantenerla es nuestra responsabilidad. No es una meta a la que llegar, es un camino que transitar, es un territorio que conquistas cada día con tus decisiones, con tu conciencia y con tu autocuidado.

Cuando estamos sanas, todos nuestros sistemas nos acompañan y nos permiten vivir la vida en un agradable silencio orgánico. Cuando algo no anda bien aparece el síntoma, que es la estrategia que tiene el cuerpo para comunicarse con nosotras. Por desgracia, igual que no nos enseñan a comprender a nuestro cuerpo, tampoco nos enseñan su lenguaje. Es clave que dejemos de estar enfadadas con él y con su idioma y empecemos a escucharlo, en vez de callarlo con alguna pastilla antes de averiguar qué le ocurre. Nuestra medicina, muy orientada a confundir síntoma con enfermedad, elimina al mensajero en lugar de descubrir la causa que lo origina. Si tienes alguna molestia, te endilgan un fármaco —benditos fármacos, a veces—, pero el síntoma no es la enfermedad en sí, no es la causa, y si no identificas el origen de lo que te ocurre, lo único que conseguirás es engancharte a la supresión de síntomas en lugar de a la curación.

Tu cuerpo y tu salud son tuyos: no deberías delegarlos, tercerizarlos, entregarlos sin más para que alguien se ocupe de ellos. Son tu responsabilidad y, como cualquiera de ellas, puedes vivirla como una carga o como un enorme regalo. Me produce una gran sensación de poder el hecho de gestionar mi salud, averiguar qué me pasa, hacerme preguntas, entender por qué ocurre lo que ocurre, porque sé que mi cuerpo, como el tuyo, solo pretende mantenerme viva con todas sus acciones, aunque para ello recurra a algo aparentemente absurdo como generar una enfermedad. Hace muchos años, el doctor Gregorio Marañón dijo: «A veces, un cierto grado de enfermedad es la única forma de mantener la salud». Se refería a que las pequeñas crisis de enfermedad nos ayudan a cambiar de hábitos, a desintoxicar el cuerpo y, con ello, a preservar la vida.

La salud es un fenómeno holístico, pero las clases del colegio —simplistas, aburridas y repetitivas, dicho sea de paso— nos enseñan cómo funciona el cuerpo de un modo mecanicista y deshilvanado, como si se tratara de una maquinaria cuyas partes van cada una por su lado. Lo cierto es que la fisiología es muy compleja: los sistemas siempre interactúan y dependen unos de otros, y el cuerpo es mucho más que la suma de sus partes. No puede ser que sepas más de cualquier aparato corriente (el móvil, el coche, el ordenador) que de la máquina que sostiene tu vida, tu cuerpo.

En realidad, la salud y la enfermedad son dos partes del mismo binomio y no se puede explicar la una sin la otra. Como el yin y el yang de la filosofía taoísta, siempre hay un poco del uno en el otro. Solemos tener una visión muy negativa de la enfermedad, y no digo que sea agradable ni inocua; pero lo cierto es que no se presenta de improviso: toxinas, cansancio, mala nutrición, emociones no gestionadas, etcétera, se acumulan y van debilitándote hasta llegar a la enfermedad. Quizá para ti ha sido de golpe, pero, por experiencia en consulta, cuando hacemos un análisis retrospectivo sincero nos damos cuenta de que el cuerpo llevaba tiempo dándonos señales de que algo no andaba bien, tal vez tan sutiles que no las relacionábamos con el síntoma actual, pero puedes estar segura de que nada aparece de la nada.

Cosmovisión

La cosmovisión es algo así como las gafas que nos ponemos para ver el mundo. Es nuestra forma de verlo e interpretarlo. Todas las personas (y sociedades) tienen una cosmovisión propia, aunque no la sepan explicar. La cosmovisión no es única ni demostrable, pero todo el mundo siente la suya como su verdad.

En mi cosmovisión, la enfermedad no es algo a lo que se llega de la noche a la mañana, es un territorio que se recorre lentamente y en el que influyen múltiples factores. No responde al principio de causa-efecto, sino al de causas-efecto, y solo en rarísimas ocasiones tiene una causa única y concreta. Por ejemplo, una intoxicación se deberá en buena parte a que tú (y ese «tú» incluye tu constitución, tu sistema inmunitario, tu genética, tus criterios...) has estado expuesta con frecuencia a algún agente con potencial enfermante (meteorología, tóxicos, emociones, alimentación...).

Ya puedes hacerte una idea de lo complejo que es este binomio salud-enfermedad y de lo importante que es que tomes conciencia y acción sin esperar que los cuidados caigan del cielo. Con esto no quiero decir que prescindamos de la valoración y la actuación médica, indispensables para la mayoría de las enfermedades, aunque no tanto para el mantenimiento de la salud, porque, por desgracia, la actual formación médica oficial prepara a los profesionales para tratar las enfermedades, pero no siempre para acompañar la salud. El sistema sanitario de visitas cronometradas car gadas de burocracia dificulta aún más este acompañamiento, por lo que solo queda espacio para salvar vidas y, muchas veces, cronificar desequilibrios y medicalizarlos por no disponer del tiempo o los conocimientos para indagar. Por suerte, cada vez hay más sanitarios con mirada integradora y salutogénica, pero no suelen encontrarse en la sanidad pública.

Tu papel en la gestión de tu salud es crucial: eres la persona que tiene que estar en el centro de tu vida siempre, en especial si has de recurrir a la asistencia sanitaria. Eres la que va al médico o terapeuta. A ti te pasan las cosas, vives contigo y tienes información valiosa que aportar en la consulta. Tienes que entender qué te ocurre y hacerte cargo, con ayuda si hace falta. Si adoptas un papel pasivo y te delegas, cuando te recuperes no sabrás ocuparte de ti y necesitarás asistencia sanitaria de nuevo. Te hablo de hacerte cargo de ti sobre todo cuando tienes que colocarte en el lugar del paciente porque padeces algún desequilibrio. Eso es hacerte cargo de ti, ser la persona adulta que se encarga de sí misma, no la niña que muchas veces dirige nuestra vida.

EJERCICIO
Preguntas poderosas para mejorar la educación sobre la salud

Sobre la salud:
- ¿Qué haces cada día para estar sana?
- ¿Te responsabilizas de tu salud o esperas que el sistema te la proporcione desde fuera?
- ¿Crees que las políticas actuales (sanitarias, educativas, comerciales) se enfocan a preservar tu salud?
- ¿Cuál es la máquina de tu vida cuyo funcionamiento y necesidades de mantenimiento conoces mejor?
- ¿Sabes cómo funciona tu cuerpo?

Sobre la enfermedad:

- A nivel metafísico, ¿la enfermedad es buena o mala?
- ¿Es algo que llega desde el exterior o que se gesta en tu interior?
- La salud y la enfermedad ¿son objetivas o subjetivas?
- ¿Te sientes indefensa ante la enfermedad o crees que hay muchas cosas que puedes hacer para evitarla o minimizarla?

En este ejercicio no hay respuestas correctas o incorrectas, porque todas se basarán en tu cosmovisión, en tu manera de comprender el mundo, igual que los actos que se deriven de ellas.

Contexto sanitario femenino: expropiación de procesos naturales

Hasta hace poco, la salud femenina no tenía espacio en el paradigma médico. El canon de paciente siempre fue el de un hombre joven, heterosexual, de nivel sociocultural medio-alto y sano. Es evidente que muchas personas no entran en esa definición, entre ellas las mujeres de cualquier edad. Actualmente se está trabajando para conseguir una medicina con perspectiva de género que incluya a las mujeres en los estudios y que investigue la fisiología y la fisiopatología femenina con independencia de las conclusiones extraídas del estudio universal del hombre.

Durante siglos, la comunidad científica no vio necesario investigar a la mujer y sus procesos diferenciales, y eso explica en buena medida el gran desconocimiento que tenemos de nuestro ciclo menstrual, pero el problema va más allá de lo ginecológico. Se aprecia esa misma desidia por lo femenino en la dosificación de los medicamentos, que no tiene en cuenta que hombres y mujeres los metabolizamos de distinto modo, o en la diferente interpretación de una misma sintomatología según el sexo. ¿Sabías que a las mujeres nos derivan al servicio de psiquiatría con más frecuencia que a los hombres aun presentando los mismos síntomas?

Por suerte, en los últimos tiempos muchas autoras han alzado su voz para denunciar esa falta de mirada sobre lo femenino como algo con identidad fisiológica y fisiopatológica propias, pero aún nos queda mucho camino por recorrer. Creo que, por lo que respecta a la salud femenina, tenemos que dejar de infradiagnosticar síntomas importantes como el dolor, las alteraciones del ciclo o la infertilidad, y dejar de sobrediagnosticar y medicalizar procesos naturales como la menopausia, la maternidad o incluso el envejecimiento.

Por otro lado, nuestra sociedad sigue presentando un modelo de mujer que no es real, cuya estética escapa del respeto a los cuerpos no normativos y que presenta imágenes imposibles de cuerpos no reales sin sacrificio y talonario. Las mujeres hemos vivido durante años en silencio la vergüenza de unos cuerpos que no se ajustaban a lo que la sociedad demandaba. El cuerpo femenino se ha presentado como algo sexualizado, delgado e inodoro, y ya va siendo hora de que lo comprendamos y lo respetemos para gozar de la salud global que merecemos.

Pero no toda la responsabilidad es del sistema de salud público. Nosotras hemos sido cómplices al conformarnos con el gran desconocimiento sobre nuestra salud, nuestro cuerpo y nuestra manera de funcionar, fruto de muchos años de vivir en sociedades patriarcales e intentar adaptarnos a un mundo energéticamente masculinizado que no nos dio el espacio que necesitábamos y que tampoco reclamábamos. Por tanto, no debemos quedarnos en la queja, sino ver lo mucho que podemos hacer para cambiar este paradigma desde el autoconocimiento. En la actualidad, por fin se está creando ese espacio de conciencia para que podamos resignificar y expresar lo que para cada una simboliza ser mujer y gozar de ello. También en salud se nos empieza a tener en cuenta como una entidad diferenciada sobre la que todos debemos seguir trabajando.

En este punto debo dar gracias infinitas a autoras y autores que han ayudado a visibilizar la falta de una medicina con visión de género, como la doctora Carme Valls Llobet,* la doctora Miriam Al Adib, el doctor Juan Gervás, la doctora Mercedes Pérez-Fernández, la doctora Christiane Northrup y muchas otras personas menos conocidas y anónimas a las que pido disculpas por no saber incluirlas, pero que en la intimidad de sus despachos o de sus clases nos han ayudado.

PARA QUÉ MENSTRUAMOS: ANTROPOLOGÍA DEL CICLO MENSTRUAL

El ciclo menstrual es un fenómeno que une a todas las mujeres del mundo actual, a todas las que existieron y, con toda probabilidad, a todas las que existirán. Es un hecho común y universal, sin distinción de nacionalidad, etnia, religión o nivel sociocultural. A pesar de eso, desde el origen de los tiempos ha habido un gran desconocimiento sobre sus mecanismos y, aún peor, sigue habiéndolo.

Es increíble que casi el único aspecto de la salud femenina que se estudia como algo aislado del hombre sea nuestra función

---

* Según la doctora Carme Valls Llobet: «Se ha descrito la asociación de xenoestrógenos y metales pesados con la presencia de trastornos del ciclo menstrual y el incremento de endometriosis y miomas uterinos. El plomo y el mercurio pueden tener efectos antiestrogénicos, y el cadmio se ha podido asociar a un incremento de la endometriosis. En las mujeres afectadas por la exposición a insecticidas y disolventes en el lugar de trabajo se presentan metrorragias y ciclos más cortos desde el mes posterior a la exposición».

reproductiva, y ni siquiera en ese contexto existen muchos estudios sobre el ciclo menstrual. Parece que para la comunidad científica solo nos diferenciamos del hombre en que somos contenedores de bebés.

La menstruación forma parte del proceso reproductivo, pero muchas veces se ha debatido a nivel filosófico su utilidad biológica y evolutiva. A nivel intuitivo, cuesta entender por qué nuestro cuerpo realiza cada mes el esfuerzo titánico de construir y eliminar tejido, sobre todo porque otras especies de mamíferos no menstrúan. De hecho, la lista de mamíferos que menstrúan es muy escasa: solo nosotras, algunas primates, los murciélagos y las musarañas elefante. Es curioso que especies tan diferentes compartamos esa cualidad menstruante. Con ellas compartimos más características:

- Podemos copular en cualquier momento del ciclo, no solo durante el celo; a esto lo llamamos «cópula prolongada».
- Podemos gestar y parir muy pocas crías, como máximo dos, salvo casos excepcionales.
- Desarrollamos una placenta hemocorial y, por tanto, un vínculo muy estrecho entre la madre y el embrión.
- Tenemos la habilidad de la decidualización espontánea, es decir, el control y el poder sobre nuestro útero. Decidimos (mediadas por la progesterona) preparar el útero con una capa endometrial gruesa y vascularizada, y permitimos que se implante o no el embrión. En el resto de las especies, el proceso funciona al revés: el embrión controla el útero y lo prepara para el embarazo. Esta cualidad nos permite:
  – Priorizar la reproducción de la especie al eliminar aquellos embriones no viables. No olvidemos que los em-

briones humanos son muy propensos a las anomalías
genéticas.

- Conservar los recursos maternos al no gastar en la gestación de un embrión no viable y preparar el cuerpo
para un embarazo exitoso.
- Que la madre se defienda frente a embriones agresivos.
El embrión humano se implanta profundamente en el
útero, a diferencia de los embriones de las especies no
menstruantes, en las que solo se posa en el útero.

> Las perras no tienen menstruación. Durante el periodo de celo emiten
> un líquido sanguinolento, pero esa sangre no procede del útero, sino
> de los ovarios como consecuencia del aumento de hormonas y nada
> tiene que ver con nuestro sangrado uterino mensual, así que, aunque
> sangren, no son una especie menstruante.

La percepción de la menstruación no ha cambiado mucho a
pesar de que, como consecuencia del aumento de la esperanza
de vida, las mujeres tenemos hoy más del triple de menstruaciones que en épocas pasadas, cuando se tardaba más en llegar a la
menarquia (según un estudio, en el último siglo la primera menstruación se ha adelantado una media de cuatro meses cada diez
años), se tenían más hijos y estos se lactaban durante más tiempo. En este momento de superpoblación, con la supervivencia
de la especie garantizada, seguramente este mecanismo no es del
todo adaptativo. Pero la biología es muy primitiva y no nos diseñó con un programa sencillo de mantenimiento de energía y uno
vip diseñado para reproducirnos, sino que cada mes centra los
esfuerzos en que todo esté disponible para la reproducción y la
gestación. Este formato tiene un mantenimiento muy caro debi-

do a su complejidad. A veces pienso que en el futuro quizá este proceso se autorregule de forma natural. Antes la menopausia casi coincidía con el final de la vida de la mujer, pero hoy, cuando acaba nuestra ciclicidad, aún nos queda mucha vida por delante y quizá nos vendría bien reservar parte de esa energía para ese momento.

A lo largo de la historia, el ciclo menstrual ha generado siempre un cierto rechazo, y no son pocos los mitos y leyendas asociados a él. La sangre menstrual se ha vinculado a la impureza, la contaminación o el peligro, y ha generado numerosos tabúes o ha sido invisibilizada por la comunidad científica, política, social e incluso cultural.

En nuestros días, somos muchas las que practicamos el activismo menstrual para positivizar este hecho natural y experimentarlo con salud, respeto y aceptación.

LINEALIDAD Y CICLICIDAD, DOS DISEÑOS DE FUNCIONAMIENTO

El diseño de nuestro sistema reproductor es el origen de nuestra ciclicidad, y no podemos saltarnos lo que la naturaleza diseñó: ser mujer implica ser cíclica y, ser hombre, lineal. Y eso tiene ventajas e inconvenientes.

El diseño reproductor masculino es **lineal**:

- **Continuo.** Un hombre es potencialmente fértil de la misma manera desde que se inicia su vida reproductiva hasta que finaliza. De hecho, no se sabe con certeza cuándo un hombre deja de ser fértil. Desarrollan esperma que incluye espermatozoides a partir de la pubertad y producen espermatozoides nuevos cada cien días.

- **Invisible.** No presenta características diferentes según la fase en la que esté. No podemos averiguar en qué momento de producción de espermatozoides está, ni su bioquímica genera cambios visibles en lo físico o en lo emocional.

El diseño reproductor femenino es **cíclico**:

- **Limitado en el tiempo.** Una mujer es fértil entre la menarquia y la menopausia, en un ciclo repetitivo que dura entre veintiséis y treinta y cinco días de media al mes, con solo unos días fértiles en cada ciclo. Durante ese tiempo la mujer tiene un baile hormonal que interactúa con todos los sistemas del cuerpo (inmunitario, nervioso, digestivo...) generando reacciones y comportamientos bioquímicos que se traducen en emociones y características físicas. Por otro lado, las mujeres nacemos con todo nuestro potencial de óvulos. Durante la vida fértil maduramos óvulos, pero la cantidad no se incrementa, sino que disminuye con la edad.
- **Visible.** El cuerpo femenino tiene características diferentes según la etapa del ciclo: pueden apreciarse variaciones físicas, emocionales y bioquímicas. Por ejemplo, los fluidos vaginales son distintos, las emociones son diferentes, nuestra energía también y, por supuesto, los comportamientos, aunque sea de un modo sutil.

Esta explicación más biológica y centrada en lo reproductor te permitirá comprender mejor cómo influye tu diseño en tu vida. Desconocer o rechazar tu ciclicidad por querer vivir de modo lineal conlleva no respetar tu funcionamiento interno, y, como ocurre si no respetas las características de tu coche, tu cuerpo también funcionará mal. No es mejor ser cíclica o lineal, lo importante es que entiendas cómo funciona tu cuerpo y que conspires a su favor, no en su contra, porque no aceptarlo es no aceptarte, porque no entender lo que te pide le sale muy caro a tu salud y porque solo puede amarse aquello que se conoce y se acepta. En los siguientes apartados resumiré la influencia de tu naturaleza cíclica en ti y cómo puedes aprovecharla para ser una *superwoman* (mejor una *woman*) cíclica. Ojalá te sirva para que te conozcas, te respetes y te ames.

La llave de la ciclicidad es la ovulación

Para que haya ciclicidad es indispensable que se produzca la ovulación, es decir, que un óvulo madurado en tu ovario salga a la busca y captura del espermatozoide. Ya sabes que se trata de un proceso automático que se produce al margen de tus intenciones y deseos cuando se dan las condiciones bioquímicas oportunas.

Sin ovulación no hay baile de hormonas y, por tanto, no hay ciclicidad. Ovular y tener el ciclo menstrual es un lujo que tu cuerpo solo puede permitirse si sabe que tienes suficiente energía para ti y para ese potencial bebé (sí, también ese que no quieres ni en sueños). Si no tenemos suficiente energía o si el cuerpo interpreta que algo no va bien, es fácil que nuestro ciclo menstrual se vea perjudicado. ¿Entiendes ahora por qué el buen funcionamiento de tu ciclo va más allá de la reproducción? Como mujeres, debemos preocuparnos por tener ciclos sanos, que funcionen como un reloj, que no nos provoquen síntomas negativos y que hayamos aprendido a disfrutar, en la medida de lo posible, a pesar de que a veces nos cueste hacer cosas en momentos poco favorables para nuestras hormonas y tengamos que tirar de energía y motivación extras.

El inicio del viaje de la ciclicidad: la menarquia

Nos estrenamos en la vida cíclica a través de la menarquia, que es el nombre técnico que recibe nuestro primer sangrado. Se produce cuando alcanzamos la madurez de las hormonas sexuales, lo que suele ocurrir en algún momento entre los once y los dieciséis años. Cada una ha vivido ese momento de manera diferente. La mayoría de las mujeres de mi generación no tuvimos un inicio menstrual muy feliz. La menstruación, igual que la sexualidad, era un tabú del que se tenía poca información, normalmente la que obtenías el día que tocaba «la charla», ese momento incómodo en que tu madre te hablaba de la regla, de los peligros del sexo y del riesgo de quedar embarazada, todo metido en el mismo saco, y casi te daba el pésame por lo que se te venía encima. Ningún mensaje positivo, ninguna referencia al despertar a una vida de sexualidad plena, al placer de ser mujer.

Por suerte, las cosas están cambiando mucho, y ahora se habla de esos temas en los libros, en las redes y en la calle. Pero el ciclo menstrual sigue siendo un gran desconocido, al menos desde un punto de vista integral, y creo que en parte se debe a que las madres de las niñas de esta generación no tuvieron la información adecuada. Y, aunque queramos, no podemos transmitir lo que no sabemos ni lo que no hemos integrado.

Si eres madre, tía o amiga de una adolescente precíclica, te comparto algunos puntos importantes que la ayudarán a vivir el momento de un modo sereno y, a poder ser, bonito. La mayoría de las chicas no están preparadas para este acontecimiento, y aunque ya no se viva con el rechazo de antaño, tampoco se espera como un hermoso fruto del crecimiento y la maduración.

Los rituales son una gran herramienta y un regalo que pueden ayudarte en este punto. Un ritual es una acción simbólica que marca el inicio o el fin de una etapa y que ayuda al organismo a ordenar los actos de la vida. En la sociedad moderna hemos perdido la costumbre del ritual, del mismo modo que nos hemos alejado de la espiritualidad, pero los rituales iniciáticos siempre han servido para abrir y cerrar procesos y generan mucho orden mental. Te invito a crear un ritual acorde con tu corazón y tus creencias para ese día, una ceremonia para celebrar de forma consciente, simbólica y personal ese momento de transición. Se trata de que la niña experimente una conexión natural con su menstruación sin miedo ni tabúes, y qué mejor manera que hacerlo que rodeada de mujeres cercanas y sabias como tú. En el momento en que empieza a sangrar, deja atrás un periodo e inicia otro nuevo. Aunque no haya cambios significativos en su vida, algo sutil habrá cambiado para siempre y hay que honrarlo y vivirlo como es debido. Si decides hacer un ritual, ten en cuenta los gustos, la personalidad y lo que creas que para ella puede ser un regalo y una herramienta. No lo organices pensando en lo que te hubiera gustado a ti, sino en lo que pueda gustarle a ella, aunque nunca es tarde para regalarle a la niña que fuiste el inicio que te hubiera encantado tener.

IDEAS PARA UN RITUAL DE BIENVENIDA A LA CICLICIDAD

Una comida contigo o con las mujeres de la familia importantes para ella, un regalo simbólico, quizá algo que se haya transmitido de generación en generación, unas flores, una ceremonia en la naturaleza vestidas de rojo, un desayuno en la cama compartiendo confidencias, su primer altar, una vela que simbolice la llama encendida de su proceso cíclico o un cofre rojo que contenga todo lo que pueda necesitar: un libro sobre el tema, un cuaderno con tus notas y un bonito neceser con una compresa orgánica, unas toallitas ecológicas y unas braguitas o unas mallas (*leggins*) de recambio para llevar en la mochila.

No tiene por qué ser nada místico si no resuena con la niña, y puede ser muy espiritual si te resuena. Tampoco tiene por qué ser el día exacto en que empiece a sangrar; puede ser alrededor de esa fecha. Encontrad vuestro estilo, pero no dejéis de celebrar ese momento de transición a una nueva etapa y de darle la importancia que merece. Intenta que la niña lo viva de un modo íntimo y bonito y, sobre todo, adaptado a sus gustos y a su personalidad para que le sea útil.

Lo ideal es que, cuando llegue ese momento, ya disponga de toda la información que necesita sobre la gestión de la sangre y los cambios cíclicos que va a experimentar, y que hayas resuelto sus dudas para que pueda vivirlo como lo que es, el signo visible de que está madurando, el inicio de su actividad hormonal y, por tanto, de su etapa fértil. Es importante que no lo ligues a la posibilidad de quedar embarazada y que entiendas que sigue siendo la misma, única y especial, y que los cambios que va a experimentar no serán de la noche a la mañana. El cuerpo pasa varios meses preparándose para esa primera menstruación y después hay un periodo de adaptación. Nada va a cambiar, y todo va a cambiar, pero con tu acompañamiento y la información que le has proporcionado será una transición bonita. Procura darle espacio y respetar su manera de vivirlo: a pesar de tener la información, algunas niñas necesitan pasar por unos cuantos ciclos para acabar de normalizarlo, y no todas tienen la necesidad de vincularse emocionalmente con su ciclo a edades tempranas, pero todo eso será una semilla en su interior que fructificará cuando llegue el momento. Las adolescentes a veces rechazan lo místico porque les suena carca. Además, el exceso de energía propio de la etapa las lleva hacia fuera, y no están tan receptivas a la idea del autoconocimiento y la autoexploración, sino que tienden a buscar información externa. Dale tiempo y, sobre todo, sé un referente y una inspiración como la mujer que has elegido ser.

No permitas que nuestras niñas se sigan iniciando en la menarquia de un modo técnico, médico, confundiendo términos, recibiendo mensajes que vinculan su ciclo solo con lo reproductivo o con el estatus de mujer. Tener el ciclo no te hace mujer y dejar de tenerlo no te hace dejar de serlo; por tanto, no le transmitas ese mensaje carca de «ya eres mujer» como en aquella canción de Julio Iglesias, *De niña a mujer*. Ayúdalas a que se inicien con conciencia, preparadas, acompañadas y seguras. Con la menarquia empiezan un viaje que durará más de cuarenta años. Asegúrate de prepararlas para el momento con el mismo cariño y conciencia con el que preparamos cualquier viaje de la vida.

La menopausia: el último ciclo, el fin del viaje y el inicio de una nueva etapa

En el polo opuesto a la menarquia encontramos la menopausia, que marca el final de la vida fértil de una mujer. El término menopausia deriva del griego *men*, «mes», «menstruo», y *pausis*, «pausa», es decir, define el fin de nuestra ciclicidad. Es la principal idea que me gustaría transmitirte en este apartado: la menopausia representa el fin de tu vida fértil, y no deberías asociarla a algo negativo.

Al igual que la menarquia, esta fase no se presenta de forma brusca, sino que es un proceso gradual que sucede en algún momento entre los cuarenta y cinco y los cincuenta y cinco años, proceso que denominamos «perimenopausia». No alcanzamos oficialmente la menopausia hasta que no ha transcurrido un año entero sin ciclo menstrual. Cada mujer es un mundo, y algunas experimentan menopausia precoz, igual que hay niñas que tienen menarquias a edades muy tempranas.

Las mujeres debemos prepararnos con tiempo para transitar la menopausia con salud física y emocional. Esos primeros momentos de alteraciones en el ciclo coinciden con un periodo de gran lucidez a nivel mental y, muchas veces, también con una especie de evaluación de la vida. Para muchas coincide con la famosa crisis de los cuarenta, ese momento en que sigues siendo joven pero empiezas a ver tu edad con el respeto que merece y urge resolver asuntos pendientes.

La menopausia es tan desconocida y está tan estigmatizada que a muchas mujeres les da miedo pensar en ella. Sin embargo, representa una etapa de plenitud, de conexión con tu verdad, con tu intuición, una etapa en la que ya no culpas al otro de tus problemas ni le atribuyes la autoría de tu felicidad. Es el momento en que ya has integrado el baile de la ciclicidad a nivel arquetípico, y tus hormonas se calman para dar paso a un periodo más reflexivo, más sabio, en el que puedes ser de gran ayuda para otras mujeres por todos los conocimientos que has ido almacenando. Es un momento en que quizá te veas más arrugas o flacidez en la piel, pero desprendes la magnética belleza de la mujer sabia.

La menopausia tiene connotaciones muy negativas, pero es una apasionante etapa de transformación que nos lleva de viaje a nosotras mismas. La mala prensa que tiene en nuestra sociedad está muy relacionada con la identificación y definición que como mujeres hemos hecho de conceptos como la belleza física, la juventud y la maternidad. Las mujeres no podemos seguir poniendo nuestro valor en conceptos como esos. El canon de belleza normativa de nuestra sociedad es muy cruel, pues propone un modelo ideal en el que casi ninguna mujer encaja. Si nos hemos identificado en exceso con el cuerpo físico, la vida se hace dura, porque vivir implica envejecer y porque el único remedio para no envejecer es morir joven. Así que, si quieres vivir muchos años, como yo, tienes que buscar tu valor fuera del cuerpo joven y terso, porque eso dura poco y lo disfrutas en un momento vital en el que no lo valoras, paradojas de la vida. La menopausia se sigue asociando a la vejez, y eso es erróneo e injusto. En el pasado, cuando la esperanza de vida era más corta, la menopausia casi coincidía con el final de la vida, pero hoy tras la menopausia nos quedan tantos años como los que hemos vivido y muchas aventuras por experimentar. Por otro lado, aunque la sociedad ha evolucionado un poco, las mujeres seguimos demasiado vinculadas a nuestra capacidad de ser madres y al «valor» que ello nos otorga.

Aunque, para ser justas, no todo es bueno en la menopausia. El descenso en los niveles hormonales genera síntomas incómodos: dificultad para regular la temperatura y los sofocos, aumento de peso porque el cuerpo intenta compensar la bajada de hormonas almacenando grasa para fabricarlas, mayor riesgo cardiovascular, pérdida de masa ósea, descenso de la libido, sequedad... Pero todos esos síntomas se pueden acompañar a través de hábitos de vida y cambiando el paradigma mental y social de esta etapa. En consulta he visto a muchas mujeres que se han separado en la menopausia tras años de darle vueltas o han iniciado una relación o un nuevo proyecto o un cambio de vida, y te aseguro que no han tenido descenso de la libido, sequedad ni muchos de los problemas descritos hasta ahora. Así que, aunque estrógenos y progesterona bajen, los niveles de testosterona se elevan para compensarlos y, francamente, creo que si dejáramos de ver este periodo como algo negativo, la mayoría de esos síntomas no serían tan acusados. Dejemos de presentar a la mujer como víctima de la menopausia: la menopausia solo se lleva nuestra capacidad de tener hijos y anula nuestro ciclo, pero el resto tiene más que ver con malos hábitos y con mala interpretación que con la etapa en sí.

A nivel espiritual, la menopausia es el momento de evaluar la vida, de hacer balance. La intuición está muy acentuada y hay que conectar con nuestra verdad, con nuestra capacidad de autocuidado y automaternaje, con ese estado emocional que nos permite aceptar y sostener el vacío vital sin la necesidad ansiosa de llenarlo con cualquier cosa, sobre todo si esas cosas no nos hacen bien. Hemos integrado la ciclicidad y no tenemos esos altibajos emocionales, gozamos de estabilidad y hemos aprendido a compensar y sobrellevar las peculiaridades de esta etapa. La menopausia es como la segunda oportunidad, como si volviéramos al cole conociendo las reglas del juego, con la lección aprendida y los complejos por sombrero. Es la etapa en la que estamos preparadas para acompañar y transmitir conocimientos a las generaciones venideras. Una mujer madura ha integrado su naturaleza cíclica y su parte femenina y masculina, lo que la convierte en una mujer estable, serena, lúcida e intuitiva.

La menopausia representa el fin de la ciclicidad, no el fin de la vida, ni de la belleza ni de las oportunidades. Creo que si la menopausia se vive de una forma tan negativa es a causa del patriarcado, que cosifica a la mujer. Por modernos y evolucionados que nos creamos, esos prejuicios impregnan de manera inconsciente los criterios de hombres y mujeres. En el caso de la mujer, desde pequeñas se nos presiona para que nos identifiquemos con nuestro cuerpo, y cuanto más identificadas estemos con él, más sufriremos por la pérdida de tersura de nuestra piel y por el envejecimiento. Por tanto, es comprensible que una sociedad en que prima el cuerpo sobre el interior no valore las bondades de esta etapa en la que la mujer se conoce mejor y se siente más segura y empoderada. En lo corporal, es cierto que la pérdida de colágeno y de estrógenos nos deja la piel menos lustrosa, lo cual, unido al inevitable paso del tiempo, nos lleva a sentirnos perdedoras en una etapa en la que lo tenemos todo para ganar y sentirnos completas y plenas. En la medicina china, la menopausia se llama «segunda primavera». En cambio, nuestra medicina la convierte en enfermedad, como otros procesos vitales, y crea un arsenal de medicamentos para combatir sus efectos.

Para complicar más el tema, hoy muchas madres atraviesan el proceso de la menopausia a la vez que sus hijas se estrenan en la menstruación, por lo que puede ser un momento ambivalente y tenso para ambas a nivel emocional.

Reconozco que hace años me aterrorizaba esta etapa, igual que me había aterrorizado la menarquia. Como has visto, es un periodo plagado de tabúes y mensajes negativos, así que te invito a no conformarte y a abrirte a vivirla y transitarla. Cuando se acerca, a veces toca hacer algunos duelos, sobre todo aquellos vinculados a la maternidad: si has tenido hijos o no, si has tenido todos los deseados, el hecho de no volver a vivir la experiencia del embarazo. También implica el duelo por la pérdida de la juventud, algo para lo que la mayoría no solo no estamos preparadas, sino que la sociedad se ha encargado de presentar como nuestro ocaso, un momento de decadencia y de invisibilidad.

Algunas de mis amigas no reconciliadas con su naturaleza cíclica están deseosas de que llegue la última regla para no seguir sufriendo un proceso que no les gusta y para liberarse al fin de la posibilidad, aunque sea remota, de quedarse embarazadas. Como ves, es una etapa controvertida que genera sentimientos ambivalentes, desde la nostalgia de algunas hasta el anhelo de otras, porque así somos las mujeres, iguales en biología, diferentes en esencia.

EJERCICIO
Menopausia

Si aún no has llegado:
- ¿Conoces esta etapa? ¿Sabes qué ocurre realmente en tu cuerpo?
- ¿Qué tipo de lenguajes usas (o escuchas) con relación a esta etapa?
- ¿A qué tienes miedo?

Si ya has llegado:
- ¿Qué crees que has ganado y has perdido?
- ¿Qué te hubiera gustado saber de esta etapa?
- ¿Cómo puedes ayudar a mujeres cercanas a que vivan mejor esta etapa?

Entre todas podemos transformar los criterios negativos asociados a nuestra condición. En la menopausia, la energía disponible es de cambio, y debes cambiar. Has podido experimentar que la pérdida de ciclicidad tiene la ventaja de que esa locura libidinosa que representa la fase de la ovulación queda modulada y, por tanto, no tenemos esa necesidad bioquímica de gustar.

MOMENTOS VITALES EN QUE SE «APAGA» NUESTRA CICLICIDAD

La amenorrea es la ausencia de menstruación que puede producirse por un desequilibrio entre los nutrientes que ingieres y tu gasto energético. Es muy típica en mujeres que hacen mucho deporte y en quienes padecen trastornos de la conducta alimentaria. Pero no te equivoques, también puede darse en mujeres no delgadas. A veces tiene un origen hormonal, relacionado con la hipófisis, o se deriva de otros problemas orgánicos. Puede ser primaria (si nunca ha existido menstruación) o secundaria (en este caso, nuestro cuerpo se queda en pausa durante un tiempo).

Hay otros momentos en los que nuestra ciclicidad se pausa:

- Cuando tomamos la píldora o usamos anticonceptivos hormonales. Estos medicamentos anulan total o parcialmente tu ciclo (y, como verás más adelante, sin resolver ningún problema, sino tapándolo).
- Cuando nos extirpan los ovarios, los encargados de fabricar las hormonas que ponen en marcha y gestionan el ciclo. Entonces sobreviene una menopausia quirúrgica. Si se extirpa el útero pero no los ovarios, la mujer deja de sangrar, pero no se produce técnicamente una menopausia, que solo se da al extirpar los ovarios.
- De niñas, antes de la primera menstruación. Las niñas aún no han despertado al camino de la ciclicidad.
- Cuando pasamos la menopausia, esa ciclicidad se integra en nosotras y no experimentamos esos cambios tan evidentes. La energía de la fluctuación es más sutil.
- Cuando estamos embarazadas, porque nuestro ciclo está en pausa.
- Al principio de la lactancia, porque nuestro ciclo está en pausa. Con todo, el ciclo de muchas mujeres se reanuda muy poco tiempo después de dar a luz, aunque estén amamantando.

6

Tu naturaleza cíclica

POR QUÉ ES TAN IMPORTANTE COMPRENDER Y AMAR
TU NATURALEZA CÍCLICA

El diseño hormonal cíclico afecta a todas las esferas de la vida, y su influencia trasciende el ámbito de lo reproductivo. Esta sucesión de cambios que experimentas cada mes ejerce una influencia magnética en tu cuerpo y en tus emociones. Las percepciones, las capacidades y el cuerpo cambian en ese baile hormonal cíclico.

El ciclo menstrual se repite alrededor de quinientas veces a lo largo de la vida.* Si te dijeran que vas a repetir más de quinientas veces una receta de cocina o un proceso en tu trabajo o en tu deporte favorito, cualquiera esperaría que te convirtieras en una experta. Sin embargo, muchas mujeres acaban su vida cíclica sin saber nada y habiendo perdido la oportunidad de aprender a usar esa herramienta tan útil para vivirse y comprenderse. La razón de esto es la poca formación que muchas hemos recibido sobre nuestro ciclo, en su mayoría explicaciones asépticas, como si de una máquina se tratara.

---

* El cálculo de los quinientos ciclos surge de multiplicar el tiempo transcurrido entre la menarquia y la menopausia por los doce ciclos aproximados que tiene un año.

Para agravar el desconocimiento, el ciclo se ha presentado como el enemigo peligroso que podría complicarnos la vida por la posibilidad de quedarnos embarazadas en contra de nuestra voluntad, lo que ha limitado la información a lo relacionado con evitar el embarazo. Recuerdo lo angustiada que me quedé cuando me explicaron el peligro que entrañaba mi nuevo estado biológico después de que me viniera la regla. Nadie me habló de la naturaleza cíclica; solo recibí algunas instrucciones para gestionar la sangre y la advertencia de que me cuidara muy mucho de quedarme embarazada, algo que, a mis trece años y sin haber tenido novio, me inquietaba. Nunca tuve molestias en el ciclo, así que pensé que debía conformarme con esa especie de destino físico que era ser mujer y sangrar cada mes sin mancharme, sin que nadie se enterase y procurando no quedarme embarazada. A los veintitantos, guiada por mi inquietud por comprender el mundo emocional, me topé con unos conocimientos que me abrieron las puertas a un mundo distinto y apasionante que ojalá sea capaz de transmitirte. En ese momento comprendí la magia del cuerpo femenino y sentí un profundo agradecimiento por disponer de esa especie de diccionario ambulante sobre mi estado físico y emocional. Porque ese es el regalo que encierra nuestro ciclo: una guía secreta e individual para leernos cada mes, para comprendernos, para renovarnos.

Reconciliarnos con nuestra ciclicidad es una necesidad urgente para convertirnos en mujeres sanas que se conocen y se aman. Aceptar la ciclicidad es aceptar que hay una corriente energética mensual que impulsa nuestras hormonas, las cuales, a su vez, influyen en las funciones físicas, emocionales y cognitivas. En este libro me gustaría aportarte conocimiento sobre ellas y herramientas prácticas para que las gestiones y disfrutes, porque fluir con las fases incrementará tu autoconocimiento y ese es el camino de la serenidad y la alegría.

Si no comprendes tu naturaleza, te sentirás extraña e intrusa en tu cuerpo, y este se verá obligado a hablar contigo en el único idioma que conoce, el del síntoma. Para algunas mujeres la menstruación representa el único momento del mes en que conectan con su cuerpo y, aunque solo sea por las limitaciones que les provoca, lo escuchan.

Historias de consulta
¿HABLAMOS? TU DIÁLOGO MENSUAL

Mireia es ejecutiva en una importante multinacional. Cada vez que tiene la menstruación es consciente de su cuerpo, y no le gusta. La mayor parte del tiempo lleva trajes carísimos y unos tacones imposibles, y lidera a personas y proyectos por medio mundo. Es muy reconocida en su sector y suele cumplir con creces sus objetivos. Pero unos días al mes su energía desciende, su vientre hinchado no le permite lucir igual los vestidos y, como pierde mucha sangre, teme mancharse en medio de una reunión.

Vino a verme porque quería ver cómo podía mantener energía en esos «días tan molestos». Siempre he tenido facilidad para leer los cuerpos de mis pacientes, y de pronto sentí que necesitábamos hacer un ejercicio simbólico. Pedimos a su ciclo menstrual que se reuniese con nosotras para que le diésemos voz. A Mireia le sorprendió mucho lo que le proponía —solo quería alguna ayuda que pudiera comprarse en una tienda—, pero su curiosidad jugó a nuestro favor y nos pusimos manos a la obra. Tras las respiraciones y algún ejercicio para sentir el cuerpo y prepararse, invitamos a su ciclo a que se sentase en la silla vacía y, de pronto, la invadió una terrible tristeza y se quedó callada. Le preguntamos a su ciclo y la respuesta no se hizo esperar. La conectó con algo así:

«Solo intento protegerte, quiero ayudarte. Yo, tu cuerpo, también soy tú, y te juro que quiero hacer lo que me pides, pero no puedo. El resto del tiempo vivo (vivimos) sujetas a la exigencia, siempre hacia fuera, orientadas a resultados, y lo acepto. Pero dame un respiro de vez en cuando para que pueda eliminar los tóxicos que me haces ingerir por tus prisas, dame un

respiro para recuperarme de la pérdida de sangre, mírame de vez en cuando, porque esa sangre no es asquerosa como tú crees, es la misma que corre por tus venas y bombea tu corazón, es la que llega a tus mejillas y te da ese color que tanto te gusta. ¿Por qué cuando la ves fuera te parece tan repulsiva? Me duele tu desprecio. Solo te gusto cuando hago lo que quieres, pero te juro que el límite que te pongo durante la menstruación es para protegerte, parar protegernos. Los límites también son grandes actos de amor».

Mireia no podía parar de llorar, no podía hablar y algo en ella se despertó y comprendió. Después de dar por concluida esta reunión simbólica, trabajamos con visitas semanales que coincidían con las fases de su ciclo y trazamos un plan personalizado e integral que seguiría durante tres meses (tres ciclos). Al cabo de ese tiempo, Mireia era otra mujer.

Durante las sesiones, aprovechando su ciclo menstrual, trabajamos muchos otros temas. Se sentía más conectada consigo misma, su sexualidad (antes genital y de descarga) se transformó a través de nuestro trabajo, integró su polaridad masculina (de acción, rapidez, fuerza) con la femenina (interior, lenta, autocuidado) y supo bailar para pasar de una a otra respetando a la mujer que incluía las dos polaridades. Seguimos trabajando algunos meses más porque quería disponer de herramientas para gestionar su naturaleza cíclica de una manera armoniosa, entendiendo que podía comportarse como lineal en determinados periodos, pero que su naturaleza no lo era y que además eso no era un defecto.

LAS CUATRO MUJERES QUE HABITAN CADA FASE

Nuestros ciclos están muy ligados a los de la tierra, el sol y la luna. No en vano nuestro ciclo menstrual promedio es de 29,5 días, como el lunar, y tiene también cuatro fases con diferentes energías disponibles.

Nuestro ciclo menstrual es una especie de serie dividida en capítulos en la que cada fase tiene una temática, una actriz protagonista y una duración. Es también un viaje metafórico por los ciclos de la luna y un recorrido simbólico por las cuatro estaciones. Cada fase tiene unas características y cuenta con una energía disponible que hace que estemos más predispuestas a unas acciones que a otras. Igual que en verano tenemos más ganas de salir que en invierno, durante la ovulación tenemos más ganas de contacto que en la menstruación. Por supuesto, por encima de la energía disponible de cada fase está tu propia voluntad, tu personalidad y el momento vital en que te encuentres. No son fases deterministas que nos condicionan a estar de una manera concreta, sino que, fruto de la acción de las hormonas, hay una energía más favorable o desfavorable cuyo conocimiento puede ayudarte a decidir qué hacer con esa energía y, en caso de que no sea afín a tu momento vital, por lo menos entenderla y saber cómo compensarla.

Ahora que ya te he explicado el porqué de esta clasificación, vamos a iniciar ese viaje por las cuatro mujeres que habitan en ti. Trataré de definir sencillamente las características principales de cada una y las relacionaré con diferentes arquetipos. Un arquetipo es un ejemplo o una representación imaginaria de características que nos ayudan a comprender un concepto. Conocer las fases y arquetipos te permitirá conectar con cada una de las mujeres que viven en ti.

No olvides que no se trata de algo rígido ni exacto, ni nosotras somos robots. Cada una tiene unas características propias. Por ejemplo, yo soy muy sanguínea, apasionada, lo vivo todo con intensidad y para mí las fases eran siempre muy evidentes porque mi energía se modificaba mucho. Quizá tú eres más estable, más flemática, y mantienes tu punto de energía y de pasión en un lugar más neutral y, por tanto, el cambio no es tan evidente. También debemos tener en cuenta lo que nos pasa, el momento vital y la increíble capacidad de adaptación y modificación que tenemos. Deja que te ponga un ejemplo: es invierno, hace mucho frío y estás menstruando, pero te coincide con una reunión de trabajo en la que te conceden el proyecto por el que llevas semanas peleando. Cuando llegas a casa, tu pareja ha reunido a tus amigas y te esperan con una cena sorpresa para celebrarlo. Aunque la inercia de la fase es el recogimiento y la tristeza, las condiciones externas han modulado tu estado de ánimo.

Tus fases se potencian o se silencian en función de la vida y de tus características. La comprensión del ciclo menstrual es una guía orientativa, así que no vivas esta explicación como algo rígido y encorsetado, sino como la melodía que suena cada mes y que tú decides cómo bailar. En resumen, la biología inclina, pero no obliga y, por tanto, podemos marcar nuestras propias reglas.

Nos vamos de viaje. ¿Me acompañas a descubrir cómo cambias a través de tus cuatro yoes?

Primer episodio del viaje cíclico: mi yo menstrual

En lo físico: el primer capítulo (o el último, según se mire) de tu ciclo lo protagoniza la fase menstrual. Así se inicia (o acaba) tu ciclo. Podemos resumirla en que los niveles de estrógenos y progesterona están muy bajos. Esa caída hormonal genera la descomposición del tejido endometrial, y se produce la menstruación, que es la eliminación de la sangre y el tejido uterino a través de la vagina. Recuerda que tu cuerpo se ha preparado para un potencial embarazo y ahora toca eliminar todo eso.

En esta fase todas las hormonas están bajas y es normal sentirse cansada. Tu cuerpo está produciendo anticoagulantes naturales para que la sangre y el tejido se licúen y salgan fácilmente a través del cuello del útero. Si tienes anemia te costará más producir esos anticoagulantes. Es normal encontrar algún pequeño coágulo, pero no es fisiológico que haya muchos y **nunca debe ser una fase dolorosa**. Si experimentas dolor, es necesario averiguar qué ocurre y no conformarte. Es importante que el útero pueda hacer ese trabajo: imagina una botella de aceite o un bote de miel muy fríos; todo está denso y compacto, pero con el calor se fluidifica y podemos verterlo con facilidad. Tu útero necesita ese mismo calor durante la menstruación. Como veremos más adelante, es un proceso de inflamación fisiológica; si tu estado previo ya era inflamatorio, te resultará muy molesto.

Durante esta fase, el cuerpo está haciendo una detoxificación natural, así que es clave adoptar unos hábitos saludables de los que hablaremos en la siguiente parte. Esta depuración es muy costosa para el organismo y, además, no solo perdemos tóxicos, sino también nutrientes que habrá que reponer mediante la dieta, así que toma conciencia del esfuerzo titánico de tu cuerpo.

En lo emocional: iniciamos el viaje desde la menstruación, el momento más sombrío del ciclo, cuando nuestra energía vital está más baja. No nos apetece el mundo exterior, pues nuestro interior grita todo lo que en otros momentos callamos. Por eso en esta fase no gustamos a la sociedad, porque es la hora de la verdad, porque no somos tan productivas, porque no estamos tan guapas ni nos interesa la vida social. La energía disponible es de recogimiento, intuición y mundo interior. Nuestro cuerpo está más hinchado, más sensible, más salvaje, sangramos y a veces nos lloran los ojos. No es la mujer que mostramos, a veces hasta nos avergonzamos de ella, pero es la bruja llena de sabiduría que te ofrece una visión de ti que de otro modo te perderías.

Resumiendo, en esta etapa la energía disponible se centra en radiografiarte por dentro. Puedes aprovechar para conectar con aquellas partes incómodas y sombrías de tu vida, porque están muy accesibles. Es momento de mirar, no de actuar. Si haces un registro de tus ciclos, verás que esta es la etapa en la que siempre discutes con tu pareja o con tu compañera de piso, en la que te planteas cambiar algo en tu vida o en tu imagen y en la que es fácil percibir lo que no funciona, pero no es momento de tomar decisiones: no te cortes el pelo ni cambies de ciudad. Aprovecha para escribir, dibujar y conectar con todo lo que quieres cambiar, pero espera la energía de las fases siguientes para resolver situaciones. Esta energía es solo de espejo, de conexión; todo está amplificado, así que conecta sin transformar ni actuar.

Tus necesidades en esta etapa son de recogimiento, de mantita y pódcast, tu cuerpo pierde sangre y energía, y se da una anemia fisiológica pasajera. De hecho, si te haces una analítica en estos días, es probable que indique valores ligeramente inferiores a los reales. Nuestro cuerpo está en mejor disposición para limpiar y eliminar que para nutrir. Es momento de descansar, bajar el ritmo y hacer poco esfuerzo intelectual para no debilitarte. Limita también tu vida social, vete a dormir pronto y procura seguir una dieta lo más sana posible, ya que tu hígado está ocupado eliminando desechos y si le das trabajo extra en este momento, acabará sobrecargado. Es la etapa en la que el alcohol y los tóxicos te sentarán peor que nunca.

Es el momento de permitir que salga la mujer sabia y bruja que hay en ti, que debe dejar ir lo que ya no sirve.

ARQUETIPOS DE ESTA FASE	CRÉDITOS DE LA PELÍCULA
Invierno	Género: drama
Anciana	Protagonistas: pocos; las hormonas
Luna nueva	están «dormidas»
Marea baja	Duración energética: de tres a cinco
Recibir	días
Dentro	

Segundo episodio del viaje cíclico: mi yo en preovulación

En lo físico: es la que va desde que acaba el sangrado hasta el momento de la ovulación. En esta fase los niveles hormonales empiezan a subir. La hipófisis comienza a secretar FSH para estimular la maduración de varios folículos en los ovarios. Hacia la mitad de la fase, uno se convertirá en el folículo dominante y se preparará para ser liberado durante la ovulación. Los niveles de estrógenos aumentan de manera progresiva gracias a la influencia de la FSH y la retroalimentación hormonal hasta alcanzar su máximo justo antes de la ovulación. A nivel uterino, se inicia de nuevo la proliferación de tejido para engrosar el endometrio.

En esta segunda fase experimentamos un chute de energía, nos cansamos menos y estamos cada vez más productivas. En el gimnasio rendimos más y, gracias a los estrógenos, mejora la calidad de piel y cabello.

En lo emocional: tras la etapa de letargo y debilidad de la menstruación, el cuerpo empieza a ir de subida gracias a la presencia de los estrógenos. Ya no sangramos, notamos la sensación de renovación y limpieza interna, volvemos a conectar con el exterior y todo se despierta. Apetece llamar a las amigas, nuestra oratoria y capacidad de pensar está muy desarrollada, somos productivas y elocuentes. Si en esta etapa te toca presentar una tesis o hacer un discurso en la boda de tu amiga, seguramente brillarás.

Nos sentimos con más energía, necesitamos dormir menos y da menos pereza ir al gimnasio. A nivel social, tienes ganas de relacionarte y vuelve a interesarte el mundo exterior. La energía disponible es de despertar, de vida, de resurgir. En esta etapa necesitamos incrementar la actividad: hacer más, estar más activas, relacionarnos más, salir.

Es el momento de permitir que salga la mujer espontánea, disfrutona y liviana que hay en ti.

ARQUETIPOS DE ESTA FASE	CRÉDITOS DE LA PELÍCULA
Primavera	Género: aventuras
Doncella, virgen, Atenea	Protagonistas: estrógenos y FSH
Luna creciente	Duración energética: de diez a veinte
Sube la marea	días
Dar	
Fuera	

Tercer episodio del viaje cíclico: mi yo ovulando

En lo físico: es la fase más corta. Apenas dura uno o dos días a nivel bioquímico, pero sus efectos se extienden más allá. Varias hormonas están elevadas. Cuando los niveles de estrógenos y de FSH suben lo suficiente, envían una señal al cerebro que origina un rápido incremento del nivel de la hormona luteinizante que causa la ovulación. La LH es, por tanto, la encargada de estimular el proceso de liberación del óvulo.

La ovulación es el momento estrella del ciclo, cuando puede producirse el embarazo. A las veinticuatro o treinta y seis horas de la elevación de la LH —la que detectan las tiras reactivas que podemos comprar en la farmacia—, el óvulo es liberado en la trompa de Falopio e irá en busca del espermatozoide. La vida del óvulo es muy corta, menos de veinticuatro horas, que es el tiempo que tiene para encontrarse con un espermatozoide y que se produzca la magia de la vida.

La LH es una hormona que tiene poco trabajo en el ciclo, solo está activa dos o tres días al mes, pero sin ella no podría producirse la ovulación.

En lo emocional: es el momento en el que nos encontramos mejor. El deseo sexual es muy alto, estamos orientadas al placer y al disfrute. La piel y el pelo siguen estupendos gracias a los estrógenos, y eso hace que nos sintamos diosas poderosas y bellas. El aumento de los niveles de serotonina y las endorfinas generan un estado de entusiasmo y confianza. Te sientes segura, valiente, centrada. Por si fuera poco, nuestra capacidad cognitiva está muy despierta, y somos muy elocuentes. Si en este momento te toca dar una conferencia o hablar en público, es probable que la energía disponible te sea muy favorable; también si has de asistir a una fiesta o tienes planes que impliquen el contacto social o la comunicación.

En esta fase de la «diosa» nos sentimos poderosas, fuertes, con energía, más bellas que nunca. Es la fase que le gusta a la sociedad y que, implícitamente, nos pide que mantengamos.

Es el momento de permitir que salga la mujer maternal, cuidadora (sobre todo contigo).

ARQUETIPOS DE ESTA FASE	CRÉDITOS DE LA PELÍCULA
Verano Madre, Deméter, Hera, Gaia Luna llena Sube la marea Dar Fuera	Género: romántico Protagonistas: estrógenos, FSH y, sobre todo, LH Duración energética: de uno a tres días, aunque es tan potente que su estela nos regala unos días adicionales con su energía poderosa

Cuarto episodio del viaje cíclico: mi yo en fase lútea o premenstruación

En lo físico: es la fase final del recorrido, que va desde la liberación del óvulo y su viaje hasta la fecundación o la degradación. Los estrógenos bajan después de la ovulación y alcanzan otro pico a mitad de esta fase. La LH y la FSH han acabado su trabajo y vuelven a niveles basales. El folículo liberado en la ovulación empieza a producir progesterona a partir de su cuerpo lúteo. La progesterona es la hormona protagonista y tiene como función principal favorecer la implantación del embrión y generar las condiciones adecuadas para su supervivencia. El engrosamiento del endometrio prosigue hasta que la caída hormonal al final de la fase provoca el desprendimiento de todo ese tejido y la menstruación.

En lo emocional: la progesterona nos aporta sensación de paz y serenidad y eleva nuestra temperatura corporal casi un grado. En esta fase se da una resistencia a la leptina (hormona de la saciedad) y a la insulina, por lo que habrá más apetencia por lo dulce y por la comida en general (aunque no quieras, tu cuerpo se prepara para un posible embarazo y necesita asegurar provisiones).

Al final del ciclo se da una caída brusca de estrógenos y progesterona, y sin la protección hormonal es normal sentirse un poco más triste, tener dificultades para dormir y menos resistencia. Tendemos a retener líquidos y a sentirnos más hinchadas, y es posible que subamos de peso. Es la fase en la que muchas mujeres experimentan el llamado «síndrome premenstrual», al que no debemos resignarnos porque te recuerdo que, si hay dolor en las mamas, cólicos abdominales, insomnio, estreñimiento, etcétera, debemos buscar una solución. Mucho tiene que ver con la capacidad del hígado para metabolizar estrógenos, como verás más adelante.

Es el momento de permitir que salga la mujer salvaje, auténtica y poderosa que hay en ti.

ARQUETIPOS DE ESTA FASE
Otoño
Hechicera-maga, adulta, Vesta, Lilith
Luna menguante
Baja la marea
Recibir
Dentro

CRÉDITOS DE LA PELÍCULA
Género: drama personal
Protagonistas: progesterona
Duración energética: de diez a diecisiete días

FASE MENSTRUACIÓN
Luna nueva, invierno.
Baja actividad, recogimiento, fase emocional (corazón).

FASE PREOVULACIÓN
Luna creciente, primavera.

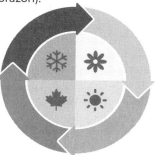

FASE PREMENSTRUACIÓN
Luna decreciente, otoño.

FASE OVULACIÓN
Luna llena, verano.
Actividad, socializar, fase racional (cerebro).

¿POR QUÉ ES IMPORTANTE QUE CONOZCAS TUS FASES?

- Te ayuda a reconciliarte con la biología. Las mujeres no somos estables, somos cambiantes, moduladas por las hormonas del ciclo, y eso, lejos de ser un fallo de la naturaleza, es un tremendo regalo.
- Promueve el conocimiento real de cómo eres. Te ayuda a entender que tus potencialidades y necesidades varían a lo largo del ciclo sin que eso represente perder tu esencia.
- Conocerte te ayuda a amarte y fortalece tu autoestima. Ese conocimiento te brinda una hoja de ruta maravillosa sobre cómo eres y cuáles son tus necesidades.
- Te permite utilizar mejor los recursos y la energía en función del momento en el que estés, y saber qué fase es más favorable para una u otra actividad.
- Respeta a todas las mujeres que hay en ti. Te ayudará a honrar a las cuatro mujeres que habitan en ti: a la que puede con todo y a la que solo quiere estar hacia dentro, sin pensar que están enfermas.
- Te permite conocerte en profundidad. Esos estados emocionales te ayudan a explorar áreas que de otro modo no sería posible conocer.
- Te permite canalizar mejor tu creatividad, orientándola a las tareas más afines.
- Te ayuda a conectar con tu luz (en la ovulación) y con tu sombra (en la menstruación), ofreciéndote una visión integral propia.
- En realidad, no solo pasas por la energía de las cuatro fases durante el ciclo menstrual, sino que un día cualquiera deberías levantarte como «doncella», con energía desbordante, curiosidad y ganas de vivir, llegar al mediodía como «madre», cuidándote y nutriéndote, pasar a la tarde como «hechicera», con toda esa potencia analítica intuitiva de saber qué va bien y qué no, y que de noche, en el momento de la anciana, todo eso se integre y se transmute.

SER CÍCLICA EN UNA SOCIEDAD LINEAL

El mundo en que vivimos está construido de forma lineal, y las mujeres nos hemos tenido que adaptar y sobrevivir en un paradigma que no está hecho a nuestra medida, un modelo que nos obliga a mantener un estado físico y emocional plano y una actividad y productividad constantes. No hay nada erróneo en nosotras, ni lograremos nunca adaptarnos y disfrutar en un mundo lineal, porque no estamos diseñadas para él, a pesar de ser muy capaces de manejarnos en esas circunstancias.

Piensa por un momento en el modo tan distinto en que hombres y mujeres se enfrentan a situaciones vitales comunes y tomarás conciencia de las adaptaciones que hacemos las mujeres a diario para funcionar en paradigmas lineales. Fíjate en lo que ocurre en el mundo del deporte: piensa en deportistas que tienen que enfrentarse a una final en unas olimpiadas (o correr en un evento del cole de sus hijos, no importa). Para la mujer será muy diferente si la final para la que lleva cuatro años entrenando le coincide con la ovulación o con la menstruación. En cambio, el rendimiento de un hombre no cambiará se celebre cuando se celebre. Piensa ahora en tu trabajo: el sistema laboral está organizado de manera lineal y continua (a la medida del diseño masculino), pero nosotras tenemos cambios hormonales mensuales que nos predisponen mejor para unas tareas que para otras. Además, según el modelo capitalista, a lo largo de nuestra vida fértil tenemos el «inconveniente» de que podemos querer ser madres. Por no hablar de las mujeres que cada mes sufren de dolores menstruales y deben hacer su trabajo como si esa realidad no existiera (sin posibilidad, por ahora, de pedir la baja por eso). Es decir, todos los días del mes, todos los días de tu vida, se espera que te incorpores al trabajo sin cambios. En tu vida personal también ocurre lo mismo: nuestro deseo de relacionarnos está muy condicionado por el momento del ciclo menstrual. Para programar un evento, una cena, una boda, un viaje, los hombres solo tienen que buscar un hueco en la agenda, pero para nosotras puede ser una vivencia distinta si coincide con una fase o con otra.

Esos momentos suelen pasar inadvertidos porque estamos acostumbradas a adaptarnos, y tenemos tan interiorizado el criterio erróneo de que «ser mujer es una desventaja» que hacemos lo que podemos para disimular nuestra naturaleza cíclica. Pero el error no somos nosotras, el defecto es no haber construido una sociedad en la que nuestra manera de funcionar tenga espacio. Un avión puede rodar, pero está hecho para volar, y es en el aire donde es efectivo. Puedes circular con él por una carretera, pero es evidente que no es su medio y a nadie se le ocurriría pensar que tiene un problema, sino que está funcionando en un contexto en el que no puede desarrollar su naturaleza.

Sería maravilloso vivir en un mundo donde se comprendiera que hay dos maneras de funcionar y no existiera solo el modelo lineal, pero en algún momento de la historia las mujeres fuimos apartadas de la sociedad y el mundo se construyó de modo lineal. Cuando las mujeres reclamamos nuestro espacio social, nos encontramos con que no quedaba para nuestro diseño. Mientras interesó era fantástico que las mujeres estuviéramos en casa cuidando de los niños, pero en cuanto nos incorporamos al mundo laboral se desarrolló una «maternidad científica» que nos decía que no era bueno coger tanto a los bebés o que la leche de fórmula nos permitiría liberarnos de la «esclavitud» de la lactancia. Paralelamente, conceptos como «producción» y «productividad» penetraron en los textos médicos y en las prácticas sanitarias, potenciando una visión negativa de la naturaleza femenina. Esta cosmovisión muy teñida de la percepción capitalista y patriarcal nos ha ido desconectando poco a poco de la posibilidad de experimentar la montaña rusa emocional que pasamos en alguna de las fases del ciclo.

Y aunque la biología no sea determinista ni nosotras seamos meras marionetas en sus manos, nos lo pone más fácil o más difícil. Insisto en que nuestra naturaleza no nos impide abordar estos desafíos, y podemos competir, liderar o asumir cualquier función. La cuestión es que en ocasiones hemos pagado un precio demasiado alto o no hemos obtenido los resultados esperados porque esos eventos han coincidido con una fase determinada. Eso no habría sucedido si hubieran seguido una agenda cíclica en lugar de una lineal, pues es muy injusto para nosotras. Entiendo que organizar el mundo de modo lineal es más fácil a nivel grupal, pero eso no quita que esté diseñado para favorecer a los hombres. Y no estoy culpando a hombres ni a mujeres, sino a la cosmovisión patriarcal del mundo del que todos somos víctimas.

Como puedes comprobar, la vida moderna, sobre todo en las ciudades, no apoya la ciclicidad, no respeta los ritmos naturales, y esa desconexión nos va enfermando en silencio. Acompañar los ritmos nos integra en el orden natural de la vida. Comprender que vivimos en una sociedad de espaldas a los ritmos de la naturaleza y en la que a veces no encajamos me trae a la memoria la frase del gran filósofo Jiddu Krishnamurti: «No hay nada de saludable en estar adaptadas a una sociedad profundamente enferma».

Así que, querida mujer que me lees, en la segunda parte de este libro te enseñaré a gestionar cada fase aprovechando la energía disponible en ese momento. Por ahora espero que estés empezando a entender nuestra naturaleza y que no hay nada malo en nosotras, sino que nos ha tocado adaptarnos a un contexto que no ha tenido en cuenta nuestro diseño. Si el mundo no hubiera tenido un marco teórico masculino ni tantos hombres teorizando sobre cómo deberíamos ser en lugar de estudiar cómo somos, no estaríamos buscando nuestro espacio en el corsé de la linealidad ni pensaríamos que somos bipolares o histéricas, sino cíclicas como la luna y las estaciones.

De todos modos, nada es estático e inamovible, y nuestras hormonas siempre interaccionan con las situaciones de la vida y con nuestra personalidad. Todos los eventos vitales influyen en nuestro funcionamiento neuroendocrino. Por eso no debemos conformarnos con un determinismo biologicista, como si fuéramos esclavas de nuestros ciclos y estuviéramos a merced de las hormonas. Está claro que estas tienen una gran influencia en el cuerpo y en las emociones, pero nuestro estado final será modulado por la experiencia que estemos viviendo y por nuestra enorme capacidad de actuar en situaciones adversas. Las mujeres ya hemos asumido demasiadas reglas sobre cómo debe ser nuestra vida, por eso quiero que conozcas tu cuerpo para que solo tú marques las reglas de tu vida en función de lo que quieres, lo que vives y lo que en cada momento esté disponible.

De ese modo, viviremos de forma distinta la ovulación —el momento en que estamos más predispuestas a la acción, más alegres y fuertes— si nos coincide con un proceso vírico o un duelo, o con un ascenso profesional o una cita prometedora. Por otro lado, si durante la menstruación nos toca dar una charla o dirigir una reunión, nuestra energía no será la más favorable, pero podemos modularla gracias a nuestro conocimiento de las fases, o el subidón de presentar ese proyecto por el que tanto hemos trabajado compensará la falta de energía. Si somos mujeres de temperamento sanguíneo, seguramente en la ovulación estaremos aún más pletóricas y enérgicas, y en la menstruación no caeremos con tanta facilidad en la melancolía inherente a esa fase. Por el contrario, si somos más flemáticas, la linealidad y la estabilidad que nos caracterizan suavizarán nuestro ciclo.

Las visiones que hemos interiorizado sobre el ciclo y, sobre todo, sobre la menstruación influyen también en cómo vivimos las etapas. Poder aprovechar la energía disponible es otro factor que ayuda muchísimo a estar alineadas —que no condicionadas— con nuestro ciclo. Como ves, el ciclo puede verse modulado por múltiples factores. No es, por tanto, una ciencia exacta ni algo sobre lo que no podamos actuar.

Esta tendencia moderna a segmentar y dogmatizar es patológica. Las hormonas nos influyen y nosotras influimos en ellas en una interacción constante. Lo que es válido para una mujer no es opción para otra, y ese respeto por la vida elegida de cada una debería ser una máxima: tu vida, tus reglas. A veces veo aproximaciones al ciclo demasiado idílicas o desconectadas de la vida moderna urbana que experimento. Tengo hijos, pareja, familia, aficiones, amigas adoradas que son mi tribu y un trabajo que me encanta. No siempre puedo respetar el momento de mi ciclo, no siempre puedo mirar la luna o hacer sangrado libre, no siempre me apetece estar superamiga de mi sangre porque a veces llega en momentos poco convenientes y no pasa nada, pues no siempre tenemos la misma vinculación con nuestro cuerpo ni con nuestro ciclo.

Si tu estilo de vida es afín a respetar siempre tu cuerpo, a vivir conectada con la luna, con la madre tierra, disfrútalo, pero entiende que hay mujeres que tienen la menarquia a los nueve años, otras con una menopausia precoz, algunas con dificultad para tener hijos por un ciclo alterado, con una menstruación dolorosa o con un cuerpo con el que no se identifican. Ser mujer es comprender nuestra naturaleza y entender que no hay nada absoluto, que las cosas no tienen por qué ser duales, y que el trabajo de alfabetización sanitaria de nuestro cuerpo no está reñido con el respeto y la comprensión de realidades diversas. No creemos modelos. Los seres humanos tenemos una gran capacidad para convertir cuestiones fisiológicas en dogmas, en ideales, sin comprender que un modelo teórico tiene que sustentarse en una realidad práctica, en un cuerpo, en una vida real y en unas circunstancias que no siempre son las más favorables.

Esta tendencia a la idealización de procesos teóricos sin sustentarse en un contexto real personal se extiende a los procesos de fertilidad, embarazo, lactancia y crianza. Vivimos en la sociedad del corta y pega. Corto esta parte que he leído en un libro y la pego en mi vida sin tomar la distancia necesaria para ver si es coherente, si me ayuda, si le gusta a mi cuerpo y sin aceptar que el control final de la vida lo tiene la vida misma, que soy copiloto, no piloto de mi vida y que no todo sucede como creo que debería, sino que lo que sucede es lo que es.

Como mujer que vive en un mundo moderno, muchas veces he sentido el conflicto de querer experimentar las cosas de un modo tan natural, tan fisiológico, que me ha encorsetado y no me ha permitido disfrutar de las cosas tal como vienen. En mi experiencia clínica, decenas de madres han llegado a la consulta frustradas tras sus partos porque no han sido capaces de experimentar lo que aprendieron en los talleres o lo que leyeron en algún libro sobre maternidad y crianza natural, o madres conscientes con hijas que detectan su ciclo. Creo que los profesionales de la salud tenemos la responsabilidad de adaptar los conocimientos teóricos a la realidad de las personas a las que asesoramos, la responsabilidad de hacer pedagogía de la salud sin convertir en enfermedades lo que no se ajusta a los estándares explicados.

La naturaleza debe entenderse siempre en tu contexto y en tu realidad.

Historias de consulta

LAS EXPECTATIVAS COMO ORIGEN DE LA PATOLOGÍA

También yo fui víctima de esa trampa durante mis embarazos y sentí un tremendo dolor por no poder tener los partos salvajes, íntimos y poderosos que siempre había soñado. Me preparé para ello, tenía clara toda la teoría, pero mi hija estaba bien en mi vientre y no tenía ganas de salir. Las contracciones se iniciaron a las cuarenta y una semanas largas, pero no eran regulares, y aguanté tres días asistida por mi ginecólogo, que intentaba respetar mi deseo de que mi parto fuera lo más fisiológico posible. Un sábado por la mañana, después de tres días sin casi comer ni dormir, llegué al hospital agotada y, como ya me habían programado una posible inducción para la semana siguiente, decidí entregarme al proceso y asumir que mi parto acabaría siendo inducido.

Cuando llegué había más dilatación de la esperada y menos de la necesaria para la evolución del parto. Me propusieron oxitocina y epidural para intentar un parto vaginal: recuerdo mi sensación de fracaso. No entendía cómo me podía estar pasando a mí. Estaba lista para un parto mamífero y no solo me estaban proponiendo fármacos que yo quería evitar, sino que me tuvieron que poner suero porque estaba agotada. Recuerdo la sensación ambivalente de alivio al sentir la epidural después de setenta y dos horas de contracciones y de tristeza por no haberlo logrado. A partir de ese momento el parto prosperó muy rápido y en menos de dos horas nació mi preciosa hija, por parto vaginal, con dos vueltas de cordón que no le permitían hacer el descenso fluido, como me explicaron la comadrona y el ginecólogo con amor. Las dos estábamos bien, pero se me quedó una terrible herida por no haber sido capaz. Me costó muchos años de terapia y una herida que se abría cada vez que en las sesiones de acompañamiento y en las conferencias hablaba con pasión del parto natural, de nuestra capacidad mamífera para parir, y se me cortaba la voz cuando me preguntaban si yo había tenido un parto así. Os juro que me alegraba enormemente por cada paciente que lo había logrado y a la vez se reabría mi herida porque yo no había podido. En mi siguiente embarazo juré que lo conseguiría, pero rompí aguas a término y, tras varias horas sin que el parto avanzara, la comadro-

na me propuso que fuéramos al hospital para comprobar que todo estaba bien. Ya no me dejaron salir.

Esa vez me tocó una comadrona poco amiga de los partos respetuosos que me dijo que qué me hacía creer que si no lo había conseguido una vez lo iba a lograr entonces. Yo solo quería irme a mi casa y que me dejaran tranquila, conectar con mi mamífera para parir salvaje, natural, pero el protocolo —dichosos protocolos— no lo permitía, y la comadrona venía cada poco rato a recordarme que no podría y que tenía las horas contadas para que empezaran las contracciones o mi hijo estaría en peligro. No se apreciaba sufrimiento fetal en los monitores, pero el martilleo de esa comadrona «mataautoestima» me hizo ceder de nuevo a la oxitocina. Aguanté lo inaguantable. Desde entonces les digo a mis pacientes que si por alguna razón tienen que ponerles oxitocina durante el parto, ni se les ocurra continuar seguir adelante sin epidural. Allí estaba, tumbada en una camilla y con la comadrona metiéndome prisa y diciéndome que no entendía por qué me empeñaba en no ponerme la epidural. Después de dos horas de las contracciones más intensas que puedas imaginar —nada que ver con las naturales que había experimentado con mi hija y que me parecían intensas; las de oxitocina eran una tortura—, acabé cediendo a la epidural y de nuevo, muy rápido, nació mi precioso hijo, por parto vaginal, y volví a abrir la herida de no haber sido capaz.

Desde un punto de vista objetivo, los dos partos fueron vaginales, sin complicaciones, sin desgarros ni epidural, con bebés sanos, con un brutal establecimiento del vínculo, lactancia inmediata… Vamos, partos por los que muchas firmarían, pero me quedé con unas heridas de las que me costó mucho recuperarme y que, por otro lado, me han dado la empatía y la sabiduría necesarias para acompañar a otras mujeres y compartir con ellas que la vida exige entrega, exige aceptación, que lo que acaba ocurriendo tiene un sentido y que el hecho de que no encaje con lo que has leído en los libros (o, en mi caso, con todo lo que sabía de la mirada perinatal, de mis cursos de doula o de todos los libros que existían sobre el tema y que había leído) no tiene por qué ser malo. Debemos aprender a aceptar, porque lo que ocurre es lo que es y no lo que tú crees que debería haber ocurrido.

———————————

EJERCICIO
Resignificación

En psicología utilizamos mucho los ejercicios de resignificación o de cambio de relato para hechos conflictivos de nuestra vida. Se trata de relatar de nuevo la experiencia intentando eliminar la parte emocional, describiendo solo la situación, para poder mirarla y, desde ahí, resignificar la experiencia.

A veces eres capaz de hacerlo sola, a veces necesitas el acompañamiento emocional y amoroso de una terapeuta, pero te aseguro que este ejercicio puede ayudarte mucho si consideras que tienes alguna experiencia negativa relacionada con la salud femenina.

Ejemplos para inspirarte: tu parto, tu primera menstruación, tu historia menstrual, un aborto, tu menopausia, el modelo de mujer con el que creciste, etcétera.

Coge una libreta y un boli, busca un rincón cómodo y haz unos minutos de respiraciones. Si puedes meditar un ratito, aún mejor. Describe de nuevo la situación vivida eliminando cualquier emoción, limítate a describir lo que ocurrió. Ejemplo: «Sábado, 1 de septiembre. Me desperté y vi sangre en mis braguitas, llamé a mi madre...». No escribas cómo te sentías, solo describe lo que ocurrió de forma objetiva. Respira de nuevo y lee tu relato. ¿Ha cambiado algo? ¿Qué te parece el hecho descrito una vez eliminada la emoción?

7

Los pilares de la salud femenina

> Si alguien desea una buena salud, primero debe preguntarse si está listo para eliminar las razones de su enfermedad. Solo entonces es posible ayudarlo.
>
> HIPÓCRATES

Para tener un ciclo sano, hay diferentes aspectos que debemos tener en cuenta. Esta es la hoja de ruta para conseguirlo.

LA ALIMENTACIÓN

Se suele decir que somos lo que comemos para explicar la relación que tiene lo que nos llevamos a la boca y nuestra salud. El problema actual es que hay tantas teorías y expertos en alimentación que vivimos en una constante confusión sobre cuál es la dieta ideal para nosotras. En todo este contexto científico y de laboratorio nos hemos olvidado de que el tema es más simple y que nuestros problemas con la alimentación vinieron a la par que su industrialización.

La «alimentación científica» nos alejó del instinto y nos llevó a delegar nuestras decisiones sobre alimentación en los expertos, además de a comer productos en lugar de alimentos. Todo lo que comemos contribuye a nuestra parte física, pero también al resto de nosotras. Cada alimento tiene propiedades que contribuyen o no a nuestra salud hormonal, pero no es solo el alimento, sino también el contexto en el que lo comemos, la intención con la que lo hacemos...

En resumen, la alimentación saludable es más que comer verdura y no tomar procesados, y es nuestra responsabilidad descubrir qué alimentos nos aportan salud y cuáles no en cada momento vital. Por supuesto, hay grandes profesionales que pueden ayudarte si lo necesitas, aunque no olvides que podemos saber mucho de un tema, pero nadie sabe de ti más que tú, así que busca información si la necesitas, consulta, investiga, pero pregunta a tu cuerpo soberano si todo eso tiene sentido para ti.

La alimentación y el ciclo menstrual

La alimentación es un pilar muy importante de la salud. Nutrirte de manera adecuada puede corregir muchos de los desarreglos de tu ciclo, incluidos posibles problemas de fertilidad. En este apartado te mostraré cuáles son las necesidades nutricionales de tu cuerpo, y más adelante compartiré contigo cómo adaptar la alimentación a las diferentes fases de tu ciclo. Pero no te confundas, no harán falta grandes cambios en cada etapa, solo pequeños matices que tu cuerpo te sugiere de manera natural. Te explicaré el porqué de esas peticiones y cómo satisfacerlas de modo que te aporten salud y bienestar. El entorno hormonal puede condicionarnos en la elección de unos alimentos u otros en función de la fase del ciclo en la que estemos.

Una alimentación deficitaria puede alterar el funcionamiento de tus hormonas y llevar a tu cuerpo a suspender la ovulación, y con ella la menstruación, alargar los ciclos o tener unos sangrados muy escasos. No olvides que tanto la ovulación como la menstruación son procesos que suponen un gran gasto energético, y la falta de nutrientes puede anular el eje hipotálamo-hipófisis-gónada y tu ciclo. Tu cuerpo siempre buscará lo mejor para ti, y ante la escasez de nutrientes, los reservará para los órganos vitales. Cada vez hay más estudios respecto a la influencia de una buena alimentación para mejorar la fertilidad. Sin embargo, nos cuesta ver que la fertilidad es una consecuencia natural de que el sistema hormonal y el cuerpo en general estén bien. En consulta he comprobado de forma empírica que la alimentación mejora la mayoría de los problemas relacionados con el ciclo.

En líneas generales, los pilares de una buena alimentación para mantener la salud hormonal son los siguientes:

- Elige comida real (si puede ser de proximidad y ecológica, mejor, es una gran inversión para tu salud).
- Come alimentos, no productos.
- Come con hambre. Si no tienes hambre o no tienes tiempo (todas sabemos que esta vida moderna es muy loca), no comas hasta que tengas hambre y tiempo para sentarte y digerir. Lo que nos nutre no es lo que nos llevamos a la boca, sino lo que somos capaces de absorber. Erróneamente se nos ha dicho que hay que comer x veces al día, pero en realidad deberíamos comer dirigidos por nuestra sensación de hambre, procurando una máxima densidad nutricional y óptima digestión.
- Haz ventanas de descanso digestivo. Sería interesante comer en una ventana de doce horas y descansar las otras doce, siempre regida por tu sensación de hambre. Dentro de esas doce horas, procura dejar descansos de entre tres y cuatro horas entre las comidas.
- Asegúrate:

- **Proteínas.** Son el material de construcción, algo así como los ladrillos de una casa. Nuestro ciclo fabrica pared endometrial, hace crecer óvulos y es capaz de gestar un bebé. Sin proteínas, no hay material para construir, así que son claves para un ciclo sano. Sus aminoácidos nos ayudan a equilibrar las hormonas. Es muy recomendable incluir proteínas en el desayuno para mejorar la sensibilidad a la insulina, sobre todo si estás estresada, y para sentirte saciada y con energía durante el día, sin picos a media mañana.

- **Grasas.** Fabricamos hormonas a partir de las grasas. Sin ellas, nuestra salud hormonal será deficiente. Ya sé que se las ha demonizado y que quizá les tengas miedo, pero te aseguro que son imprescindibles para nuestra salud hormonal (si te fijas, en la ganadería intensiva se usan harinas, no grasas, para el engorde animal). Dentro de las grasas, no olvides el omega 3 presente en el pescado azul, las nueces, las semillas de lino y las de chía. Las grasas ayudan a absorber las vitaminas liposolubles, como la D y la A, claves para tu ciclo.

- **Vitaminas y minerales.** Incluye una buena cantidad de verduras en tu alimentación. Cuantos más colores, más nutrientes clave. Toma fruta, pero sin abusar, porque su alto contenido en fructosa, que al final es un azúcar, puede alterar tus hormonas y tu deseo sexual. Minerales como el hierro, el zinc, el magnesio y el yodo, o vitaminas como la A, la D, la K y las del grupo B son imprescindibles para tu ciclo.

- **Hidratos de carbono.** Son los macronutrientes más cuestionados. Las tendencias alimentarias actuales (paleo, keto, ancestral) tienden a limitarlos, y puede ser una buena estrategia terapéutica para algunas mujeres, pero son importantes para un ciclo sano. La clave es elegir los de absorción lenta, como los que encuentras en verduras y cereales integrales, y ajustarlos a tu nivel de actividad física. En las páginas siguientes verás cómo jugar con ellos en cada una de las fases. De todas formas, es el macronutriente que requiere más individualización porque, según el entorno metabólico, convendrá potenciarlo o reducirlo.

– **Hidratación.** Todas las células del organismo necesitan agua y, si no hay para todas, tu cuerpo la dirigirá a las células vitales. Los ovarios, los óvulos y el útero son maravillosos, pero no vitales. Por tanto, serán los primeros perjudicados en caso de falta de agua.

– **Fibra.** Clave para un buen tránsito intestinal y una adecuada metabolización de hormonas como los estrógenos.

Nutrientes clave para el ciclo menstrual

Zinc. Previene el envejecimiento celular. Es indispensable para el sistema inmunitario y para la piel. Interviene en el desarrollo folicular (para tener una buena ovulación) y ayuda a la producción de progesterona. Es difícil almacenarlo, así que procura ingerirlo de forma regular. Fuentes: semillas de calabaza o marisco.

Magnesio. La agricultura moderna ha explotado los suelos hasta agotarlo, por lo que casi todos tenemos carencias de este elemento. Es un relajante muscular que mejora la irritabilidad y la ansiedad. Las mujeres con síndrome premenstrual suelen tener niveles bajos de magnesio y vitamina B6, así como de vitamina D, ya que esta última es un cofactor necesario para su absorción. La naturaleza suele presentar juntos el magnesio y la vitamina B6: semillas de calabaza, almendras, espinacas o pistachos.

Vitamina B6. Es clave en la fase lútea, porque favorece la síntesis de progesterona, y en la fabricación de serotonina. Si tienes síndrome premenstrual, irritabilidad y cambios de humor, esta vitamina será importante para ti. La encontrarás en alimentos de origen animal, como los huevos, y también en la avena, las almendras o los plátanos.

Vitamina A. Es indispensable para la formación del cuerpo lúteo, que modula la secreción de progesterona después de la ovulación. Es clave para las mucosas y mejora la calidad de los óvulos y del endometrio. Lo encontramos en forma de betacaroteno en las verduras y frutas anaranjadas, y de retinol en las vísceras y la yema de huevo.

Vitamina D. Aunque la llamamos «vitamina», es una hormona que interviene en el metabolismo del calcio y en el correcto funcionamiento del sistema inmunitario. Es indispensable para la fertilidad. Las personas con un estado o patología inflamatoria tienen un déficit de vitamina D que no se corregirá hasta que se resuelva la inflamación. Aunque puede encontrarse en las vísceras y las setas cultivadas al sol, es difícil sintetizarla a partir de los alimentos. Toma el sol cada día, pues no solo regulará tu nivel de vitamina D, sino que la luz solar te ayudará a equilibrar los ciclos menstruales.

Hierro. Indispensable para no desarrollar anemia por la pérdida de sangre. Si tu sangrado es muy abundante, quizá sea necesario valorar un suplemento de hierro, aunque antes es imprescindible saber si la anemia se debe a la falta de este nutriente en la dieta o a su mala absorción. La falta de hierro se manifiesta en forma de sangrados abundantes o déficit de progesterona en la fase lútea. Se encuentra en todas las proteína animales y en lentejas o espinacas.

Omega 3. Es el antiinflamatorio por excelencia. No olvides consumir pescado azul pequeño, semillas de lino y de chía o nueces.

Alimentos y tóxicos conflictivos que debes evitar (o valorar).

Azúcar. No tomes azúcar ni edulcorantes, ni abuses de los alimentos con un alto índice glucémico.

Lácteos. No hay unanimidad en la comunidad científica, pero he comprobado en consulta que los ciclos disfuncionales mejoran cuando se eliminan de la dieta. Los lácteos modernos pueden complicarte mucho el ciclo no solo por las alergias o intolerancias que pueden producir, sino por el proceso industrializado de producción de la leche. No abuses de ellos, sobre todo si tienes dolor o algún desequilibrio. Valora cómo los digieres y tómalos en poca cantidad, priorizando los fermentados de cabra, oveja o búfala.

Trigo moderno. Es otro de los alimentos controvertidos. Nos cuesta prescindir de él por nuestra cultura mediterránea, pero si no eres celiaca ni tienes sensibilidad al gluten, la mejor prueba diagnóstica es valorar cómo te sienta y, a partir de ahí, decidir si lo mantienes en tu dieta y en qué cantidad. En cualquier caso, el gluten es un nutriente de difícil digestión que puede dañar seriamente el intestino y provocar múltiples problemas de salud. Si decides comerlo, te recomiendo elegir alternativas al trigo moderno, como la espelta, el kamut o el centeno. Reduce también los productos elaborados a base de harinas.

Alcohol. Evítalo sobre todo antes y durante el sangrado, porque puede incrementar la retención de líquidos y el dolor. Agrava la inflamación y deshidrata. Si sufres de dolor menstrual, solo te falta sumarle una resaca.

Café. Es importante evitarlo antes y durante el sangrado, porque empeora el dolor al incrementar las prostaglandinas. Eleva los niveles de estrógenos e insulina y, según tu capacidad de metabolización, sus efectos serán variables. Y ya que hablamos de alimentación, el café dificulta la absorción de nutrientes como el hierro. Como en los otros casos, observa sus efectos en ti y decide si te sienta bien, más allá del sabor. Recuerda que si le añades azúcar y leche y lo acompañas de una galleta o un bocadillo, estás alimentándote con el cóctel inflamatorio por excelencia. Si tienes problemas de mamas fibrosas, miomas, dolores o buscas un embarazo, mantente alejada de la cafeína.

Tabaco. Afecta a tu reserva ovárica y acelera su envejecimiento, igual que el del resto del organismo. Por no hablar de los problemas de salud que ya sabes que ocasiona.

Aceites refinados. Los más habituales son el de soja, el de maíz y el de girasol. Favorecen la producción de prostaglandinas inflamatorias. No abuses tampoco de los aceites de semillas ricos en omega 6, sobre todo si tu aporte de omega 3 en la dieta es bajo.

Soja. Es uno de los alimentos más conflictivos. Es una legumbre relativamente nueva en nuestra cultura alimentaria, por lo menos en el país desde el que escribo. No hay acuerdo sobre su uso porque contiene fitoestrógenos (isoflavonas), que pueden ser terapéuticos en algunos casos, pero en otros no. Para beneficiarnos de ellos necesitamos un buen microbioma, ya que las isoflavonas, que son una especie de profármacos, requieren la intervención de las bacterias intestinales para liberar en el sistema digestivo la sustancia activa que contienen y que luego pueda ligarse a los receptores estrogénicos. Que sean efectivos a nivel terapéutico (sobre todo cuando se ingieren en forma de suplemento) depende de la presencia de bacterias buenas, de la salud del hígado y de que se unan a los receptores. Su uso parece interesante en algunos casos de perimenopausia y menopausia, pero evítala si tienes problemas de tiroides. Si te gusta y está dentro de tu dieta habitual, prioriza la soja fermentada, como el miso, el tempe o el tamari, siempre de producción ecológica y no transgénica.

No analices los alimentos de forma aislada. Demonizar un alimento sin valorar el conjunto de la dieta y sus efectos sobre ti no tiene mucho sentido. Eres tu principal observatorio, y nadie te conocerá nunca mejor que tú misma.

> Los óvulos están recubiertos del folículo y, el útero, del endometrio. En ambos casos se trata de una especie de piel, así que todo lo que le va bien a tu piel, beneficiará a estos recubrimientos.

Dietas con nombre

Como cualquier otra dieta, el veganismo y el vegetarianismo no deberían analizarse aisladamente. Estas dos propuestas alimentarias son correctas desde el punto de vista nutricional, siempre que estén equilibradas y compensadas con los suplementos necesarios. Revisa cómo está tu cuerpo, cómo te sientes con tu elección alimentaria, sea cual sea. Si te aporta salud, energía y vitalidad, seguramente es adecuada para ti. Si no, por mucho que a tu cabeza le guste, tu cuerpo manda. La dieta vegana, vegetariana, keto, paleo... cualquiera bien planteada que te aporte salud es buena para tu ciclo. Si tu ciclo o alguna otra parte de tu cuerpo se resienten, revísala. Y recuerda que hay momentos del ciclo en los que son mejores unas dietas que otras.

CÓMO ELEGIR UNA BUENA ALIMENTACIÓN PARA TUS HORMONAS Y TU CICLO MÁS ALLÁ DE LOS NUTRIENTES

- Tu cuerpo es tu templo, tú decides qué dejas entrar.
- La alimentación es algo más que bioquímica. También es información que entra en tu interior. Comer siempre lo mismo es escuchar siempre lo mismo.
- Escucha sus necesidades y no confundas hambre con cansancio, hambre con aburrimiento, hambre con tristeza. Hambre es hambre, no es selectiva, aumenta y es un instinto primitivo. Lo demás son otras necesidades que hay que cubrir con lo que no se compra en el súper.
- No confundas lo que te gustaría comer con lo que necesitas comer.
- Valora si lo que consideras un premio es en realidad una anestesia. En consulta me encuentro con frecuencia el tema de los premios, pero, querida, una caja de bombones o una copa de vino al llegar a casa suele ser una anestesia, algo que bloquea tus emociones, te impide conectar con tu vacío y te aporta un breve e inmediato placer prostituido. Un premio es más que eso.
- Asegúrate de que lo que comes te aporta salud en lugar de quitártela.
- Asegúrate los macronutrientes y micronutrientes necesarios.
- Varía tu alimentación según la fase de tu ciclo para fluir con la energía disponible. Encontrarás más información en la segunda parte.
- Tus hormonas estarán bien si tú estás bien.

Tenemos más de un cuerpo que alimentar

En esta vida moderna con visión reduccionista, materialista y empírica nos perdemos un montón de sabiduría por el simple hecho de no poder demostrarla en un estudio o no tener un aparato para medirla. Pero, querida lectora, déjame compartir contigo algo que en consulta ha resultado revolucionario para mis pacientes y que las ha ayudado a entender y a tomar decisiones más conscientes sobre su alimentación. Voy a contarte algo sobre tu cuerpo (o cuerpos) que transformará tu visión y tu vida.

Todas —y todos, pero este libro está escrito sobre todo para nosotras— tenemos un cuerpo físico, el que vemos, tocamos, analizamos. Es con el que nos identificamos (estemos enfadadas o no con su forma) y al que mejor o peor hemos aprendido a alimentar. Pero lo cierto es que tenemos cuatro.

1. **Un cuerpo físico.** Es visible, y por eso lo consideramos más real. Es el que vemos, olemos, tocamos, lavamos. Está relacionado con los cinco sentidos y, por tanto, es demostrable desde una óptica científica. Es el único que toma alimento físico (comida del mercado), ya que es el único que tiene estómago y dientes.

2. **Un cuerpo emocional.** Es invisible, pero es fácil sentirlo si nos escuchamos. Nos habla de alegría, tristeza, rabia, miedo. Es el portador de sentimientos, emociones y rasgos de carácter. No escucharlo repercute en el cuerpo físico. No come alimentos del mercado. Se alimenta de abrazos, tribu, miradas, sexo, conexión…

3. **Un cuerpo cognitivo-intelectual.** Es invisible. Es el conjunto de nuestros pensamientos, ideas, criterios. Contiene nuestra cosmovisión sobre el mundo y sobre nosotras mismas. Es el cuerpo que te ayuda a interpretar el mundo, porque percibimos el mundo y cuanto este contiene en función de nuestros pensamientos. No come alimentos del mercado. Se alimenta de ideas, conversaciones, proyectos, pensamientos, imaginación…

4. **Un cuerpo espiritual o energético.** Es invisible. Repre-

senta nuestro propósito vital. Contiene el regalo que tenemos para el mundo, el que da sentido a los cuerpos anteriores. Es como un diseñador de las experiencias que vives, en función del propósito de vida para el que decidiste nacer. No come alimentos del mercado. Se alimenta de todo lo que da sentido a nuestra vida, tanto de cosas muy sagradas como de pequeños momentos que yo llamo momentos «uala», instantes en que conectas con pequeños regalos que generan algo muy profundo en ti, a pesar de ser episodios banales. Por ejemplo, tomarte un café en tu cafetería preferida antes de ir a trabajar y que esté libre la mesa que te gusta, o conectar con la llegada de la primavera cuando ves las primeras flores, o meterte en la cama con las sábanas recién lavadas y oír la lluvia caer. También se alimenta de tu propósito, de los momentos personales que te hacen sentir alineada con la vida y de aquellos menos dichosos que sabes leer y comprender.

Estos cuatro cuerpos necesitan ser alimentados cada día, pero solo vemos el físico y solo él necesita tomar alimentos que se pueden comprar. Los demás son invisibles y no podemos comprarles nada en el mercado. Solo tú sabes lo que necesitan, si los escuchas, y te aseguro que si tienen hambre te lo harán saber. Intentaré explicártelo con una metáfora, porque para mí es importante transmitirte bien este concepto. Imagina que tienes cuatro mascotas: un perro, un gato, un pájaro y un pez. Si cada vez que alguno de ellos conecta con el vacío y pide comida tú le das de comer al perro, los demás morirán de hambre y el perro enfermará por comer demasiado. En este mundo solo nos han enseñado a alimentar al cuerpo físico, pero la próxima vez que sientas vacío, pregúntate cuál de tus cuerpos está reclamando alimento.

Te recomiendo que descubras qué necesitan comer tus cuerpos no visibles y que te asegures de alimentarlos a diario. Solo así podremos asegurarnos la salud. E, igual que tienes una despensa o una nevera llena de comida, asegúrate de disponer de recursos para cuando tus otros cuerpos tengan hambre. Si lo que quieres es un abrazo pero te comes un pastel, tu estómago se quejará, tu cuerpo emocional seguirá hambriento y te quedarás insatisfecha, sin saber qué te ocurre. Aprender a nutrir tus cuatro cuerpos te permitirá conectar con una parte muy poderosa de ti y obtener una energía estable y nutritiva.

TUS CUATRO CUERPOS

	Físico	Emocional	Cognitivo-intelectual	Espiritual
Forma	Visible	Invisible	Invisible	Invisible
Qué come	Alimentos del mercado	Abrazos, tribu, momentos oxitocina	Conversaciones, libros, cursos, aprendizaje	Proyectos, todo lo que da sentido a tu vida de un modo metafísico y mundano
Inspírate	Alimentación, descanso, ejercicio	Una tarde con amigas, abrazos, cuidar de tu mascota, vida maternal	Trabajar, leer o ver algo que te interese: libros, documentales, conversación, proyectos	Tener un propósito vital, estar conectada con tu don, pero también esos momentos «uala» que son vitaminas. (Mis momentos «uala» son ver salir o ponerse el sol, tener un ratito para hacer algo que me gusta, pararme en mi bar favorito a tomar un buen café antes de llegar a la consulta... Como ves, no solo se trata de cosas trascendentales, sino de pequeñas cosas que dependen de ti y que, a pesar de su simplicidad, te llenan de alegría)

VALORA SI TE NUTRES BIEN

- ¿Estás alimentando a tus cuatro cuerpos?
- ¿Te sientes sana, energética y con vitalidad para desarrollar tu vida diaria?
- ¿Estás bien de energía sexual?
- Cuando acabas de comer, ¿tienes energía y capacidad para correr si el autobús se escapa, para mantener una conversación importante o para hacer el amor?
- ¿Cómo son tus heces? Te recomiendo la escala de Bristol (algo así como un examen de cacas) para valorarlas.
- ¿Comes con hambre o porque lo dice el reloj?
- ¿Te sientes feliz?
- Y las preguntas top: ¿cómo es tu ciclo menstrual? ¿Cómo es tu sangrado? ¿Cómo es tu ovulación? ¿Cómo está tu fertilidad?

EL SUEÑO

A menudo se nos olvida que el sueño es casi tan importante como alimentarnos bien y hacer ejercicio.

La calidad del sueño afecta al ciclo menstrual y el ciclo menstrual afecta a la calidad del sueño. Tu ritmo de sueño puede verse afectado al final de la fase premenstrual y menstrual por la caída de la progesterona. De hecho, en esta fase se produce más insomnio o sueño intranquilo. La progesterona es como un sedante natural de nuestro cuerpo, por eso es normal que días después de ovular nos sintamos más somnolientas y fatigadas. En el momento en que su nivel cae, tendremos más dificultades para conciliar el sueño y nos sentiremos más irritables.

En esta sociedad de las prisas y el hacer, no damos suficiente importancia al descanso, nos parece algo productivo, inútil, pero sin descanso tus hormonas no pueden realizar bien sus funciones. Todas nuestras labores de reparación se deben realizar en reposo, así que sin descanso no hay regeneración. ¿Acaso tu coche se puede limpiar, enfriar y descansar en marcha? ¿Se actualiza tu móvil mientras lo usas? ¿Y por qué crees que tu cuerpo sí que puede hacerlo?

Principales errores que cometemos

- **Dormir menos de lo necesario.** Anota cuántas horas duermes los días que no usas el despertador y réstale las que sueles dormir antes de que suene la alarma. La diferencia son las horas que le robas diariamente a tu cuerpo.
- **No ir a dormir cuando tienes sueño.** Muchas veces, a las 21.30 ya estamos cansadas, pero nos parece demasiado pronto para irnos a dormir, así que alargamos el tiempo despiertas, nos activamos y luego nos cuesta conciliar el sueño.
- **Dormir con luz.** Es mejor dormir en completa oscuridad, a ser posible sin persianas (si donde vives no hay mucha contaminación lumínica), para que tu cuerpo entienda a través de la luz exterior si toca ir a dormir o levantarse. De ese modo, la cronobiología regulará tus hormonas, tu ciclo y tu salud. Dormir con algo de luz, por poca que sea, afecta y confunde a nuestra glándula pineal y a la producción de melatonina. El piloto de la tele, el del reloj, el del móvil, la ventana por la que entra luz de la calle... Cualquier pequeña cantidad de luz puede alterar la producción de melatonina.

CONSEJOS PARA UN BUEN SUEÑO

✓ Baja todas las luces de casa y usa velas o bombillas de espectro rojo. La luz azul tiene la capacidad de alterar nuestros ritmos.

✓ Haz un ritual de transición al sueño. Igual que tu coche no puede bajar de 120 a 0 kilómetros por hora en un segundo, no puedes pasar de plena actividad y pantallas a un descanso reparador. Baja el ritmo de forma gradual, elige actividades tranquilas antes de ir a dormir, atenúa las luces de casa y cuida los momentos antes de meterte en la cama. A mí me funciona usar un difusor con aceites esenciales o vaporizar mi almohada con ellos.

Secretamos melatonina sobre las 21.00, estimulados por la falta de luz natural (siempre que no creemos un efecto lumínico artificial). A medida que amanece, se va reduciendo la síntesis de melatonina y se va activando la serotonina. La melatonina es clave para la ovulación y para la calidad del óvulo (y del espermatozoide), pero no corras a la farmacia a por un suplemento e intenta favorecer tu descanso y la producción natural de melatonina exponiéndote a la luz natural.

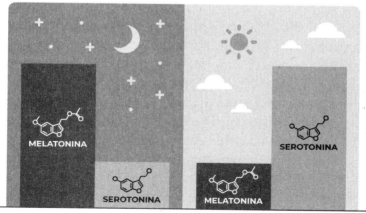

NOCHE   DÍA

- Las células foliculares contienen receptores de melatonina. La concentración de melatonina es tres veces mayor en el líquido folicular que en el torrente sanguíneo.
- La melatonina aumenta la producción de progesterona.
- La investigación en tratamientos de reproducción asistida indica que la melatonina parece aumentar la tasa de fertilización y, por tanto, de lograr un embarazo.
- En mujeres que padecen síndrome de ovario poliquístico (SOP), el tratamiento con melatonina ayuda a disminuir significativamente los niveles de andrógenos y mejora los ciclos menstruales.
- La síntesis de melatonina se inicia al oscurecer y nos prepara para el sueño. Alcanza el máximo pico entre las 0.00 y las 2.00 o las 3.00 de la madrugada.

¿Entiendes ahora lo importante que es el sueño para tu ciclo menstrual y para tu fertilidad?

La lunacepción, o cómo aprovechar la sabiduría lunar

En la Antigüedad, cuando no existía la electricidad y solo se disponía de la luz del sol y de la de la luna, las mujeres ovulaban en luna llena y menstruaban en luna nueva. Esto propició investigaciones en los años sesenta del siglo pasado sobre el efecto de la luz artificial en el ciclo menstrual. Louis Lacey desarrolló la teoría de la lunacepción, en la que defendía que nuestros ciclos se pueden regular a través de los estímulos lumínicos. Lacey utilizaba este método incluso para el control de la fertilidad y la anticoncepción.

La teoría de la lunacepción afirma que debemos dormir en completa oscuridad desde el primer día de sangrado hasta el 13, y entre el día 14 al 17 dormir con una bombilla de 100 vatios encendida para emular el espectro de la luna llena. Si esos días es verano y puedes dormir al aire libre bajo la luna llena, también será ideal, pero vuelve a dormir en completa oscuridad el resto del ciclo.

A veces he puesto en práctica este sistema en consulta mientras trabajaba con otras herramientas, y creo que todo suma. En caso de amenorrea, les recomiendo empezar usando el primer día de la luna nueva como si fuera el primero del ciclo. También lo he usado para mejorar la ovulación. No tengo ningún estudio científico al respecto, solo mi experiencia y la intuición de que vincularnos a la luna me parece una manera energética de vincularnos con nuestra menstruación. Es gratis, inocuo y fácil. No pierdes nada por probar si necesitas ayuda para resetear tus ritmos hormonales mientras cuidas de otros aspectos.

En mi caso, en consulta he observado (siempre acompañado de otras medidas) mejoras en: los ciclos ovulatorios; la calidad del moco cervical; el sangrado intermenstrual; durante la perimenopausia o menopausia temprana, en sofocos, insomnio e irritabilidad, y en alcanzar una mayor conexión con el ciclo menstrual y la ciclicidad.

Como ves, regular el sueño es vital para tu salud menstrual y general, y déjame que te recuerde que dormir también es vivir de otra forma.

El ejercicio físico

El ejercicio físico frecuente y adaptado a nuestra constitución es uno de los pilares más importantes para la salud, pero un entrenamiento demasiado intenso o la falta de este pueden ocasionarnos desequilibrios relacionados con el ciclo menstrual.

Si quieres lograr una buena salud hormonal, no es suficiente con caminar o no ser sedentaria, debes entrenar la fuerza. Si tienes poco tiempo, es mejor que te centres en la calidad que en la cantidad. Combina el ejercicio cardiovascular y la fuerza en una misma rutina, si está bien pautada.

Después súmale lo que aprenderás en la siguiente parte de este libro sobre la gestión cíclica del ejercicio físico, ya que nuestro cuerpo está muy dirigido por el efecto de las hormonas. Tu capacidad no será la misma a lo largo del ciclo, ni en cada ciclo, y es importante tenerlo en cuenta para trabajar con la energía de la que dispongas en tu cuerpo.

No es lo mismo la actividad física, el ejercicio físico y el deporte.

- **Actividad física:** movernos al caminar, al subir escaleras, al realizar las tareas del hogar…
- **Ejercicio físico:** actividad de entrenamiento planificada y pautada.
- **Deporte:** actividad física practicada sola o en equipo que sigue unas reglas.

BENEFICIOS DEL EJERCICIO EN TU CUERPO

Físico	Emocional
Fortalecer tus huesos, músculos y articulaciones (prevenir roturas, osteoporosis) y prevenir lesiones.	Aumentar la producción de endorfinas que nos hacen sentir poderosas, y mejoran nuestro estado de ánimo y nuestra autoestima.
Ganar flexibilidad y resistencia, y mejorar la circulación.	Fidelizar el ejercicio al entrenar respetando tu cuerpo, sin sobreexigirle.
Quemar las grasas de reserva y mejorar tu metabolismo y la resistencia a la insulina (el equilibrio hormonal).	Mejorar el sueño, el estrés, la ansiedad, la tristeza y los síntomas premenstruales y menstruales. En definitiva, te ayudará a relajarte, a dormir mejor, y tu estado de ánimo estará más preparado para afrontar los desafíos de la vida moderna.

Mejorar tu sistema inmunitario.	Potenciar el autocuidado al entrenar según tus necesidades.
Tener un cuerpo más fuerte y sano de una forma más fácil.	Sentir respeto y gratitud hacia tu cuerpo.

Lo ideal es que en tu vida exista mucha actividad física, que hagas varios días de ejercicio físico pautado a la semana y, si lo deseas, incluyas algún deporte teniendo en cuenta la energía disponible de cada fase de tu ciclo menstrual. En el siguiente apartado te voy a enseñar a acomodar la actividad física a tu ciclo menstrual.

CONSEJOS PARA MUJERES QUE NO HACEN EJERCICIO

✓ Márcate pequeños objetivos realistas, algo que puedas implementar hoy mismo.

✓ No impidas que lo bueno se pierda por aspirar a lo perfecto. Si haces treinta minutos dos veces a la semana, seguramente se quedará corto respecto a tus necesidades, pero a la semana será una hora más de lo que hacías.

✓ Potencia tu actividad física diaria (camina, sube escaleras, baila…).

✓ Explora hasta encontrar un ejercicio, un formato o una persona que te guste. Por experiencia, es la única forma de fidelizar el ejercicio físico en tu vida. Hay un sinfín de posibilidades, y seguro que encuentras la tuya.

CONSEJOS PARA MUJERES QUE HACEN EJERCICIO

✓ Empieza a entrenar de forma cíclica, pero siempre haz caso a tus sensaciones.

✓ Si tienes amenorrea, deja el ejercicio una temporada. Si el peso es bajo y el ejercicio es intenso, el cuerpo cree que está en una etapa de hambruna y apaga el sistema hormonal para «ahorrar».

✓ Si padeces agotamiento, fatiga adrenal…, reduce la intensidad del ejercicio y prioriza el descanso si tienes que elegir. No hagas ejercicio en ayunas, porque puede elevar el cortisol.

✓ Un exceso de entrenos o de intensidad puede provocar que tu cuerpo secrete cortisol (la hormona del estrés), lo que generará desequilibrios físicos y emocionales.

Ya sabes, encuentra una rutina de ejercicio que te guste, que disfrutes. No se trata de ser la mejor ni de llegar a grandes metas. Puedes permitirte no ser una experta. Haz ejercicio, pero escucha tus necesidades. Diferencia la pereza que a veces da cuando no tienes el hábito instaurado, el mensaje de tu cuerpo cuando te dice: «Hoy no puedo». Adapta el ejercicio a tu estado, a cómo te sientes y a las fases de tu ciclo. Recuerda que no debemos ser rígidas, sino flexibles y compasivas con el cuerpo y las necesidades. Conviértete en la mejor lectora de tu cuerpo. Ningún libro ni experta sabrá más de ti que tú misma.

MI HISTORIA CON EL DEPORTE (POR SI TE AYUDA)

Nunca fui muy hábil por lo que se refiere al deporte. En el cole siempre me elegían la última para cualquier equipo, y tuve un pequeño trauma gracias a mi profesor de gimnasia por no saber saltar el potro (y él, lejos de enseñarme, solo me humillaba), hasta el punto de que me bloqueé tanto que empecé a padecer alteraciones psicosomáticas, ideales para lograr un justificante y saltarme la clase de gimnasia. Mis padres se gastaron mucho dinero en resonancias, radiografías y especialistas para encontrar la causa de unos dolores físicos de los que nadie encontraba el origen.

En bachillerato, cuando se acabaron las clases de gimnasia, como por arte de magia desaparecieron todos mis dolores. En la universidad me atreví a hacer algo de ejercicio, animada por mis amigas, y desde entonces siempre intenté ir a clases dirigidas casi por obligación para mi salud, más que por disfrute o convencimiento.

Hace tres años, aconsejada por una amiga, contraté los servicios de un entrenador personal y fui pensando que me iba a encontrar (perdón por mi cliché mental) al típico friki del deporte, guaperas y exigente. Se desperta-ron en mí todos mis temores al recordar a mi profe de gimnasia, pero me encontré un centro superorientado a la salud, con profesionales que tenían en cuenta el cuerpo de un modo integral, que sabían leer mis necesidades y frustraciones. Gracias a mi entrenador, hoy entreno con regularidad, y no por obligación, sino porque me hace sentir bien. He ganado fuerza y con-fianza, y me he reconciliado con mis capacidades corporales, lo que ha re-vertido en mi autoestima. Puedo hablar abiertamente de mi ciclo y adapta-mos mi entreno a él.

Ahora no me imagino mi vida sin ejercicio, no porque sea algo impues-to desde fuera, sino porque es un impulso que nace de mi interior. Gracias, Sergio(s), por descifrarme y reconciliarme con el deporte. Algún día seré ca-paz de vencer mi miedo y saltar el potro, y se lo dedicaré a las mujeres que fueron niñas avergonzadas en las clases de gimnasia y a los entrenadores actualizados y amorosos que saben crear el espacio y la escucha al cuerpo para sanar las heridas de tantos años.

LAS EMOCIONES

En nuestro mundo científico y especializado, tendemos a sepa-rar lo físico de lo emocional, pero esta parcelación solo es posi-ble sobre el papel. En la realidad, lo uno no existe sin lo otro. Las mujeres tenemos más facilidad para conectar con el mundo emocional, sobre todo mediadas por el ciclo menstrual, que nos obliga a pasar por todas ellas.

En la escuela debería ser obligatoria la educación para la comprensión de la gestión emocional. Seríamos mucho más felices, más libres y conscientes (aunque, si soy mal pensada, quizá no interesa al sistema...), pero, como no ocurre, vamos aprendiendo sobre la marcha, confundiendo conceptos y pensando que hay emociones buenas o malas. Pero, querida lectora, todas las emociones son necesarias y tienen una misión, como veremos más adelante.

APRENDIZAJE NECESARIO SOBRE LAS EMOCIONES

- A pesar de que parece que unas son buenas, como la alegría, y otras malas, como la tristeza o la rabia, **no son buenas o malas**. Son respuestas internas normales de los seres humanos a lo que nos sucede.
- **Deben ser proporcionales al estímulo que las ha originado.** Estar triste durante meses porque ha muerto uno de los peces del acuario de casa de tus padres no es proporcionado. No estar triste el día del funeral de un ser querido tampoco lo es...
- Todas deben mirarse y vivirse. Como adulta, **debes hacer caso a todas ellas,** aunque unas te gusten más que otras.
- **Todas tienen su función,** se diseñaron con un objetivo.
- **Son móviles.** No es una energía estática, es algo que se siente, que nos mueve. Ninguna emoción se ha diseñado para ser estable, y todas se potencian cuando las compartimos. Por ejemplo, si has recibido un ascenso, has conseguido un positivo buscado en un test de embarazo o te han puesto un excelente en un examen, puedes experimentar una alegría enorme durante horas o días. Si la compartes con alguien a quien quieres será más grande, y después se atenuará hasta silenciarse.
- Si no dejas que te atraviesen y las experimentas, **pueden quedarse bloqueadas en ti.**
- Si son prolongadas, **pueden producir cambios fisiológicos intensos** que, si se mantienen, quizá alteren tu salud.

- **Deben ser aceptadas**, lo que sientes es lo que es. A veces, mis pacientes dicen: «Siento x y debería sentir y», pero siempre les contesto: «No deberías sentir nada diferente a lo que sientes. No lo juzgues, siéntelo, entiéndelo y déjalo ir». La base del sufrimiento es querer que las cosas sean de otro modo. Deja que las cosas sean, y céntrate en qué hacer con ellas, no en que sean distintas.

Las emociones y la relación orgánica según la medicina china

Como te habrás dado cuenta, mi mirada está impregnada de la medicina tradicional china (MTC), donde no hay una separación entre los médicos del cuerpo y los del alma, como decía Platón. Su visión del ser humano es holística, y entienden que tenemos una parte física y otra emocional, indisolubles e interinfluenciables. En la MTC, cada órgano interno representa una emoción, y está asociado a una emoción en equilibrio y en desequilibrio. Esta visión es muy interesante para comprender algunos de tus estados y, a la vez, para acompañarlos terapéuticamente.

En la MTC se diferencian las emociones de las pasiones. Cuando las emociones se quedan fijas o no responden al estímulo que las originó, se conocen como «pasiones» y son causa de enfermedad. La palabra «pasión» deriva del griego *pathos*, que significa «sufrimiento». Aunque en nuestro contexto suene muy bien a nivel emocional, es mejor tener emociones que pasiones.

Emoción	Órgano	Elemento	Función	Déficit	Equilibrio	Exceso
Tristeza	Pulmón	Metal	Aprender a «morir», a desapegarte y, a la vez, a conectar con tu esencia.	Vacío, nostalgia, tristeza	Carisma, inspiración	Materialismo, dogmatismo, fanatismo
Alegría	Corazón	Fuego	Mantener la chispa de la vida, la motivación y la alegría vital. Es donde se reciben todas las emociones.	Apatía, monotonía, falta de libido	Optimismo, vitalidad	Agitación, sobreexcitación, inmadurez
Rabia	Hígado	Madera	Establecer límites sanos para preservar la dignidad.	Conformismo, falta de dirección en la vida	Moviliza energía, busca la justicia, nos dice «así sí», «así no»	Ira, frustración, cólera
Obsesión	Bazo-estómago	Tierra	Ser capaces de analizar. Representa la capacidad de maternarse y darse sostén.	Victimismo, dependencia, sensación de estar sin salida	Empatía, seguridad, autosuficiencia	Obsesión, exceso de reflexión
Miedo	Riñón	Agua	Proteger la vida, garantizar la supervivencia.	Imprudencia, falta de atención por la vida	Fortaleza, confianza con cautela, sensatez	Miedo, pesadillas, hipervigilancia, sensación de no estar nunca segura

Hormonas, neurotransmisores y emociones

Las hormonas influyen en nuestro comportamiento, como has ido viendo con las sexuales, pero hay otras no sexuales que también inciden en lo que sentimos, además de tener sus propias funciones en otros sistemas del organismo:

Endorfinas. Nos llevan a mundos de placer, bienestar y relajación. La secretamos al reírnos, al hacer ejercicio, durante el parto...

Tiroideas. Cuando se elevan, generan agitación y ansiedad; cuando decrecen, tristeza, fatiga y falta de dirección.

Cortisol. Ya hemos hablado de ella con detalle. Activa la producción de adrenalina. Si está baja, tendremos cuadros de desánimo; si está alta, sentiremos nerviosismo, taquicardias y ansiedad.

Dopamina. Regula la memoria y el aprendizaje. Es el neurotransmisor del placer y regula «el circuito de la recompensa» que nos invita a repetir una y otra vez aquellas situaciones que nos generan bienestar.

Serotonina. Se conoce como la «hormona de la felicidad». Tiene una gran influencia en la serenidad, el bienestar, en un correcto patrón del sueño y en la autoestima. El famoso Prozac tiene como función aumentar la cantidad de serotonina.

Melatonina. Su déficit provoca insomnio y debilita otros procesos cognitivos, como la atención y la memoria, además de, como viste en el apartado del sueño, la calidad ovocitaria y la ovulación.

Oxitocina. Es la hormona del amor. Se secreta en situaciones como el parto, al tener al bebé en brazos, al hacer el amor o en las relaciones sociales. Su presencia se inhibe si hay demasiada adrenalina. Su déficit ocasiona tristeza y estados depresivos.

Serotonina. Esta hormona influye en aspectos como la aparición del hambre o su ausencia. Su déficit está asociado a la depresión, controla los niveles de temperatura corporal y, a lo largo del día, sus niveles van modificándose para ajustarse al ciclo del sueño.

El correcto equilibrio hormonal que produce el baile armónico en las emociones es fundamental. Si notas alteraciones en tu estado de ánimo que no se corresponden con tu contexto vital, busca ayuda especializada que te acompañe a descubrir si fue antes el huevo o la gallina.

Las emociones y tu ciclo menstrual

Como has visto, las emociones forman parte de la vida, y a todas ellas les impacta mucho el ciclo menstrual:

- **Calma, serenidad.** Propias de la fase lútea gracias al efecto de la progesterona. Si no tienes suficiente, es posible que en esa fase experimentes lo contrario, incluso insomnio.
- **Tristeza.** Justo antes y después de la menstruación, por la caída hormonal de la progesterona, la serotonina y los estrógenos.
- **Euforia.** Durante la ovulación.
- **Bienestar.** Está ligado al aumento del estradiol, que influye en los neurotransmisores de la felicidad y el placer: la serotonina y la dopamina. Es más evidente en la fase ovulatoria.
- **Irritabilidad.** Por el descenso de los estrógenos, que reduce la producción de serotonina, de dopamina y también de progesterona al final del ciclo.
- **Rabia.** Si el hígado está congestionado. Lo notamos en la fase premenstrual y menstrual.

LA EXPOSICIÓN AL SOL

La luz del sol influye en la salud general, incluida la salud menstrual. La fisiología humana está regulada por el sol. Su información entra en el organismo principalmente a través de la piel, la glándula pineal y los ojos. Tu exposición a la luz solar es imprescindible para la salud y su carencia es uno de los principales problemas de salud de nuestra sociedad.

La luz artificial es un disruptor hormonal que confunde a nuestro organismo a la hora de secretar hormonas y, para nosotras, eso es fatídico. El espectro de luz azul causa estrés oxidativo, problemas de hiperinsulinemia, exceso de cortisol e hipertensión, y destruye tus dos antioxidantes más potentes: el glutatión y la melatonina. Por el contrario, el espectro de luz roja (la del amanecer y la del atardecer, sobre todo) tiene un potencial equilibrado de manera natural. En la actualidad se han diseñado máquinas de terapia de luz roja (conocida con las siglas TLR) en las que exponen al cuerpo a esa luz para mejorar el estado de la piel, recuperar tejido muscular, ayudar en los procesos inflamatorios...

La luz solar influye en la melatonina, la dopamina, la serotonina y la vitamina D de forma muy directa, incluso en tu nivel de hidratación celular.

Para que te hagas una idea, en 2011 se publicó un estudio en la revista *Gynecological Endocrinology* en el que se vinculaba la exposición a la luz solar y la actividad de nuestros ovarios: a más exposición al sol, mayor era la actividad. Parece que la luz solar influye en la secreción de la FSH y en la ovulación. Por otro lado, el calor actúa como vasodilatador, lo que facilita la circulación de la sangre, y esa parece la razón por la que en verano es más frecuente tener ciclos más cortos, menos dolorosos y más abundantes.

CONSEJOS PARA UNA BUENA RELACIÓN CON EL SOL

✓ Respeta los ritmos circadianos. Son la base de tu salud hormonal.
✓ Siempre que puedas, exponte a la luz del amanecer y del atardecer.
✓ Pasa el máximo tiempo posible expuesta a la luz solar. Es uno de los secretos de las denominadas «Blue zones», lugares donde sus miembros viven en plena naturaleza.
✓ Al levantarte, mira al cielo unos minutos. Despeja más que un café.
✓ De noche, baja las luces de casa, usa velas para iluminar o sustituye las bombillas por luz led roja.
✓ Aprovecha los descansos laborales (comida, pausas…) para salir y que te dé la luz solar.
✓ Como mínimo, exponte veinte minutos diarios a la luz solar sin protección para una correcta síntesis de la vitamina D.
✓ No uses gafas de sol.
✓ Investiga sobre los efectos de los fotones del sol en la biología. Su influencia en la salud está empezando a comprenderse entre la comunidad científica.

LA NATURALEZA, *GROUNDING*

> Las enfermedades no nos llegan de la nada. Se desarrollan a partir de pequeños pecados diarios contra la Naturaleza. Cuando se hayan acumulado suficientes pecados, las enfermedades aparecerán de repente.
>
> HIPÓCRATES

Tu cuerpo es una máquina diseñada a la perfección, y aunque no viene con un manual de instrucciones como los aparatos que compras, hay algunas cuestiones básicas que debes respetar para que mantenga la salud. Damos mucha importancia a comer bien, y la tiene, pero nos olvidamos de tomar el sol, oxigenarnos, hacer ejercicio, respetar los ritmos circadianos... Curiosamente, todo eso podrías hacerlo si vivieras en el lugar perfecto, la naturaleza. Como la mayoría no vivimos allí, debemos intentar ir siempre que podamos, ya que solo funcionamos de manera óptima en contacto con ella. La naturaleza es como nuestro sistema operativo, algo así como el software de nuestro cuerpo, y ya sabes lo que le ocurre a tu móvil o a tu ordenador si tiene un software incorrecto.

Grounding (o *earthing*) es un concepto muy actual que se refiere a algo muy antiguo. Expresa los beneficios de estar en contacto con la naturaleza, caminar descalza o con suelas antiguas (de piel, no sintéticas como las actuales, que impiden descargar en la tierra). Y se complica más aún porque los suelos que pisamos también son sintéticos, por eso es imprescindible.

Así que, querida lectora, camina descalza siempre que puedas. Tu pie es la parte del cuerpo con más terminaciones nerviosas por centímetro cuadrado, y solo por eso ya sería interesante ir descalzas. Es como una sesión de reflexología gratuita. Además, si vas descalza, te tumbas o te sientas sobre la tierra, igualas tu potencial eléctrico con el suelo, absorbes electrones y los incorporas a tu sistema (no olvides que tu cuerpo está formado principalmente por átomos). Los átomos han llegado a tu cuerpo desde el aire, las plantas, los animales y los minerales a través de la digestión y la respiración.

Averigua si tu mentalidad es más científica para llegar a sus propias conclusiones, pero solo hace falta ver la sensación de paz y plenitud después de dar un paseo por el bosque o de nadar un rato en el mar. La vida moderna nos aleja de la naturaleza y, con ella, de nuestra salud. En 2008, Richard Louv acuñó la expresión «trastorno por déficit de naturaleza» en su libro *Last child in the woods.* Allí describe, apoyado en investigaciones, que la naturaleza es esencial para el desarrollo humano, en especial de los niños, y detalla las consecuencias negativas de no visitarla con regularidad: obesidad, dificultad de atención, enfermedades cardiovasculares y trastornos psicoemocionales como ansiedad o depresión. Por el contrario, según el autor —y la lógica—, el contacto con la naturaleza proporciona facilidad para integrar aprendizajes, creatividad y emociones sanas.

La hidratación

La hidratación es fundamental para la vida (no en vano somos más de un 60 por ciento agua). Somos mujeres llenas de agua presente en el interior de nuestras células, en el espacio entre ellas, en nuestra sangre y en todos los líquidos corporales. Por si te queda alguna duda, sus funciones son:

- Transportar y distribuir los nutrientes esenciales para las células, como los minerales, las vitaminas o la glucosa.
- Eliminar las toxinas que producen los órganos.
- Regular la temperatura corporal.
- Hacer la digestión. Es la base de la saliva, y sin una buena masticación (donde el alimento se mezcla y predigiere con las enzimas de la saliva) no puede haber buenas digestiones. Se gastan alrededor de 3 litros de agua para digerir.
- Actuar como lubricante de nuestras articulaciones.

Nuestro cuerpo pierde agua constantemente, unos 3 litros al día. Si vives en un sitio muy cálido, estás embarazada o das de mamar, quizá necesites más. Cuando nos deshidratamos, el nivel de agua que contiene la sangre disminuye, lo que dificulta la circulación y complica la vida a nuestros órganos y músculos, que reciben menos nutrientes y oxígeno del que necesitan para funcionar bien. Cuanta más agua perdemos, más graves son las consecuencias para nuestra salud. La deshidratación también puede provocar migrañas y dolor muscular. Recuerda que tu sangre menstrual, tu útero, tus folículos… todo necesita agua para su correcto funcionamiento.

El investigador Masaru Emoto fotografió gotas de agua congelada y demostró que el agua es sensible al medio en que se encuentra. A través de sus increíbles instantáneas, mostró que los pensamientos, las emociones, las palabras, la música, una foto e incluso un texto influyen sobre la estructura molecular geométrica del agua de nuestro organismo. Además, descubrió que el agua reacciona creando diferentes formas en función del mensaje que recibe. Si no me crees, busca su obra y alucinarás con las impresionantes fotos que realizó.*

Puedes poner en práctica el descubrimiento de Masaru Emoto y codificar el agua con mensajes bonitos. Recuerda que tu cuerpo es un 70 por ciento agua y reacciona a los mensajes que recibe a diario. ¿Qué tipo de mensajes recibe tu cuerpo cada día?

LA MICROBIOTA

Últimamente se ha convertido en el tema de moda… Y no es para menos, porque tiene un impacto importante en nuestra salud en general y en la hormonal en particular.

Vayamos por partes, porque no es un tema fácil y quiero explicarlo bien. Llamamos «microbiota» al conjunto de microor-

---

* <https://www.youtube.com/watch?v=xNQiU26vd0A>. O bien <https://masaru-emoto.net/en/science-of-messages-from-water/>.

ganismos que viven en tu cuerpo (bacterias, arqueas, eucariotas y virus), es decir, a lo que antes llamábamos «flora». En nuestro cuerpo existen diferentes tipos de microbiota: intestinal, oral, vaginal y dérmica. Entre ellas pueden influenciarse, así que lo que ocurre en el intestino puede influir en la microbiota del útero o de la vagina.

Nuestra microbiota tiene sus propios genes a los que llamamos «microbioma», algo así como el ADN de los microorganismos. Supera en ciento cincuenta veces al genoma humano, y tiene más de veinte mil funciones necesarias en nuestro organismo. Tan importante es la microbiota en la salud hormonal que disponemos de un estroboloma, el conjunto de bacterias encargadas del metabolismo de los estrógenos. Las bacterias intestinales del estroboloma fabrican unas enzimas de nombres raros que no hace falta que recuerdes (sulfatasas, β-glucuronidasa y HSD-deshidrogenasas), cuya función es desconjugar los estrógenos en sus formas activas y activarlas de nuevo cuando es necesario. Es decir, se encargan de gestionar los estrógenos, los xenoestrógenos (tóxicos del ambiente presentes en plásticos, pesticidas, cosméticos) y los fitoestrógenos (estrógenos de algunos alimentos como el lino, la soja y las legumbres) para que se eliminen por vía hepática o para ser reabsorbidos. Por tanto, regulan el equilibrio hormonal y son responsables de su reabsorción y eliminación final. (Aunque parece absurdo reabsorber estrógenos una vez han hecho su trabajo, te recuerdo que tienen muchas funciones importantes en el organismo y, por consiguiente, en algún momento tu cuerpo quizá necesite que se reabsorban).

Si tu microbiota es saludable, el estroboloma producirá la cantidad de β-glucuronidasa necesaria para mantener el equilibrio de los estrógenos. Si hay una disbiosis (desequilibrio), la actividad de la β-glucuronidasa pueden elevarse y hacer que los estrógenos se reactiven y vuelvan a entrar en funcionamiento, lo que genera hiperestrogenismo y, con él, mayor predisposición a padecer ciertas patologías, como ciclos irregulares, SPM, vaginitis, endometriosis, infertilidad, miomas, fibromas e incluso, a la larga, cáncer de mama. Si el exceso de reabsorción es malo, un déficit producirá menores niveles circulantes de estrógenos y una mayor predisposición a padecer osteoporosis y enfermedades cardiovasculares, entre otras. Nuestros estrógenos también inciden sobre la serotonina (hormona de la felicidad): cuando bajan los estrógenos, también se da un descenso en la serotonina.

Cómo se construye tu ecosistema: la creación de tu microbiota

Tu microbioma —conjunto de microbios, genes y metabolitos, así como las condiciones ambientales que los rodean— empezó a construirse en el vientre de tu madre y acabó de completarse en tu parto y en tus primeros años de vida. Cómo fueron esas etapas condicionó su desarrollo y, con él, tu salud. Por supuesto, si ese condicionamiento no fue óptimo, puedes intentar recuperarlo. De hecho, tu microbiota es dinámica y está en constante cambio, modificándose y transformándose según la alimentación, las emociones, el genotipo, el estilo de vida y factores externos, como los tóxicos del entorno o el historial de enfermedades.

La mejor forma de crear una buena microbiota es haber disfrutado de un embarazo saludable, nacer a través de un parto vaginal no intervenido, haber tenido lactancia materna temprana —en exclusiva hasta los seis meses y combinada hasta los dos años—, y que tu familia gestionara tu salud los dos primeros años de vida (mientras se perfeccionaba tu sistema inmunitario) con poco estrés, pocos medicamentos y unos buenos hábitos de vida que incluyeran una buena y lógica introducción alimentaria y mucho amor.

Cómo cuidarla

Como hemos visto, la microbiota depende de tus hábitos de vida, y hay un montón de cosas que puedes hacer para cuidarla. Para que esté sana y estable, alimenta tus bacterias, descansa, gestiona tus emociones y, si es necesario, acude a un profesional para valorar si te vendría bien tomar probióticos específicos. Pero no te equivoques: tomar probióticos y no cuidar el cuerpo nunca es la solución, solo un parche caro.

CONSEJOS PARA CUIDAR TU MICROBIOTA

✓ Cuida la alimentación y la hidratación para alimentar a tus bacterias.

✓ Asegúrate de ir al baño a diario. Hay pacientes que tienen lo que yo llamo estreñimiento por falta de tiempo para ir al baño o por no tener a mano el baño de su hogar.

✓ Duerme lo que tu cuerpo necesite y exponte diariamente al sol y a la naturaleza.

✓ Gestiona las emociones y el estrés.

✓ Valora el método anticonceptivo que usas. Los anticonceptivos hormonales (como la píldora) pueden generar problemas en el intestino y la vesícula biliar, pues pueden dañar la mucosa y generar problemas digestivos o inmunitarios.

✓ Valora con un profesional actualizado la ingesta de prebióticos y probióticos.

Probióticos y estroboloma

Una adecuada integración de fermentos lácticos puede modular tu estroboloma. La ingesta de *Lactobacillus* ayuda a reducir la testosterona y a normalizar el ciclo menstrual cuando se padece androgenismo hormonal, y parecen tener un efecto anticancerígeno. Por otro lado, según algunas investigaciones, la cepa *Lactobacillus reuteri* puede reducir la pérdida de masa ósea en contextos de estrógenos bajos, y la cepa *Lactobacillus gasseri* es buena para reducir el crecimiento ectópico endometrial. Por otro lado, el D-glucarato de calcio también puede regular el estroboloma al impedir que el exceso de estrógenos entre de nuevo en circulación, lo que permite que se elimine.

Otra mirada sobre los microorganismos

Vivimos en una sociedad muy paradójica en la que, por un lado, tememos a los microorganismos y, por otro, nos gastamos fortunas en la farmacia para comprar probióticos de última generación, así que creo que ha llegado el momento de comprender y redefinir a nivel científico nuestra relación con ellos.

Cada vez descubrimos más microorganismos que no son bichos malos, sino que se vuelven malos cuando se dan las condiciones adecuadas. Los descubrimientos de Louis Pasteur se convirtieron en una gran contribución a la microbiología, pero quizá sus postulados fueron demasiado simplistas, ya que consideró que los microorganismos eran malos y causaban enfermedades, por lo que era necesario crear todo tipo de medicamentos para aniquilarlos. Coetáneo suyo fue el científico Claude Bernard, que criticó a Pasteur por olvidarse del concepto de «terreno» y magnificar el efecto de los microorganis-

mos, como si el cuerpo humano fuera un sujeto pasivo inde-
fenso e inocente en vez de un organismo activo con capacidad
para generar una fuerte defensa ante un microorganismo opor-
tunista. En esa misma época, Antoine Béchamp dio un paso
más allá al señalar que el microorganismo no era el factor enfermante, sino que nuestro estado general era lo que lo enfer-
maba, convirtiéndolo en algo peligroso para nosotros (pleo-
morfismo). Por mi formación como naturópata, me siento muy
cercana a los postulados de Béchamp y Bernard, por ejemplo
cuando estudiamos el comportamiento de hongos como la
cándida, que no es mala, sino que se vuelve mala según el terreno en que se encuentre.

Creo que en los próximos años queda mucho por descubrir
sobre estas misteriosas criaturas que existían mucho antes de
que llegáramos y que han vivido en simbiosis colaborativa con
nosotras. De hecho, tú y yo somos muchas más bacterias que
células humanas, así que quizá es el momento de bajar la sober-
bia humana, empezar a comprender todas sus funciones y descubrir qué hace que se vuelvan patógenas para nosotras. A lo
mejor este enfoque es menos rentable porque el cambio de paradigma sería sustancial y deberíamos poner el foco en estar sanas, pero la enfermedad siempre genera más beneficios financieros al sistema que la salud.

LOS TÓXICOS AMBIENTALES

Este es uno de los puntos que mina silenciosamente nuestra salud hormonal (y global). Tenemos que asumir que vivimos en
una sociedad plagada de tóxicos que llegan a nosotras a través
del aire, el agua y la alimentación. Los tóxicos ambientales están
relacionados con el aumento de la infertilidad y de las enferme-

dades estrogénico-dependientes, y producen diversas alteraciones durante el ciclo menstrual.*

El problema es complejo, y te recomiendo que no te dejes llevar por la falsa seguridad que puede darte que algunos tóxicos estén regulados por la normativa, porque no se ha hecho desde una perspectiva global. En la actualidad no existe ningún sistema que permita valorar si la suma de todos los tóxicos legales y seguros que consumimos cada día es tan inocua como se pretende: los conservantes y saborizantes de los alimentos, los metales pesados que lleva el agua que bebes y el aire que respiras, los plásticos, las radiaciones y demás tóxicos a los que estamos expuestos en nuestro entorno cotidiano...** En total se contabilizan en la Unión Europea más de dos mil quinientas sustancias químicas cuya toxicidad vamos descubriendo conforme se presiona a los gobiernos para que investiguen y las regulen. Parecen influir de manera relevante en la infertilidad, el cáncer, los trastornos autoinmunes, los trastornos metabólicos, los trastornos del espectro autista, el trastorno por déficit de atención e hiperactividad (TDAH) y una larga lista. Como ves, son temas graves para la salud. Además, las niñas y adolescentes son más sensibles y vulnerables a sus efectos.

* Enriqueta Barranco y Olga Ocón son las ginecólogas responsables de estudios de la Universidad de Granada sobre la sangre menstrual. En su estudio, analizaron la sangre menstrual de veinticinco mujeres españolas y en todas se encontró alguno de los compuestos tóxicos analizados.

** Para más información puedes visitar la página web de Organics Magazine (<https://organics-magazine.com>) o la de la Red Ecoestética (<https://www.facebook.com/redecoestetica/>), que incluyen mucha información útil y contrastada para que elijas si quieres seguir usando productos tóxicos. Te recuerdo que hay muchas cosas aptas para comprar que no deberían ser aptas para consumir. No todo lo disponible y legal es saludable para ti, así que no te confíes y llega a tus propias conclusiones. Lo más peligroso es que, como nuestro sistema metabólico excretor no es efectivo del todo, estos compuestos pueden acumularse en diferentes compartimentos humanos, como tejido placentario y leche materna.

Estos tóxicos nos desvitalizan, pero no estamos dispuestas a renunciar a la comida preparada, a vivir en las ciudades y a disponer de lo último en tecnología, por lo que tenemos que aprender a minimizar la exposición a los tóxicos y ayudar al organismo para que sus procesos endógenos de detoxificación sean lo más eficientes posible.

Voy a presentarte a tus emuntorios, tu ayuda de serie para neutralizar tóxicos. Son órganos entre cuyas funciones se cuentan la limpieza y la detoxificación. Los principales son el hígado, los pulmones, los riñones, la piel y el intestino. Son nuestras ventanas al exterior: si están bloqueadas, la toxicidad se acumulará en nuestro interior, igual que se acumula la suciedad en casa cuando no abrimos para ventilar. ¿Qué puedes hacer para mantener tus ventanas abiertas?

Piel: cepíllatela en seco cada día, usa cosmética ecológica y respetuosa, y exponla al sol un ratito a diario. La piel es el único órgano que está en contacto con el exterior y con el interior a la vez: envuelve el cuerpo, lo contiene y lo protege. Es la primera barrera del sistema inmunitario y acumula mucha información sobre nuestras emociones.

Pulmones: evita hábitos tóxicos como el tabaco, practica respiraciones conscientes, sal a la naturaleza a menudo, mantén muy ventilados tus espacios, ten plantas para que purifiquen el aire, y, en casa, evita respirar olores artificiales derivados de pinturas, ambientadores...

Intestino: presta atención a tu tránsito intestinal (hay mucho estreñimiento dañando cuerpos por ahí). Reserva un ratito cada día para ir al baño, usa un taburete para que los tobillos estén más altos que las caderas, hidrátate, haz ejercicio, toma fibra...

Si no vas al baño cada día, acude a un profesional de la salud y soluciónalo. Es importante.

Hígado: se encarga de más de quinientas funciones y se congestiona por la mala alimentación, los tóxicos y las emociones. Incluye verduras amargas en tu dieta, evita los tóxicos y gestiona tus emociones, sobre todo las del espectro de la rabia, la impotencia y la cólera, que tienen como objetivo establecer límites sanos, gestionar el conflicto y defender tu dignidad. ¿Cómo llevas este tema?

Riñones: son nuestros filtradores naturales. Necesitan agua para drenar las impurezas derivadas de los procesos de aprovechamiento de los nutrientes y los metabolitos intermedios de procesos nutricionales. Puedes ver el estado de tus riñones observando tu orina: color, turbiedad, olor. Si es muy oscura, te falta agua; si es muy abundante, una de dos, o bebes más líquido del que necesitas o tu cuerpo drena más de lo que debería. El tema de la eliminación de líquidos es un motivo recurrente en consulta, y es importante entender las razones por las que el cuerpo no drena de la forma adecuada y también que la solución no siempre es añadir líquido. Te lo explicaré con una metáfora: si tienes una olla a la que no dejas de añadir agua, al final desbordará. La solución sería encender el fuego para que se evapore, para drenar. En el cuerpo pasa algo parecido: si el fuego no está encendido, de poco sirve que añadas agua.

CONSEJOS PARA MINIMIZAR LA EXPOSICIÓN
A LOS TÓXICOS AMBIENTALES

✓ Regula tu hidratación, bebe con frecuencia pero poca cantidad cada vez, «mastica» el agua en lugar de beber deprisa, haz ejercicio, descansa (los riñones necesitan descansar para hacer su trabajo) y, si necesitas levantarte a hacer pipí por la noche, revisa tus hábitos y desaprende la necesidad. El cuerpo fabrica hormonas antidiuréticas para que los riñones produzcan menos orina de noche. Algunas mujeres no fabrican una cantidad suficiente de esta hormona, lo que hace que produzcan demasiada orina mientras duermen.

✓ Evita los productos de limpieza agresivos. Usa agua, vinagre, limón, agua oxigenada, bicarbonato y aceites esenciales.

✓ Usa cosmética y productos de higiene personal ecológicos. Lo que no te puedas llevar a la boca, no lo pongas en tu piel.

✓ No uses perfume ni ambientadores. Tu tiroides y tus hormonas agradecerán que los liberes de los ftalatos. Te recomiendo que te inicies en el mundo de los aceites esenciales. Así disfrutarás de fragancias maravillosas sin dañar tu salud. Úsalos como perfume, en difusores para aromatizar tu casa, etcétera.

✓ Elimina el plástico de tu vida, pide que te pasen las facturas por mail, usa táperes de vidrio, no compres comida envasada, bebe agua filtrada, lleva tus propias bolsas de algodón y tus táperes de vidrio al mercado.

✓ Minimiza los tóxicos alimentarios comprando comida fresca, ecológica, y cocínala en ollas y sartenes de hierro colado o libres de PFOA.

✓ Usa productos libres de tóxicos para gestionar tu sangre menstrual.

LOS DISRUPTORES ENDOCRINOS

Los disruptores endocrinos son sustancias químicas con capacidad de mimetizar nuestras hormonas y alterar sus funciones causando desequilibrios. Se acumulan con facilidad en la grasa animal, incluida la tuya. Algunos los recibimos durante la gestación y otros directamente. Para que veas la dimensión del problema, se calcula que estamos expuestas a más de seiscientos tipos de disruptores incluidos en productos de uso común. Los más destacados y que debes evitar son los siguientes:

- **Bisfenol A (BPA):** plásticos.
- **Ftalatos:** productos con aroma artificial (los aceites esenciales buenos no tienen este tóxico).
- **Benzofenonas:** cremas solares convencionales, pintalabios, esmaltes de uñas.
- **Todo lo que acabe en -*eth*:** por ejemplo, el *Sodium laureth sulfate* que encuentras en casi todos los productos de higiene diaria.
- **PGG:** siempre que veas las siglas PGG seguidas de un número, evita el producto.
- **Parabenos:** en geles y champús.
- **Clorhidrato de aluminio:** típico de los desodorantes convencionales.

Como puedes ver, si evitas el plástico y te pasas a la cosmética y los productos de limpieza orgánicos, eliminarás la mayoría de ellos.

Cómo funciona la detoxificación hepática

El metabolismo hepático descompone las sustancias tóxicas haciéndolas más solubles para que puedan ser eliminadas por la orina. Hay una serie de enzimas que se encargan de la descomposición en un proceso que se da en dos fases que tienen que producirse de manera eficiente. La mala gestión en una de ellas causa acúmulos de tóxicos recirculantes y de radicales libres, dando síntomas como cansancio, fatiga, dolores musculares y predisposición a procesos más graves como el cáncer.

Fase 1. Las moléculas se oxidan gracias a la acción del citocromo P-450. Los productos intermedios producidos en esta fase son aún más activos y han de metabolizarse en la fase 2. La oxidación natural de este proceso provoca que haya más radicales libres en circulación. Para que esto se produzca, el cuerpo necesita cofactores, entre los que destacan algunas vitaminas (B2, B3, B6, B12, C, ácido fólico), minerales (cobre, zinc, selenio y magnesio), el glutatión, aminoácidos (leucina, isoleucina y valina), fosfolípidos y flavonoides. Si tu fase 1 es lenta, puedes tener intolerancia a la cafeína, a los perfumes y a los tóxicos en general.

Fase 2. Las enzimas de esta fase actúan sobre las toxinas que han sido activadas en la fase 1. Este proceso se realiza a través de seis vías que deben funcionar perfectamente gracias a los cofactores y a una buena salud mitocondrial:

	Vías	Cofactores (nutrientes necesarios)
1	Glutatión	Glutatión, B6
2	Aminoácidos	Glicina
3	Metilación	SAMe
4	Sulfatación	Cisteína, metionina
5	Acetilación	Molibdeno, acetil-coenzima A
6	Glucuronidación	Ácido glucurónico

Este proceso utiliza energía metabólica, por lo que una disfunción mitocondrial (típica de mujeres con fatiga crónica, con déficit de magnesio o falta de actividad física) provocará problemas en esta fase.

En la segunda fase eliminamos también los estrógenos y los andrógenos del cuerpo gracias a las sales biliares y así pueden expulsarse junto con las heces. Por eso es indispensable un buen tránsito intestinal para una buena salud hormonal. Las fases implicadas en la metabolización de estrógenos son la metilación, la sulfatación y la glucuronidación.

Si tienes problemas en estas fases, tu metabolización de estrógenos se verá comprometida y padecerás síntomas como:

- **Metilación:** dolor de cabeza, migrañas o contracturas cerca de la ovulación, metabolizas mal la cafeína, fatiga (o fatiga crónica), eres perfeccionista y controladora, tienes problemas de piel (caspa, eczema) o diarrea en situaciones de estrés...
- **Sulfatación:** mala digestión, colon irritable, no puedes tomar vino tinto (o productos con sulfitos), te sientan mal las legumbres, el pepino, el pimiento o el brócoli, te repiten el ajo y la cebolla, y tu pipí huele muy fuerte cuando comes espárragos.

- **Glucuronidación:** exceso de andrógenos, picores corporales, falta de concentración, cansancio, piel y esclerótica amarillentas...

Si se combina una alta exposición a tóxicos con un sistema de detoxificación enzimático lento, el riesgo de enfermedad se incrementa. Por eso es importante trabajar sobre los dos factores.

La detoxificación es muy importante, pero tienes que estar segura de que tu cuerpo está preparado para ella. En caso contrario, antes deberás corregir esos caminos para permitir la salida de tóxicos. ¿Te pondrías a limpiar la casa con las ventanas cerradas o a lanzar algo por un canal obstruido?

Pros y contras del ayuno (corto, largo, intermitente...) y de los productos détox

- No confundas los ayunos dirigidos con los descansos digestivos, que sirven para reparar y limpiar. En líneas generales, han de pasar un mínimo de cuatro horas entre las comidas y doce horas de descanso nocturno, excepto en situaciones especiales que requieran otra periodicidad, como si padeces diabetes o hiperinsulinemia.
- La decisión de comer debería marcarla el estómago, no el reloj. No comer cuando no tenemos hambre es muy sano, y por eso el número de ingestas entre un día y otro o en diferentes fases del ciclo pueden variar. Si no tienes una enfermedad que lo justifique, no comas cuando lo diga el reloj, tu cerebro o el programa de la tele de turno. Hazlo cuando tu cuerpo físico (no el emocional, el cognitivo o el espiritual lo pidan...) tenga hambre.
- Hacer procesos de detoxificación, semiayunos o ayunos ha sido y será una maravillosa estrategia terapéutica siem-

pre que se aplique sobre un cuerpo que no tenga las vías de detoxificación obstruidas.

- El cuerpo sano detoxifica de manera natural, sin necesidad de que hagamos nada.
- Comprueba que tu capacidad de detoxificación es adecuada si quieres forzar a tu cuerpo a un trabajo más intenso, como el que te proporcionan los ayunos o los suplementos. Si no detoxificas bien, al pedirle a tu cuerpo que limpie, pondrás los tóxicos en circulación y estos no encontrarán la manera de salir.

ANTES DE UN PROCESO DE DETOXIFICACIÓN...

Es increíble la cantidad de tóxicos a los que nos enfrentamos a diario. A pesar del titánico trabajo de detoxificación natural que realizan los órganos emuntorios, hay momentos en los que puede ser terapéutico proporcionar alguna ayuda al organismo. El hígado es el encargado de la mayor parte de ese trabajo, pues metaboliza las toxinas internas y externas. Pero antes de iniciar un proceso détox tenemos que asegurarnos de que las vías de eliminación del cuerpo no estén bloqueadas. De lo contrario, al hacer la limpieza volveríamos a poner en circulación tóxicos que el cuerpo no ha podido metabolizar.

EL ESTRÉS

El estrés es ese factor ambivalente que detestamos por un lado y, por otro, exhibimos orgullosas, casi sin darnos cuenta. Nos quejamos de estar todo el día ocupadas y a la vez no sabemos disfrutar de la vida contemplativa, del no hacer. Vivimos en la sociedad de la hiperactivación; se valora hacer muchas cosas a la vez y aprovechar el tiempo, sin darnos cuenta de que la vida seguramente no exige tanto esfuerzo por nuestra parte.

No te descubro nada si te digo que el estrés es un gran enemigo de las hormonas y que genera problemas en el ciclo y en la sexualidad. El cortisol es la principal hormona del estrés, es capaz de provocar desequilibrios en las hormonas sexuales y de alterar tu ovulación, la maduración ovocitaria y el estado de tu útero. Además, puede desequilibrar otras hormonas:

- Compite con la progesterona, porque tu cuerpo produce el cortisol a costa de la progesterona. Este déficit puede causar sangrado antes de la menstruación y riesgo de aborto.
- Hace disminuir la dopamina (hormona del bienestar) y aumenta la prolactina, lo que puede provocar ciclos anovulatorios e infertilidad.
- Provoca que se libere glucosa para dar combustible a la «teórica situación de peligro». Como ya te he dicho, la biología no ha evolucionado tanto, y tu cuerpo, ante el estrés, solo interpreta «matar o huir», y para las dos opciones hace falta glucosa. La glucosa elevada obliga a que tu páncreas secrete insulina para introducir esa glucosa del torrente sanguíneo a la célula. A la larga, este sobreesfuerzo para el páncreas puede provocar resistencia a la insulina y dificultará la correcta maduración del folículo y de la ovulación.

Pero no te equivoques, el cortisol no es el malo de la película. Es verdad que se vincula con el aumento de peso, la reducción de masa muscular, el debilitamiento del sistema inmunitario y las alteraciones que hemos comentado, pero eso sucede cuando mantienes en el tiempo una situación estresante, y eso es tu responsabilidad, no la suya. Tus adrenales lo fabrican con amor, y lo secretan por la hipófisis con un patrón circadiano, para que durante el día puedas estar activa y gestionar todo lo que tienes por delante, y, por la noche, lo reducen para que puedas descansar. Tener niveles sanos de cortisol es importante para que el cuerpo responda a los factores de estrés y active el estado de alerta cuando sucede algo inesperado. Tiene un efecto antiinflamatorio (por eso, ante una inflamación, se suelen dar corticoides) y le dice al sistema inmunitario que deje de producir inflamación. También es importante para regular el metabolismo y para la función inmunológica, ya que combate las infecciones.

Consejos para mantener el cortisol en su papel positivo

Alimentación. Adopta una dieta sana que no genere puntas de glucosa. Cuidado con el azúcar y con los carbohidratos en cualquier formato.

Ejercicio. Haz ejercicio si no lo haces, y asegúrate de que la intensidad es adecuada para tu constitución y tu momento vital. Si es necesario, redúcelo. Según el caso, la ingesta de hidratos de carbono antes o después del ejercicio puede ayudar a algunas mujeres.

Cronobiología. Mantén un ritmo lo más estable posible, vete a dormir pronto y no te levantes tarde. Acompaña al máximo el ciclo luz-oscuridad natural. Un día a la semana no uses despertador (si puede ser todos, mejor). A mí me ayuda mucho dormir sin cortinas. Por la noche estoy en completa oscuridad, pero a medida que entra la luz, me despierto poco a poco.

Haz pausas durante el día para descansar y ser consciente de cómo estás. ¿Habitas tu cuerpo? Aprovecha esos momentos para preguntarte qué tal te encuentras, qué necesitas, si eres una buena anfitriona para ti.

Disfruta de momentos desvinculados de la productividad y la acción, de instantes de mirar el techo y observar lo bonita que es tu habitación, lo azul que es el cielo, cómo brillan las estrellas. Te propongo incorporar en tu día momentos de jugar a hacerte la muerta, como cuando estamos en verano en una cala maravillosa mecidas por las olas, serenas, seguras y felices, o en la *savasana* final de una clase de yoga.

La mayoría hemos recibido un «amor condicionado» a tener unos comportamientos concretos (sacar buenas notas, ser buena, ayudar, no molestar...) y desaprendimos que no es necesario hacer nada para ser amada, valiosa e importante. Debemos aprender a ser en lugar de a hacer. Somos dignas de amor por lo que somos, no por lo que hacemos.

Principales problemas que puede provocar el estrés en tu ciclo y tu salud hormonal

Irregularidad. Que los ciclos se acorten, se alarguen o desaparezcan.

Cantidad de sangrado. Perder mayor o menor cantidad de sangre, aunque no se altere la regularidad. También puede darse el sangrado intermenstrual por la caída de la progesterona que compite con el cortisol.

Dolor. Intensificación de los síntomas premenstruales, como dolor de mamas, cabeza, abdomen o riñones.

Problemas de fertilidad. Es un tema complejo, ya que el estrés puede afectar a la fertilidad, y las dificultades de fertilidad conducen al estrés.

Otros síntomas habituales. Dolores de cabeza que se intensifican en la premenstruación, problemas digestivos, ansiedad, insomnio, depresión, falta de libido, alteraciones del sistema inmunitario, caída del cabello, agotamiento, dolores corporales, problemas dérmicos...

CONSEJOS PARA EVITAR EL ESTRÉS

✓ **No infravalores lo que te ocurre.** Muchas veces piensas que no deberías sentir lo que sientes, o que la situación no es tan compleja como para que te genere tanto nerviosismo, o que tu pareja tiene más complicaciones y no lo lleva como tú, y hasta puede ser verdad, pero esos planteamientos te alejan de lo que sientes. Al aceptar la realidad de lo que sientes sin juzgarla puedes buscar la ayuda necesaria para relativizar, redimensionar, poner límites o lo que tu caso necesite.
✓ **Intenta averiguar la causa de tu estrés.**
✓ **Revisa tus hábitos.** Una mala alimentación, la falta de ejercicio y otros malos hábitos pueden acentuar los síntomas.
✓ **Evita el círculo vicioso** de café por la mañana porque estás agotada y tranquilizantes por la noche porque no puedes dormir. Pide ayuda a un terapeuta integrativo que te dé recursos naturales personalizados y no fuerces tu cuerpo.
✓ **Redimensiona tu vida.** Dedicar toda la energía a una sola área (pareja, trabajo, hijos, padres...) te estresará seguro. Evalúa las

prioridades de tu vida y observa cómo distribuyes el tiempo entre ellas. En mis sesiones uso mucho el ejercicio de la rueda de la vida para ayudar a mis pacientes a tomar conciencia de su situación. Te la recomiendo.

✓ **Conéctate con el placer.** Haz una lista de cuántas cosas te esfuerzas por hacer en tu día a día y cuántas las haces por placer. Valora qué cambios te está pidiendo esa situación.

✓ **Márcate objetivos vitales** que incluyan tiempo para la pareja o la familia (si la hay), tiempo social, tiempo laboral y, sobre todo, tiempo para ti. Reserva en tu agenda una cita secreta contigo misma y dale la prioridad que tendría una cita con alguien muy importante. No te la saltes, blinda la cita en tu agenda y no anticipes lo que vas a hacer. Cuando llegue el día y la hora, pregúntate qué te apetece. Es una de mis prácticas de autocuidado favoritas.

✓ **Incluye la meditación y el mindfulness en tu vida,** o como te decía antes, sé una buena anfitriona para ti. Pon conciencia a vivir.

✓ **Pide ayuda profesional.** Regálate un espacio terapéutico que te ofrezca herramientas para desahogarte y te permita comprender la causa de tu situación, además de gestionarla. Según la American Psychological Association (APA), las mujeres sufrimos más estrés que los hombres, pero también sabemos gestionarlo mejor y pedimos ayuda antes.

La inflamación

En los últimos tiempos se ha hablado mucho de la inflamación. Y no es para menos, porque o es responsable o está vinculada con la mayoría de las enfermedades crónicas a las que nos enfrentamos.

La inflamación es la respuesta fisiológica sana ante una agresión, ya sea una infección, una herida o la acción de una sustancia tóxica, y nos ayuda a preservar la salud en momentos de enfermedad aguda. Es uno de los mecanismos que, como especie, nos ha permitido evolucionar, pues advierte de una situación de alarma a nuestro sistema inmunológico. Hasta aquí todo bien. El problema viene cuando esta inflamación se cronifica, dejando al organismo en un constante proceso de lucha, en una alerta permanente que genera problemas de salud a medio y largo plazo. Este proceso lo llamamos «inflamación de bajo grado» (*Low-grade inflammation*): como mecanismo de defensa y con propósito reparador, la inflamación se mantiene más tiempo del debido, dando lugar a una disfunción que facilita la aparición de algunas patologías crónicas. No actúa de forma localizada. En ella participan otros agentes inmunitarios, y es la consecuencia de alteraciones complejas del metabolismo celular: oxidación, fallos en las mitocondrias, aparición de productos de glicación…, todos ellos antesala de patologías más severas.* Puede ocurrir incluso cuando no hay lesiones, y no siempre termina al curarse la enfermedad, pues puede provocar un impacto negativo en tejidos, órganos y sistemas. Quizá derive de virus activos que no causen sintomatología, de la exposición regular a tóxicos, de reacciones inmunitarias o de la obesidad.

TIPOS DE INFLAMACIÓN

	Aguda	Crónica	Bajo grado
Velocidad de respuesta	Rápida: aparece justo después del golpe, infección, etcétera.	Rápida, pero sin capacidad resolutiva.	Indeterminada, porque no podemos encontrar la causa ni el origen.

* En realidad cualquier cambio en el medio extracelular (el líquido que envuelve las células) generará alteraciones en el metabolismo celular y, por si acaso, provocará una inflamación gracias a las citoquinas (unos eficientes mensajeros químicos), como intento positivo de resolver el problema y proteger la vida.

Síntomas	Fiebre, enrojecimiento, hinchazón, dolor.	Síntomas menos intensos, pero constantes.	Síntomas indeterminados.
Duración	Corta, horas o días.	Semanas.	Meses o años.
Localización	Localizada.	Localizada.	No localizada.
Justificación	Mecanismo evolutivo sano: el sistema inmunitario pone en marcha un proceso de inflamación con la intención de frenar el avance del daño y, en una segunda fase, restaurar el tejido y eliminar los residuos.	El mecanismo es como en la infección aguda, pero sin que el cuerpo tenga fuerzas para resolverlo con facilidad.	La inflamación se alarga más de lo necesario, deja de responder al propósito reparador y se vuelve destructiva, convirtiéndose en una disfunción que prepara el terreno para la aparición de enfermedades crónicas y autoinmunes.
Nombre de enfermedades que origina	-itis	-osis	Patologías varias (incluye -itis, -osis…).

La inflamación y la salud femenina

El estilo de vida actual tiene la capacidad de activar el proceso inflamatorio y dañar tanto nuestra naturaleza cíclica como nuestra salud hormonal.

¿Te has dado cuenta de que hay ciclos en los que, si la menstruación o la premenstruación te coincide con fines de semana, vacaciones, días de teletrabajo o un día especial, te encuentras mejor y el contexto inflamatorio es menor que si es un lunes de invierno, tienes un examen o has de hacer una presentación?

Tu contexto inflamatorio empeora la gravedad de tus síntomas, y al revés. Si el dolor menstrual no se corrige de joven, puede provocar infertilidad o cuadros de endometriosis, quistes, enfermedades autoinmunes... No son solo las mochilas que sumamos. Al ir envejeciendo, disminuye nuestra capacidad antioxidante y eso, a nivel celular, se traduce en una mayor probabilidad de enfermar. La inflamación de bajo grado que se asocia al envejecimiento se conoce como *inflammaging*.

Por tanto, chica, aunque a nivel mental nos sintamos jóvenes, cuantos más años cumplimos, más hemos de cuidar de nuestra salud, sobre todo en esta vida moderna tan poco saludable. Pero nada de dramas con el paso del tiempo. Investigaciones recientes han demostrado que entre los cuarenta y los sesenta y cinco años nuestro cuerpo tiene la gran oportunidad de reprogramarse gracias a la epigenética. Hoy sabemos que el 10 por ciento del proceso de envejecimiento se relaciona con los genes, y el 90 por ciento con la epigenética, donde tú eres la protagonista.

Por otro lado, las mujeres pasamos por estados inflamatorios que podríamos denominar «fisiológicos» porque cumplen una función, como es el caso de la ovulación, la menstruación y el embarazo. También sufrimos enfermedades agudas en las que la inflamación forma parte del proceso de resolución, como la vaginitis, la endometritis... El resto de las inflamaciones que a veces padecemos ya no son fisiológicas, como es el caso de la endometriosis.

- **Inflamación fisiológica:** ovulación, menstruación, embarazo.
- **Otras inflamaciones:** trastornos ginecológicos: endometritis, vulvovaginitis, enfermedad inflamatoria pélvica...
- **Inflamación de bajo grado:** SOP, endometriosis, infertilidad, enfermedades autoinmunes, virus reactivados silentes...

**FACTORES QUE PROMUEVEN LA INFLAMACIÓN
DE BAJO GRADO**

- Sedentarismo y falta de actividad física.
- Dieta inadecuada.
- Estrés crónico y mala gestión emocional.
- Alteraciones del sueño y de los ritmos circadianos.
- Tóxicos: ambientales, drogas (tabaquismo, alcohol, medicamentos...).
- Envejecimiento.
- Enfermedades como la diabetes, la periodontitis, la obesidad...

No existe una prueba única, por lo que una buena historia clínica con un profesional actualizado y algunas pruebas complementarias suelen ser suficientes para establecer un diagnóstico. Algunos marcadores en sangre nos ayudan a evidenciar si hay inflamación en el cuerpo, como la homocisteína, el TNF-α, la IL-6, la electroforesis de proteínas séricas, la proteína C reactiva, la velocidad de sedimentación globular, etcétera. Aunque pueden ser útiles, son marcadores no específicos que pueden estar elevados tanto en una inflamación aguda como en una crónica. Por tanto, la interpretación de la clínica es la mejor forma de diagnosticar la inflamación y encontrar una estrategia para solucionarla.

Los siguientes síntomas deberían hacerte sospechar que algo no anda bien:

- Fatiga o cansancio constante.
- Neblina mental.
- Dolor localizado en el área o generalizado.
- Falta de apetito.
- Trastornos emocionales: tristeza, ansiedad...

- Problemas digestivos, sopor pospandrial.
- Problemas dérmicos.
- Errores inmunitarios.
- Déficit de vitamina D.
- Incremento o descenso de peso no justificado por hábitos.
- La obesidad, la hipertensión, el asma, la resistencia a la insulina, la diabetes, las enfermedades cardiovasculares, la depresión y hasta el cáncer se suele desarrollar en zonas de inflamación cronificada.
- Acortamiento en la esperanza de vida, lo que acelera el envejecimiento y promueve enfermedades degenerativas.

CONSEJOS PARA REDUCIR LA INFLAMACIÓN DE FORMA NATURAL

✓ Sigue una dieta antiinflamatoria:
 - Elimina el pódium inflamatorio: azúcar, trigo moderno, lácteos, alcohol…
 - Valora con un especialista, y según el caso, una dieta temporal sin lectinas, histamina…
 - Incluye nutrientes específicos. Los ácidos grasos poliinsaturados (*Poly-Unsaturated Fatty Acids*, PUFA), la fibra, la vitamina E, la vitamina C, el β-caroteno y el magnesio han demostrado estar asociados con niveles más bajos de inflamación. La cúrcuma, la quercetina y la boswellia también pueden ayudarte.
 - En algunos casos, el ayuno intermitente puede ayudar a reducir la glucosa, las citoquinas y la inflamación sistémica.
✓ Cuida tu microbiota. El 70 por ciento del sistema inmunitario está en el intestino, así que este es el campo de batalla de la inflamación.
✓ Cuida tus hábitos de vida. Practica ejercicio físico, mantén una vida activa y gestionada, cuida de tus emociones, procura un sueño de calidad y periodos de descanso, y evita los tóxicos.

✓ Gestiona el estrés.

✓ Nuestra predisposición a la inflamación viene desde el embarazo. Si deseas tener un bebé, mejora antes tu estado de salud, porque la salud se condiciona antes del nacimiento y se programa en el embarazo, en el parto y durante los primeros años de vida. Si quieres quedarte embarazada, corrige tu inflamación por ti y por tu descendencia.

EJERCICIO
Compromiso con tu salud hormonal

PILARES	¿Están en tu vida? Puntúa del 1 al 10	Acción de mejora	Fecha de implementación	Revisión en un mes
Alimentación				
Sueño				
Ejercicio físico				
Emociones				
Exposición al sol				
Contacto con la naturaleza				
Hidratación				
Microbiota				

PELIGROS	¿Están en tu vida? Puntúa del 1 al 10	Acción de mejora	Fecha de implementación	Revisión en un mes
Tóxicos				
Disruptores endocrinos				
Estrés				
Inflamación				

8

Trastornos relacionados con el ciclo y sus soluciones

Hemos hecho un buen repaso a la hoja de ruta para tener una salud hormonal y un ciclo sanos, pero a veces los problemas son más graves y debemos abordarlos de un modo específico. En este capítulo vamos a ver los principales desórdenes que sufrimos las mujeres, muchas veces en silencio, otras con la desesperación de no encontrar respuestas. Si es tu caso, no te conformes y sigue investigando, porque puedes hacer mucho para mejorar tu salud hormonal y su expresión en tu ciclo menstrual. Y, sobre todo, comprende que cuando un síntoma lleva mucho tiempo chillando y ha dejado una huella intensa hace falta tiempo para sanar, a veces tanto como el que tardó en enfermar.

Los problemas relacionados con el ciclo son muy diversos, pero pueden referirse a alguna de las siguientes categorías:

- Al dolor: momento en que aparece, umbral de intensidad...
- Al sangrado: mucho, poco, ausencia, *spotting* (sangrado no menstrual)...
- A la regularidad: ciclo regular, irregular, adelantado, retrasado...
- A la ausencia de ovulación.
- A trastornos ginecológicos.

Todos estos síntomas están relacionados con desequilibrios hormonales en el baile mensual y responden a diferentes causas. Déjame que te recuerde que nuestro cuerpo es más que la suma de sus partes, que todo está interconectado, por lo que casi siempre habrá que buscar causas múltiples.

Entender los sufijos y prefijos te ayudará a comprender la terminología. Aunque la tendencia actual es dejar de usarlos, todavía son muy frecuentes en los libros o en las citas médicas.

Prefijo	Significado	Trastorno	Síntomas
a-	No	amenorrea	No flujo mensual
dis-	Dolorosa, patológica	dismenorrea	Dolor menstrual
hipo-	Insuficiente, por debajo de lo normal	hipomenorrea	Sangrado escaso
hiper-	Excesivo, por encima de lo normal	hipermenorrea, también llamada «menorragia»	Sangrado abundante y largo (más de siete días)
men-	Mes, luna	menstruación	Sangrado mensual
meno-	Excesivo, por encima de lo normal	• menorragia • amenorrea	• Sangrado abundante o largo (más de siete días) • Sin menstruación
metro-	Útero, fuera	• metrorragia • endometriosis	Metrorragia, sangrado fuera de la menstruación
oligo-	Poco o escaso (ciclos y sangrado)	oligomenorrea	Menstruaciones poco frecuentes (más de 45 días). Reglas cortitas y poco abundantes
poli-	Varios	• poliquísticos • polimenorrea	• Varios quistes • Varios ciclos
pre-	Antes de	premenopausia	Antes de la menopausia
post-	Después de	postovulatorio	Después de la ovulación, menstruación
ragia-	Que emerge	metrorragia	Mucho sangrado

TRASTORNOS RELACIONADOS CON EL DOLOR

El dolor es muy frecuente, pero no es fisiológico, por lo que es importante dejar de normalizarlo y de considerarlo una condición inherente al ciclo.

Como sabes, hasta no hace mucho la medicina no se ejercía con perspectiva de género, y disponemos de pocos estudios sobre la salud femenina y sus procesos. Este desconocimiento nos ha llevado a asumir como normales aspectos que no lo son, como el dolor. Muchas veces me pregunto qué habría ocurrido de haber sufrido el dolor los hombres, no las mujeres. Seguro que a estas alturas se habría investigado más.

No debería doler, pero muchas veces duele

La realidad es que, aunque no debería doler, a muchas mujeres les duele. La prevalencia (el porcentaje de mujeres afectadas) varía según los países, pero oscila entre un 50 y un 85 por ciento. Países como Japón, Corea del Sur o Indonesia cuentan con la posibilidad legal de acceder a la baja laboral por este motivo. España sería el primer país occidental en reconocer a las mujeres este derecho si prospera la actual propuesta de ley, algo supernecesario pero insuficiente si no va acompañado de más investigación y menos normalización.

El dolor menstrual supone una clara desventaja y desprotección para la mujer que lo padece, que lo vive en silencio, como una condena, porque le han dicho que es normal, y que tiene que afrontar jornadas laborales eternas o el cuidado de hijos o padres. ¿Te imaginas el drama que experimentan cuando les coincide con el día de la boda de su mejor amiga, con un examen, con una competición deportiva o con la graduación de su hija? Como ves, tanto los momentos habituales de la vida como los excepcionales se complican para las mujeres que sufren ese dolor mensual.

El dolor no solo afecta a la calidad de vida, sino que puede acabar afectando también la salud reproductiva y global de la mujer. Y ni siquiera está limitado a los días de sangrado o a los previos, ya que ese dolor mantenido durante años puede acabar generando una fibrosis endometrial que, a su vez, generará más dolor, con lo que se establece un círculo vicioso que es necesario romper.

Es tan frecuente que lo hemos normalizado aunque no sea normal. Si no debe doler, ¿por qué duele con tanta frecuencia?

Las razones son muchas, pero todas tienen en común el proceso inflamatorio fisiológico del ciclo uterino. Vuelvo al tema de la inflamación para que entiendas lo que ocurre en el útero en cada ciclo. Como ya he dicho, el endometrio se engrosa cada mes para albergar al embrión y, si eso no ocurre, mensualmente el útero debe desprenderse de ese tejido. La herida que se genera en el endometrio cuando se descama al final del ciclo (el sangrado que ves) se ha de reparar. Ese proceso es una inflamación fisiológica que nuestro cuerpo sabe resolver, pero necesita que actúe nuestro mecanismo innato de reparación celular. Esa capacidad de regeneración depende de la membrana celular, compuesta de tejido graso, en concreto de dos grasas omega 3 (EPA y DHA) y una omega 6 (ácido araquidónico) que deben estar en equilibrio.

Intentaré explicarme mejor: cuando el tejido sufre un daño, las células endometriales ponen en marcha el proceso inflamatorio para que pueda darse la curación (ya vimos que la inflamación es un mecanismo natural de curación). Las sustancias orgánicas que ayudan a esta resolución son proinflamatorias (y por eso tienen mala fama), pero sin ellas no podríamos reparar el tejido. Es un proceso natural en el que el cuerpo promueve la inflamación, es decir, pone en juego unas sustancias con capacidad para resolverlo. El problema viene cuando ese proceso natural de curación de la herida menstrual se encuentra con un cuerpo con un estado inflamatorio tan alto de base que no puede asumir el trabajo extra. Otras veces, las vías de metabolización de estrógenos están alteradas (como has visto en el apartado sobre la microbiota del capítulo 7) y su acumulación estimula un crecimiento exagerado de tejido endometrial, lo que genera una herida muy grande. El uso de antiinflamatorios impide que se produzca el proceso de resolución.

Para que la inflamación endometrial sea fisiológica (curativa), debe ser rápida (corta), intensa y eficaz.

La subida de prostaglandinas debe ser rápida e intensa para que el cuerpo se dé cuenta de que hay una emergencia y se activen las sustancias para modular la inflamación (lipoxinas). Una vez frenada, se activan las resolvinas y las protectinas, que se encargan de limpiar los restos del combate celular que se ha producido en el útero.

Cuando las prostaglandinas no pueden frenarse, se produce una resolución ineficaz de la inflamación que puede causar calambres, mareos, náuseas e incluso vómitos. Por eso, aunque este proceso no debería doler, para muchas mujeres es una odisea mensual.

Reflexión
METÁFORA

Imagina que el útero es tu cocina y que estás preparando un rico caldo. La temperatura sube (inflamación) y el caldo se sale de la olla. El ruido (lipoxinas) te avisa de que bajes el fuego, y tendrás que limpiar el líquido que ha caído sobre los fogones (resolvinas y protectinas). Imagina que no lo limpiaras y que cada mes preparases ese mismo caldo y cada mes se saliera. ¿Cómo estaría tu cocina? Ahora imagina que en lugar de darte cuenta al instante de que el caldo se está saliendo e ir corriendo a apagar el fuego y limpiar los restos aún calientes, no te enterases y el caldo fuera derramándose poco a poco sin llegar a apagar el fuego. ¿Cómo estaría tu cocina horas después? Llena de grasa incrustada. Y cada mes sería más difícil cocinar allí, ¿cierto?

El uso inadecuado y repetido de fármacos para el dolor boicotea el proceso de inflamación natural y, con ello, la adecuada resolución del problema. Al tomar antiinflamatorios no esteroideos (AINE) como el ibuprofeno, el naproxeno y otros, frenamos las prostaglandinas, lo que nos alivia a costa de interrumpir el proceso natural de resolución de la inflamación. En lugar de una subida rápida e intensa de las prostaglandinas, tenemos una subida lenta y poco efectiva. El cuerpo no entiende nada y no puede poner en marcha el mecanismo de resolución que hemos visto en la ilustración anterior. Al no producirse la bajada, no se limpian los desechos. Si el tejido no se limpia, se generará fibroma y, por tanto, más dolor. Ya sé que el dolor es a veces muy intenso y no estoy criticando el uso de AINE, pero es importante que entiendas que tomar fármacos durante la menstruación tiene un precio, y te da más números para que, a la larga tengas, más dolor.

Las causas más habituales del dolor

En muchas ocasiones se debe a enfermedades no diagnosticadas: endometriosis, adenomiosis, quistes, miomas, fibromas y enfermedades de transmisión sexual (ETS), que pueden acabar en una enfermedad inflamatoria pélvica (EIP), pero puede presentarse de manera asintomática.

Los malos hábitos, el uso de fármacos que interrumpen la resolución fisiológica de la inflamación, las intolerancias alimentarias y un largo etcétera son los responsables de que muchas mujeres convivan con inflamación extrema.

En los dos casos anteriores, a causa o como consecuencia de ellos (no se sabe si fue antes el huevo o la gallina), se producirán desequilibrios hormonales, sobre todo relacionados con la mala metabolización de los estrógenos, además de un déficit de progesterona, ya sea primario o por los niveles elevados de estrógenos, algo sobre lo que tu hígado tiene mucho que decir.

Según la MTC, el dolor habla de frío en el útero y de estancamiento de la sangre y la energía.

Siempre que hay dolor, debe hacerse una evaluación emocional sobre la vivencia del ciclo, los mensajes recibidos al respecto, la historia de las mujeres del clan y todo lo transgeneracional con relación a partos, embarazos, historias amorosas, etcétera. Desde mi experiencia, el abordaje integral del síntoma y la búsqueda de la causa es el mejor tratamiento, porque, aunque nosotros parcelemos y separemos lo físico de lo emocional, esa separación no es real, todo está influido e interconectado, y lo que sucede en el cuerpo se produce de manera global, al margen de qué fuera primero (ni falta que hace saberlo, en mi opinión). Si la enfermedad tiene causas múltiples, el abordaje ha de estar a la altura.

Por si queda alguna duda, el ciclo menstrual no debe causar dolor en ninguna de sus fases, pero muchas veces duele. Hay que valorar si la causa es primaria o secundaria y, en ambos casos, establecer un tratamiento orientado a resolver la causa, no a tapar el síntoma.

ALIMENTACIÓN PARA MANTENER SANAS TUS MEMBRANAS CELULARES Y QUE TU CUERPO PUEDA REPARAR LA INFLAMACIÓN FISIOLÓGICA PROVOCADA POR LA MENSTRUACIÓN

✓ Elimina las grasas malas (margarinas, aceites vegetales, aceites refinados…).

✓ Añade EPA, DHA (pescado azul pequeño y huevos ecológicos), ácido araquidónico (huevos y carne de animales que crecen en libertad y se alimentan de pasto) y grasas monoinsaturadas a tu dieta: huevos ecológicos, pescado azul pequeño, aguacate, jamón ibérico, carne de pasto, frutos secos y semillas. La ratio omega 3-omega 6 es muy importante para tu salud hormonal.

✓ Incorpora alimentos que ayuden a las lipoxinas, resolvinas y protectinas: zanahorias, albaricoques, setas, cúrcuma, especias como el romero y el cilantro (por su contenido en ácido salicílico, que ayuda a estabilizar las lipoxinas), manzanas, cebollas, puerros, ginkgo biloba, té de trigo sarraceno (por su contenido en quercetina), alimentos coloridos (por su contenido en bioflavonoides), ajo y jengibre (por sus potentes propiedades antiinflamatorias, antioxidantes, antivirales y antimicrobianas). Integra estos cofactores alimentarios en los días previos a la menstruación.

✓ Evita productos procesados y de mala calidad. Así no fabricarás tantos estrógenos, y tu hígado y tu microbiota los metabolizarán mejor.

✓ Soluciona alergias o intolerancias alimentarias (de cualquier tipo e intensidad). Si no lo haces, tu sistema inmunitario estará en constante alerta para resolver inflamaciones, y tanto tu microbiota como tu barrera intestinal se verán alteradas. En estos casos, es típico el dolor durante la ovulación y la menstruación, además del síndrome premenstrual.

✓ Ten un estilo de vida antioxidante: come alimentos reales, exponte al sol, evita la luz artificial (sobre todo la azul), elimina los tóxicos, haz ventanas digestivas, duerme, descansa, haz ejercicio y *grounding*, gestiona tus emociones, nutre tus cuatro cuerpos, acompaña tu ciclicidad... En fin, todo lo que hemos visto en la hoja de ruta para tener una buena salud hormonal.

✓ Ayudas que puedes valorar: omega 3 (EPA y DHA), aceite de onagra, resveratrol, glutatión, vitaminas del grupo B, vitamina E, ácido alfa lipoico, extracto de semilla de uva, vitamina D (6.000 UI diarias), magnesio, probióticos, ayudas hepáticas, aceites esenciales... Siempre ha de estar valorado en un contexto clínico individualizado y con acompañamiento profesional.

✓ Détox hepático necesario en el síndrome premenstrual. Pero antes debe valorarse el estado de tus vías de detoxificación (metilación, sulfatación, glutatión). Si alguna está tocada, hay que repararla antes de detoxificar.

✓ Revisa tu transgeneracional, tus criterios asociados al ciclo y el lenguaje simbólico de tu cuerpo.

Principales trastornos vinculados al dolor

Dismenorrea. Nombre genérico que se da al dolor intenso en la zona pélvica y abdominal antes o durante el sangrado menstrual. Podemos clasificarla en:

- **Primaria.** Comienza poco después de la menarquia y no está asociada a una patología concreta. Dura unas veinticuatro horas, no responde a una causa orgánica, y se maneja bastante bien con algún antiálgico. No hay daño estructural, solo funcional. Según la definición médica, «no pasa nada», nada está alterado, y como no es incapacitante ni de larga duración, no se ha estudiado, para desgracia de las mujeres que la sufren.

- **Secundaria.** Los síntomas responden a una causa orgánica, no se calma con analgésicos, y el dolor es intenso y dura más, por tanto es más intensa e incapacitante. Tiene una prevalencia alta y se alarga entre veinticuatro horas y varios días. Puede presentarse acompañada de otros síntomas más allá del dolor, como náuseas, vómitos, diarrea, mareo, desvanecimientos, migraña, ansiedad, tristeza y, por supuesto, un intenso dolor en la zona pélvica, tanto en el abdomen como en la parte baja de la espalda. Aparece de forma más tardía y está asociada a una patología o disfunción ginecológica, como la endometriosis, los miomas, los fibromas, los pólipos, la enfermedad inflamatoria pélvica e incluso un embarazo ectópico.

El dolor se puede sentir en diferentes partes del cuerpo, según el momento del ciclo que esté pasando el proceso inflamatorio.

Dolor de ovarios. Se puede sentir en el momento de la ovulación, justo cuando el folículo se rompe y deja salir el óvulo maduro. Puede extenderse desde unos minutos hasta unas horas y, como cualquier otro dolor, no es fisiológico, es decir, no debería sentirse.

Dolor de útero. Se siente durante la menstruación, y está provocado por la descamación del endometrio para ser expulsado en la menstruación. Las contracciones uterinas para favorecer el desprendimiento generan un dolor no fisiológico.

Dolor difuso. Algunas mujeres sufren dolor en toda la zona abdominal, renal y pélvica, sin poder señalar un punto concreto.

Síndrome premenstrual. Se han descrito hasta doscientos síntomas premenstruales diferentes, si tenemos en cuenta los físicos y los emocionales. De este número tan grande, algunos son fisiológicos y otros se convierten en patológicos por la vivencia subjetiva de cada mujer con relación a lo que cree que debería pasar. ¿Te imaginas que, tras un esprint para alcanzar el autobús que está en la parada, pensáramos que es patológico que nuestro ritmo cardiaco esté acelerado o que nos extrañara sudar o sentir la respiración agitada? No nos preocupamos ni lo vivimos mal porque tenemos unos conocimientos básicos. Sin embargo, existe un gran desconocimiento sobre la fisiología del ciclo menstrual.

Cuando esos síntomas afectan muy negativamente a la vida de la mujer, hablamos del síndrome o trastorno premenstrual (TPM). Si esa merma en la calidad de vida es un impedimento temporal para el día a día se conoce como trastorno disfórico premenstrual (TDPM), recogido en el DSM-V (inventario de enfermedades psicológicas). Son dos entidades diferentes y no debemos confundirlos. Los diferenciamos porque en el TPM se producen síntomas físicos y anímicos, y en el TDPM predominan los síntomas anímicos e incapacita a la mujer para su desempeño diario durante unos días en cada ciclo. En cualquiera de estas situaciones, la mujer sufre.

En el TDPM no hay una única alteración orgánica, por lo que se considera un problema multicausal sin una base biológica clara.

TIPS PARA AYUDARTE A INVESTIGAR

- SPM: sospecha de problemas con la metabolización de tus estrógenos.
- Dismenorrea: sospecha de problemas relacionados con la resolución de la inflamación.

El dolor según la medicina tradicional china (MTC)

La acupuntura es una de las terapias más efectivas para acompañar los desequilibrios del ciclo menstrual. Ya sabes lo mucho que me gusta la mirada de esta medicina ancestral.

Según la MTC, el dolor menstrual (primario o secundario) es la señal de que algo no va bien en el cuerpo y, casi siempre, la consecuencia de alguno de estos diagnósticos relacionados con el *qi* (energía) o con la *xue* (sangre). La menstruación sirve para entender el estado energético de la mujer.

Insuficiencia de *qi*. El *qi* tiene dos funciones relacionadas con el ciclo: movilizar los líquidos y retenerlos en los vasos. Las mujeres con energía baja tendrán reglas adelantadas y abundantes, hinchazón abdominal y cansancio. Las causas principales son una dieta pobre o escasa, la falta de descanso o mucho gasto como consecuencia del deporte o de una vida laboral/social demasiado activa. El tratamiento principal será descansar, ahorrar y nutrir.

Estancamiento de *qi*. La sangre y la energía deben circular libremente por los órganos y meridianos, sin bloqueos. Las causas suelen ser el estrés, el exceso de actividad, los traumatismos y también el exceso de tóxicos que se acumulan en el cuerpo. Si tienes este síndrome, aparecerán cambios de humor, predominará la irritabilidad y es muy probable que padezcas dolores erráticos. El tratamiento será movilizar.

Insuficiencia de *xue*. La sangre debe nutrir e hidratar todo el organismo. Las mujeres con insuficiencia pueden padecer retraso en el ciclo menstrual, poca pérdida de sangre, dolor sordo en la zona abdominal y otros síntomas asociados a la debilidad, como la caída de pelo, la fragilidad de las uñas… Esta insuficiencia sostenida en el tiempo genera problemas de fertilidad. La causa principal es el debilitamiento progresivo como consecuencia de las menstruaciones abundantes, el exceso de sudoración, la falta de hidratación y una alimentación desequilibrada que genera pérdida de hidratación. ¿Te has fijado en que hay alimentos que, en cuanto los comes, te sientes obligada a beber agua? Pues ese tipo de alimentación sostenida en el tiempo generará insuficiencia de *xue*. El tratamiento será tonificar, reponer.

Estancamiento de *xue*. La sangre estancada es la responsable del característico dolor menstrual. Las mujeres con este síndrome tendrán muchos coágulos durante la menstruación, pinchazos intensos en los ovarios, dolor de cabeza o migrañas. Este estancamiento puede estar muy relacionado con patrones de frío en el útero o calor en la sangre.

- **Frío en el útero.** En la MTC se dice que un útero frío es el que duele y no puede albergar vida. Por eso da tanta importancia a mantener este órgano caliente. En nuestra sociedad, las abuelas ya decían que no era conveniente bañarse en los días menstruales (esta afirmación, aunque cierta, debe ponerse en el contexto social de la época: recuerda que hace años no había agua caliente ni baños privados en las casas, por tanto no era tan fácil darse una ducha caliente rápida, como ahora). Este cuadro es también típico en yoguis, nadadoras o mujeres que pasan mucho tiempo sentadas en el suelo o en contacto con superficies frías. Las causas más habituales son una alimentación fría y cruda, el exceso de bebidas frías y la exposición al frío. Las mujeres con este cuadro (muy habitual en consulta) tendrán manos, pies y abdomen fríos, dolor sordo y su sangrado será más claro, a veces pálido. Si es tu caso, evita las bebidas y la comida fría y cruda, abrígate la zona lumbar con un *haramaki* (un tipo de faja original de Japón) y no te expongas al frío, en especial en las fases lútea y menstrual.

- **Calor en la sangre.** La causa principal son las alteraciones emocionales, que producen calor y consumen líquidos, lo que ocasiona una lenta circulación de la sangre. Si has ido a la naturaleza y has visto un río con caudal escaso a causa del calor, verás que el agua discurre despacio y tiende a estancarse, a diferencia de lo que ocurre en un río con buen caudal. Como en todos los cuadros, la alimentación también puede ser la causa: si tu dieta es demasiado alta en grasas o calorías no gastadas, padecerás un sangrado oscuro, de color marrón, además de los síntomas asociados al estancamiento (dolor, irritabilidad, coágulos).

Como ves, ninguno de estos diagnósticos tiene una equivalencia en la medicina moderna, pero, desde esta perspectiva, tras el diagnóstico pueden emplearse técnicas como la acupuntura para movilizar el estancamiento de la sangre o la de la energía, plantas para generar calor o enfriar, según el caso, o estrategias para nutrir la sangre y restablecer el flujo natural. Si te has identificado con alguno de estos síntomas, te sugiero que explores un poco más con una terapeuta especializada y quizá resuelvas algunos de tus problemas actuales.

Por desgracia, el dolor es algo muy aceptado en los procesos femeninos. Nos parece normal menstruar con dolor, ovular con dolor, parir con dolor, amamantar con dolor e incluso esperar la menopausia con dolor en el alma. Seguramente tiene mucho que ver con el desconocimiento de nuestro cuerpo y sus procesos...

El origen del dolor en el parto —pero también de otros dolores— tiene una explicación física, pero no debemos desdeñar la influencia que la educación y la cultura ejercen sobre nosotras y que nos predisponen a percibir el parto, la menstruación o la menopausia como la sociedad nos dice que son. Ya lo dice la Biblia, «Parirás con dolor», así que no es de extrañar que después de milenos oyendo eso hayamos acabado aceptando que parir es doloroso. El miedo con el que la mayoría de las mujeres abordan el parto y la excesiva medicalización del proceso tienen gran parte de culpa de que se viva de manera negativa, como en tantos otros aspectos de la vida.

Ayudas para el dolor

- Averigua su causa y, si es necesario, déjate asesorar por otros puntos de vista —como el de la MTC o el ayurvédico— para entender la razón.
- Conoce más tu cuerpo y sus funciones, en este caso los ovarios, el útero, las trompas y la vagina. Averigua el tamaño, la localización y la función de cada órgano. Cuanto más sepamos, más podremos reconectar. En mis clases y consultas recomiendo ejercicios de reconexión: visualización, dibujos, manualidades y a través del masaje de pe-

chos, pues, según la sabiduría ancestral, el pecho está conectado con el útero a través de meridianos invisibles. Afloja el vientre: la mayoría de las veces vamos con el abdomen contraído, y detrás del vientre está el útero soportando esa tensión, en vez de danzar libremente. Cambia de alimentación y de estilo de vida: si no estás acostumbrada a escuchar al cuerpo, necesitas la mirada externa para saber si lo que haces es correcto, así que déjate asesorar por alguien que te ayude a leerte desde fuera, hasta que seas una experta de ti misma.

- Ten orgasmos. Además de lo placenteros que son, te aportarán otros beneficios, como reducir el dolor.
- Según Casilda Rodrigáñez, cambia tu actitud ante el placer: «El placer es la pulsión natural de vida anulada por los mandatos sociales y por la represión a la que desde pequeñas somos sometidas».
- Usa aceites esenciales, como la manzanilla romana, la albahaca (*Ocimum basilicum*), el estragón (*Artemisia dracunculus*), la salvia (*Salvia oficinallis*), el cardamomo (*Elettaria cardamomum*), la copaiba (*Copaifera officinalis*), el jengibre (*Zingibe officinalis*)... Podrías preparar una mezcla diluida en aceite de hipérico.
- Ponte en cuclillas. Pasamos la mayor parte del tiempo sentadas, limitando la circulación de sangre y energía en la zona pélvica y obligando a nuestro útero a estar en una posición no móvil. Las mujeres africanas o nuestras antepasadas pasaban mucho tiempo agachadas, en cuclillas, una buena postura para el útero.
- Entrégate a lo que sientes, y transítalo desde ahí.
- Aplica calor en la zona abdominal.
- Usa *haramaki* (faja japonesa para mantener la zona abdominal caliente).

- Valora un suplemento de citrato de magnesio. Una dosis superior a los 400 miligramos al día, sobre todo en la fase premenstrual y durante la menstruación.

Historias de consulta

Sofía quería ser madre, pero llevaba dos años intentándolo sin conseguirlo a pesar de que era joven, deportista y practicante de una sana dieta mediterránea.

Su ginecóloga no había encontrado ningún problema en ella ni tampoco en su pareja. Vino a verme para que valorara su caso y, al revisar su historia menstrual, enseguida detecté algunos temas que necesitaban un estudio más detallado.

Su menstruación era dolorosa, con un dolor sordo insoportable antes y durante que mejoraba con la aplicación de calor. Sus ciclos eran largos, con coágulos y poca cantidad de sangre, tenía las manos y los pies siempre fríos y la libido brillaba por su ausencia. En el caso de Sofía, la falta de calor en el riñón (en la MTC se conoce como «insuficiencia de yang en el riñón») provocaba un estancamiento de la sangre (xue) y de la energía (qi) que generaba su malestar en el ciclo, pero tanto ella como su ginecóloga lo consideraban normal. El frío en el útero no tiene una equivalencia en la medicina moderna y suena a esotérico, pero no te dejes llevar por el nombre; es un diagnóstico muy bien documentado.

Así que le recomendé que modificara su alimentación y empezara a tomarlo todo caliente, que usara haramaki durante todo el ciclo, o como mínimo en la fase lútea, día y noche, y que se tratara con acupuntura. En su caso combinó la moxibustión (aplicar calor estimulando una serie de puntos del cuerpo) y las agujas. Paralelamente, seguí trabajando con ella en el conocimiento de su cuerpo y en cómo leerlo y acompañarlo. Sus ciclos mejoraron muchísimo, la sangre después de un par de ciclos empezó a ser roja, casi sin coágulos y ni rastro de dolor. Seguimos trabajando y a los cuatro meses me escribió llorando de la emoción porque estaba embarazada. No podía creer lo mucho que le había cambiado la vida y la salud en pocos meses.

TRASTORNOS VINCULADOS A LA CANTIDAD DE SANGRADO

Mucha cantidad (menorragia)

Las causas más frecuentes de este tipo de trastorno son una adolescencia en la que los ciclos aún no están regulados (sobre todo en menarquias tempranas), SOP, fibromas, pólipos, quistes, miomas, endometriosis y adenomiosis, llevar un DIU de cobre y sufrir trastornos sanguíneos: leucemia, trastornos plaquetarios o problemas con factores de coagulación, como la enfermedad de Von Willebrand, trastorno sanguíneo en el que la sangre no coagula adecuadamente.

El excesivo sangrado genera déficits nutricionales como la anemia, el más estudiado y conocido, pero también pueden darse déficits generalizados de minerales y vitaminas.

Para la medicina moderna, un sangrado excesivo sin otros síntomas ni existencia de las patologías antes citadas es idiopático, y no puede dar a la mujer explicación ni tratamiento. A mi consulta vienen muchas mujeres en esta situación. La MTC nos ofrece un camino diagnóstico y terapéutico que puede ayudar en estos casos. Según el doctor Giovanni Maciocia, la menorragia puede darse en un contexto de vacío de *qi*, en el que el cuerpo pierde la capacidad de «controlar» la sangre, o de calor en sangre, en el que el calor acelera y agita la sangre y produce hemorragias o estasis sanguínea. Aunque parezca paradójico, ese estancamiento provoca que, conforme vamos creando sangre, esta se desborde. Así pues, aunque el resultado sea el mismo (el sangrado excesivo), la sintomatología de estos tres cuadros será muy diferente y, por tanto, también su abordaje. Por si te ayuda a clasificarte, te ofrezco algunos datos:

- **Vacío de *qi*.** Mujeres débiles, pálidas, mentales, con molestias digestivas como hinchazón, menstruación pálida y líquida, voz débil y poco habladoras. El tratamiento será nutrir la sangre y la energía, la gestión emocional y reequilibrar. Es típico en mujeres mentales, agotadas, con dietas inadecuadas.

- **Calor en la sangre.** Sangrado muy rojo, sangre densa, agitación nerviosa, mucha sed. El tratamiento será refrescar. Típico en mujeres que no gestionan sus emociones, sobre todo la rabia, además de que suelen tener una alimentación inadecuada con muchos picantes, alcohol, etcétera.
- **Estasis de la sangre.** Muchos coágulos durante la menstruación, dolor que se alivia al expulsar la sangre. Conforme avanza la menstruación, disminuye el dolor. El tratamiento por excelencia es el movimiento: bailar, estar en cuclillas, caminar… Típico de mujeres que no gestionan bien la rabia, por ejemplo, y bloquean el hígado. También de mujeres con riñones y abdomen al aire que genera frío en el útero.

Historias de consulta

Virginia vino a verme hace cinco años. Estaba cursando un máster mientras trabajaba en la empresa familiar. Desde hacía años padecía una anemia de la que no se recuperaba y unas reglas muy abundantes, tanto que el primer día no se atrevía a salir de casa porque necesitaba cambiarse cada hora. Sus pruebas ginecológicas y analíticas no desvelaban ninguna causa orgánica. La menstruación para ella era un gran trastorno que la obligaba a detener su vida unos días y la dejaba exhausta a nivel energético. Virginia era una mujer muy mental, con tendencia a dar muchas vueltas a todo, casi obsesiva. Era una planeadora infatigable (como la mujer del cuento de la lechera) y su frase favorita era «¿Y si…».

Siempre estaba cansada, su tez era muy blanca, hablaba poco y su sangre era pálida. Se quejaba de problemas digestivos, como barriga hinchada, heces pastosas, micción frecuente, dolor lumbar. Trabajé con ella durante dos ciclos para tonificar la energía digestiva: su alimentación se basaba en alimentos crudos y mucha fruta, y dormía pocas horas porque entre el máster y el trabajo cada noche robaba unas horas a la cama.

Hicimos un trabajo emocional para gestionar su exceso de reflexión y pensamiento y creamos una serie de rituales para gestionar el tiempo y el descanso. Añadí aceites esenciales que le fueron muy útiles. Virginia era un caso claro de vacío de qi (sobre todo de bazo y riñón). Tras corregir los hábitos erróneos y darle herramientas para su autogestión, la derivé a la acupuntora, que siguió trabajando con ella. Sus ciclos mejoraron desde el primer mes de tratamiento.

Poca cantidad (hipomenorrea)

La escasa cantidad a veces se combina con periodos largos, es decir, sangran poco y cada vez tardan más entre un periodo y otro, llegando a veces a la amenorrea.

Las causas más habituales suelen tener relación con estados de desnutrición o bien de gasto excesivo (estrés, exceso de actividad mental, miedo sostenido, angustia) que llevan al organismo a intentar ahorrar energía. Recuerda que el ciclo menstrual es un proceso costoso para nuestro cuerpo. También puede deberse a alguna alteración de la ovulación provocada por problemas con las hormonas tiroideas, o a niveles altos de prolactina, insulina o andrógenos, o en periodos como la pubertad y la perimenopausia, en los que la ovulación es irregular y el endometrio no se desarrolla bien. El tamaño del útero puede influir, ya que la superficie endometrial es menor y, por tanto, la cantidad de sangre también.

Como siempre, es importante descubrir qué origina tu escaso sangrado (por debajo de 30 mililitros) y luego abordar la causa: nutricional, emocional, hormonal…

Ausencia de menstruación (o amenorrea)

Hablamos de amenorrea primaria cuando, después de los quince años, aún no se ha menstruado por primera vez, y de secundaria cuando, tras haber menstruado, atravesamos periodos de ausencia total de menstruación no derivados del embarazo, la lactancia o la menopausia. Las causas pueden ser:

- **Orgánicas.** Desnutrición o exceso de actividad física, pérdida de peso o escasa grasa corporal.
- **Hormonales.** Alteraciones en el eje hipófisis-gónadas, insuficiencia ovárica, SOP o menopausia precoz.
- **Otras.** Puede darse en enfermedad celiaca no diagnosticada ni tratada. Te sorprendería saber la cantidad de mujeres adultas que son celiacas sin saberlo.

Desde la MTC, la más habitual es la insuficiencia de yin. Suele empezar con ciclos largos hasta que desaparece. Lo habitual son molestias lumbares y poco moco cervical. El ejemplo más típico es el de la menopausia precoz y los casos de desnutrición o pérdidas de peso muy significativas. También diferenciamos las amenorreas por falta de sangre (típicas después de la píldora) y las pérdidas de peso excesivas o tras periodos de convalecencia. En este caso, es clave el abordaje nutricional, además de la acupuntura. En la amenorrea por estancamiento de *qi* de hígado o corazón, los desequilibrios emocionales pueden alterar la ovulación. Son las amenorreas que llamamos «hipotalámicas», cuya principal causa es emocional. El tratamiento pasa por un abordaje emocional, además de nutricional y de acupuntura.

Presta atención y averigua qué te ocurre si:

- Tu ciclo no aparece en dos meses (sin estar embarazada).
- Tu ciclo se vuelve irregular y el sangrado llega en menos de veintiún días o con más de treinta y cinco días de diferencia.
- El sangrado es cada vez más escaso y los ciclos se alargan más.
- Si manchas entre periodos.
- El sangrado dura más de siete días o menos de dos.
- El sangrado es muy intenso o muy escaso.
- Tienes dolor en algún momento del ciclo.

TRASTORNOS VINCULADOS A LA REGULARIDAD

Como ya he comentado, lo ideal es que nuestros ciclos sean lo más regulares posible dentro de nuestro patrón, excluyendo los casos de perimenopausia, embarazo y lactancia, que provocarían alteraciones fisiológicas en nuestra cadencia. Las causas más habituales de irregularidad son el SOP, los problemas de tiroides, los cambios bruscos de peso, el estrés y las alteraciones hormonales. La alteración del equilibrio entre el estrógeno y la progesterona que regula el ciclo menstrual es una causa habitual de menstruaciones irregulares y de otros trastornos ginecológicos que exigen control médico.

En la MTC, diferenciamos:

- **Ciclo corto, adelantado, antes llamado «hipermenorrea».** La menstruación se produce antes de lo esperado. Si son dos o tres días y ocurre de manera excepcional, no le damos validez clínica y seguramente tiene una causa emocional. Si el adelanto se produce tres meses consecutivos, se diagnostica un acortamiento del ciclo menstrual.

Desde la medicina moderna, casi siempre tiene que ver con un déficit de la progesterona. En la MTC se produce por insuficiencia de *qi* (debilidad) o por calor en la sangre.

- **Insuficiencia de *qi*.** Ciclo corto o flujo menstrual abundante. Sangre pálida y líquida, falta de apetito, heces sueltas.
- **Calor en la sangre.** Dará un ciclo menstrual corto, casi siempre con abundante sangrado de color rojo vivo o granate y flujo espeso, además de agitación, sed y estreñimiento.

• **Ciclo largo, retrasado, antes llamado «oligomenorrea» o «hipomenorrea».** La menstruación se produce con una semana o más de retraso. Si se da de forma excepcional, no tiene validez, pero, como en el caso anterior, si se repite durante tres ciclos consecutivos, lo llamamos «periodo alargado». Si no se trata a tiempo, este cuadro suele acabar en amenorrea. En la MTC el estancamiento puede venir por frío en el útero, insuficiencia (sangre o yang de riñón) o estasis de *qi*.

- **Frío en la sangre.** Ciclo largo o flujo escaso con coágulos, y dolor que se alivia con calor.
- **Estasis de *qi*.** Ciclo irregular o flujo escaso o abundante. El flujo se entrecorta, de color oscuro, tirando a lila, irritabilidad, tendencia a los suspiros y dolor en las mamas.
- **Insuficiencia:** reglas poco abundantes, flujo pálido, tez pálida, mareos, insomnio.

• **Ciclo menstrual irregular.** Se produce alternancia: unas veces se adelanta y otras se atrasa.

El tratamiento vendrá marcado por el origen del síndrome y combinará abordaje nutricional y emocional, y técnicas para calentar, enfriar o movilizar la sangre.

Trastornos relacionados con la ovulación

La ovulación y la menstruación son los dos acontecimientos más importantes del ciclo. Las alteraciones en la ovulación impactan de forma directa en la menstruación. Como ya he comentado, la ovulación es clave para lograr un embarazo y para que se produzca la menstruación, pero como has visto en apartados anteriores sangrar sin ovular. En ese caso, técnicamente no será un sangrado menstrual. El sangrado menstrual procede de la preparación del útero para un posible embarazo y de haber ovulado. Si no ovulas, no tienes menstruación, aunque puede que sangres. Es un sangrado producido por la estimulación de las hormonas en la fase folicular (estrógenos y FSH).

Estos niveles han generado un crecimiento endometrial, pero no han sido capaces de producir la maduración del folículo para que se dé durante la ovulación. Cuando estos niveles disminuyen, se produce la descamación del endometrio y podemos tener sangrado, pero en realidad no marca el inicio de un nuevo ciclo: es como si siguiéramos en una fase folicular, a la espera de la ovulación. Cuando tomamos la píldora también tenemos sangrados no menstruales, conocidos como «sangrados de deprivación». En estos se produce la liberación de las hormonas en la primera fase y generan un ligero crecimiento endometrial, pero inhiben la ovulación. Al «deprivar» las hormonas en la semana de descanso, se produce la caída hormonal, la descamación y el sangrado, como ya hemos visto.

Los ciclos anovulatorios pueden deberse a desajustes en el estilo de vida o a alteraciones hormonales o del eje hipófisis-gónadas:

- **Causas ováricas.** La principal es el SOP, por la alteración de los andrógenos.

- **Causas hipofisarias.** Casi siempre por un prolactinoma benigno o por una infección o enfermedad autoinmune que reduzca la secreción de la hipófisis.
- **Causas hipotalámicas.** Casi siempre por estrés psicológico o físico, como la pérdida brusca de peso, el insomnio...
- **Otras.** Estar lactando, viajes, alteraciones emocionales puntuales...

Los síntomas más habituales son:

- Ciclos cortos, irregulares o ausencia de menstruación (amenorrea).
- Menstruación muy abundante o muy escasa.
- Ausencia de indicadores de ovulación: moco cervical, pico de LH o cambios psicoemocionales.

Las causas pueden ser un estilo de vida que no aporta salud, una dieta inadecuada, un exceso de ejercicio, una mala gestión del estrés o patologías no tratadas, como la obesidad, la anorexia, el SOP, el hipotiroidismo y la hiperprolactinemia, entre otras.

CONSEJOS PARA CONTROLAR LA OVULACIÓN

✓ Hazte una analítica hormonal para medir la progesterona siete días después de la ovulación. En un ciclo de veintiocho días, será entre los días 21 y 23.

✓ Hazte la gráfica de temperatura para ver si se da el pico de ovulación.

✓ Mide la LH con tiras reactivas. Puedes comprarlas en la farmacia.

✓ Si tienes SOP, hipotiroidismo o trastornos de la alimentación, sigue el tratamiento de apoyo.

✓ Haz las correcciones pertinentes en tu estilo de vida —alimentación, ejercicio, gestión emocional y evita el estrés—, y lleva una suplementación adecuada y personalizada. Si tu problema es el exceso de prolactina, quizá te resulte muy útil el *Vitex agnus-castus*; si te faltan nutrientes, usa una fórmula con las vitaminas o los minerales deficitarios; si estás muy estresada, toma adaptógenos, vitaminas y ácidos grasos esenciales. La vitamina E mejora la ovulación, y aunque lo ideal es ingerirla a través de los alimentos (los frutos grasos, como el aguacate, las aceitunas, las semillas o sus aceites son ricos en esta vitamina), a veces es necesaria la suplementación durante un periodo.

PRINCIPALES TRASTORNOS GINECOLÓGICOS RELACIONADOS CON EL CICLO MENSTRUAL

El objetivo de este libro es un autoconocimiento general, no tanto meternos en patologías concretas (daría para otro libro), pero para todas aquellas que tenéis trastornos vinculados a vuestro ciclo me gustaría deciros que no os conforméis, que investiguéis y que luchéis con amor y defensa para recuperar esa salud hormonal que tanto influye en vuestra salud general.

Para que sepáis por dónde empezar a investigar, voy a dejaros información básica porque, de una manera u otra, la mayoría de los trastornos tienen como causa algún problema con las principales hormonas o repercuten en ellas, aun sin ser la causa del desequilibrio.

Estrógenos e hiperestrogenismo

Como ya he dicho al hablar de las hormonas, la influencia de los estrógenos va más allá de lo reproductivo. Influyen en el metabolismo y el sistema inmunitario, en las emociones y el comportamiento. Por ejemplo, los estrógenos nos hacen valientes, románticas, maternales, potencian la memoria y la parte cognitiva. Son los responsables de los cuerpos redondeados en pechos y caderas y también en brazos y piernas. Dan rubor a las mejillas y brillo a la piel y los ojos, incrementan nuestra libido y nos convierten en mujeres deseables y deseosas, entre muchas otras funciones. Su efecto es deseable y necesario, pero cuando producimos más de la cuenta generan numerosos problemas de salud. Los fabricamos gracias a nuestros ovarios y a la aromatasa, una enzima presente en las zonas grasas del cuerpo. El ciclo menstrual dirige activamente su producción. Los estrógenos unidos a su transportador son más benévolos con el organismo que si circulan por libre en la sangre. Con la dieta y el estilo de vida podemos modular los transportadores para que los estrógenos viajen por nuestra sangre de forma protegida.

El hiperestrogenismo no es una enfermedad como tal, sino un desequilibrio entre los estrógenos y la progesterona en favor de los estrógenos. Esta situación se puede desencadenar por:

Exceso de estrógenos

- Elevada producción, por ejemplo, ante un tumor.
- Dificultad para eliminarlos. ¿Te acuerdas de las enzimas de nombre raro encargadas de su gestión que vimos en el apartado de la microbiota?
- Exceso de estrógenos exógenos, los famosos disruptores endocrinos.

Déficit de progesterona por una baja producción

En el caso del déficit de progesterona hablamos de un hiperestrogenismo secundario o relativo. En cualquier caso, un exceso de estrógenos en sangre produce un desequilibrio hormonal con consecuencias en todo el cuerpo.

Los estrógenos elevados pueden generar dolor menstrual, miomas, mamas fibrosas, cálculos en la vesícula biliar, estreñimiento, hipotiroidismo, hinchazón y retención de líquidos, migrañas, dolores de cabeza y articulares, hemorroides, falta de libido, problemas plaquetarios, ictus, ovarios poliquísticos, sobrepeso y dificultad para perderlo, acné, trastornos emocionales como la ansiedad y la depresión, e incluso problemas más graves, como el cáncer estrógeno dependiente.

También podemos encontrarnos el caso contrario, mujeres con un nivel de estrógenos muy bajo (hipoestrogenismo), lo que produce desequilibrios en el ciclo, incluso amenorrea. Los estrógenos descienden de forma natural durante la menopausia y ocasionan múltiples síntomas en las mujeres. Excepto en ese momento, en el que el descenso es fisiológico, los estrógenos bajos pueden hablarnos de déficits en la alimentación, exceso de ejercicio, insuficiencia ovárica prematura o insuficiencia renal, entre otros.

CONSEJOS PARA REGULAR LOS ESTRÓGENOS

- ✓ Si padeces sobrepeso, redúcelo.
- ✓ Regula tu nivel de glucosa e insulina. Un exceso de insulina provoca una reducción de SHBG (la globulina fijadora de hormonas sexuales) y un aumento de la testosterona y los estrógenos.

COMPRENDER LA CICLICIDAD   191

✓ Sigue una dieta antiinflamatoria, rica en vegetales, sobre todo de los de color verde (si tu aparato digestivo lo tolera); no abuses de la proteína animal, sobre todo si no es ecológica o criada en libertad y alimentada de forma coherente; elimina azúcares, los cereales con gluten y valora dejar los lácteos una temporada. Aunque no son necesariamente insanos, todos estos alimentos tienen una alta carga hormonal.

✓ Potencia los alimentos que han demostrado efectividad en el hiperestrogenismo, como:
  – Las crucíferas como la coliflor, el brócoli y las coles de Bruselas. Su consumo regular tiene efectos beneficiosos en el hiperestrogenismo.
  – Las semillas de lino, por su contenido en lignanos, que inhiben la aromatasa y reducen la circulación enterohepática de los estrógenos y sus metabolitos. Consume no menos de 10 gramos al día.
  – Miel y propóleo, por sus flavonoides, como la crisina, que inhibe la aromatasa.
  – La polivalente familia *Allium*, que incluye ajo, cebolla, puerro, cebolletas… Contienen quercetina, con un potente efecto antiinflamatorio. Hay investigaciones en curso sobre el ajo negro en relación con la endometriosis.
  – Alimentos para disminuir la inflamación, como los ricos en omega 3 o la cúrcuma.

✓ Valora tu exposición a estrógenos exógenos presentes en algunos medicamentos y tóxicos ambientales.

✓ Cuida tu salud hepática e intestinal. Tu cuerpo metaboliza estrógenos a partir de esas dos vías, así que procura que las carreteras se mantengan abiertas.

✓ Algunos nutrientes que ayudan a mejorar el problema: vitaminas del grupo B, magnesio, metionina, glutatión, D-glucarato de calcio, indol 3-carbinol.

Déficit de progesterona

Como has visto en el apartado anterior, la progesterona y los estrógenos deben estar siempre en equilibrio para salir a escena en el momento del ciclo adecuado.

Como su hermano el estrógeno, la progesterona cumple funciones imprescindibles en tu organismo que no están restringidas al ciclo menstrual. Recordemos: es la hormona ansiolítica de la paz y el descanso, responsable de la serenidad y de la calidad del sueño; protege de las migrañas asociadas al ciclo y mejora la memoria; igual que el estrógeno, es antiinflamatoria. Muchos trastornos emocionales mejoran cuando se equilibra la progesterona, como la sensación de frío, la retención de líquidos, los ciclos cortos, el síndrome premenstrual y muchos problemas de fertilidad.

Como en el caso de los estrógenos, el exceso de progesterona (aunque es muy poco habitual) no es positivo, y puede causar depresión, trastornos de la memoria, fatiga... Muchas veces, al estar baja, deja de ejercer sus efectos positivos y descompensa los estrógenos. Por tanto, es imprescindible que ambas hormonas se mantengan en niveles óptimos y se equilibren entre ellas.

Las causas más habituales son el estrés sostenido (te recuerdo que el cortisol elevado en sangre compite con la progesterona y, si tiene que elegir, el cuerpo priorizará el cortisol por sus funciones relacionadas con la supervivencia. Sí, estarás pensando que el estrés está metido en todo, pero la verdad es que infravaloramos sus consecuencias), una dieta desequilibrada y con baja densidad nutricional, el SOP, la hiperprolactinemia o el hipotiroidismo.

A veces, la falta de progesterona, o insuficiencia de fase lútea, se da sin responder a estas causas. Además, es uno de los motivos más frecuentes de los abortos de repetición. Tras la ovulación, la progesterona tiene que alcanzar un pico y, si no es lo bastante alto, el cuerpo lúteo no llega a desarrollarse por completo ni puede secretar progesterona para mantener el embarazo.

La insuficiencia del cuerpo lúteo puede ser causada por un fallo ovárico o por un problema endocrino, normalmente por un fallo tiroideo (hipertiroidismo o hipotiroidismo) o por hiperprolactinemia (exceso de prolactina en sangre).

Si tienes falta de progesterona, los síntomas más habituales son:

- Fase lútea corta, de nueve días o menos. La implantación del embrión tiene lugar entre seis y diez días después de la ovulación. Si la progesterona está baja, se producirá un retraso o la ausencia de la maduración endometrial, y un posible fallo de desarrollo o de implantación (esto ocurre en el 25-40 por ciento de las mujeres que sufren abortos recurrentes).
- Ciclo menstrual de veinticuatro días o menos.
- *Spotting* menstrual. Sangrados entre la ovulación y la menstruación o pérdidas marrones antes de que baje la regla.
- Procesos proliferativos excesivos relacionados con los órganos sexuales: menorragias, miomas, mamas fibrosas, endometriosis…, la mayoría de las veces causados por un hipoestrogenismo relativo.
- Sangrado en el primer trimestre del embarazo.
- Abortos espontáneos.
- Síntomas antes de la menstruación como insomnio, migrañas, agitación, tristeza y ansiedad…

No es habitual tener niveles altos de progesterona, por eso no le dedico un apartado. Sabrás más de tus niveles de progesterona si haces la gráfica de temperatura corporal o si realizas una analítica de sangre siete días después de la ovulación, aunque para mí la gráfica de temperatura ofrece una información más real.

CONSEJOS PARA POTENCIAR LA PROGESTERONA

✓ Favorece la circulación de la sangre. Toma remolacha o alimentos ricos en óxido nítrico durante la fase lútea. También puedes tomar alimentos ricos en arginina o un suplemento para estimular la síntesis de óxido nítrico, que actúa como vasodilatador y mejora la circulación sanguínea. Practicar ejercicio y tomar el sol estimulará la síntesis del óxido nítrico.

✓ Toma suplementos de vitamina C, arginina, melatonina y vitamina E.

✓ Revisa tu tiroides: hay muchos problemas cuyo origen está allí.

✓ Utiliza el aceite esencial Progessence Plus™.

✓ Mejora tu colesterol. En los últimos años se ha frivolizado mucho sobre el colesterol y se ha demonizado, pero lo cierto es que es imprescindible para fabricar las hormonas sexuales. Asegúrate de tener un buen perfil lipídico si quieres gozar de una buena salud hormonal.

✓ Toma alimentos que ayuden a subir la progesterona, como los ricos en zinc (marisco, semillas de calabaza y carne), incluye alimentos ricos en vitamina B6 y no tomes alcohol, porque reduce los valores de forma drástica. Si has estado tomando la píldora, los valores de progesterona estarán bajos: incluye alimentos ricos en vitamina A (frutas y verduras de color naranja y vísceras animales) y que no falten grasas buenas en general, como la colina.

✓ Aprende a gestionar el estrés.

✓ Mejora tus hábitos de sueño.

✓ Reserva momentos del día para no hacer nada y estar en ti.

✓ Estar alegre y reír es una excelente manera de elevar el óxido nítrico de forma natural y, de ese modo, mejorar tu nivel de progesterona.

✓ Puedes usar suplementos supervisados por una experta para mejorar tus déficits. Yo suelo usar aceites esenciales o el *wild yam* o ñame silvestre, un tubérculo que puede mejorar la falta de proges-terona en algunos casos. También recurro al GABA, porque la pro-gesterona actúa como hormona y como neurotransmisor a la vez (estimula el sistema gabaérgico cerebral, que tiene efectos cal-mantes y relajantes). También a la vitamina E, que, junto a la argi-nina o el óxido nítrico, puede mejorar rápidamente tus niveles de progesterona.

✓ Si buscas un embarazo, habla con tu ginecóloga para que valore si debes añadir progesterona sintética.

Hiperprolactinemia

La prolactina es una hormona producida por la hipófisis. Un au-mento de esta hormona en sangre puede generar problemas en tu ciclo menstrual. Es la encargada de controlar la producción de leche y de frenar la acción de las hormonas sexuales, tanto las «femeninas» (estrógenos) como las «masculinas» (andrógenos). Esta hormona, fuera del contexto de la lactancia, tiene que estar en valores óptimos. La prolactina alta puede causar problemas con la ovulación, alterar el ciclo e incluso provocar una ameno-rrea (se empieza con reglas escasas y cada vez menos frecuentes hasta su total desaparición). También puede producir secreción de leche sin embarazo (galactorrea), infertilidad, falta de libido, osteoporosis, sobrepeso, hirsutismo…

De forma fisiológica, estará más elevada en el embarazo y la lactancia, pues es su función. También se eleva durante las rela-ciones sexuales, mientras dormimos, al hacer ejercicio, si masa-jeamos o comprimimos los pechos y en situaciones de estrés. En cambio, en otras situaciones, un nivel alto de esta hormona indi-ca alteraciones a nivel hipotalámico o hipofisiario:

- Prolactinoma (tumor benigno muy habitual).
- Tumores cerebrales.
- Traumatismos en la silla turca.
- Efectos de algunos medicamentos: para la presión, antidepresivos o tranquilizantes.
- Disfunciones como el SOP, algunas amenorreas y problemas con la libido.

CONSEJOS PARA BAJAR LA PROLACTINA CON LA SUPERVISIÓN DE UN EXPERTO

✓ Utiliza las ayudas naturales:
  – *Vitex agnus-castus.* Actúa como receptor de la dopamina. Esto impedirá que la glándula pituitaria libere grandes cantidades de prolactina.
  – Maca. Aumenta los niveles de óxido nítrico y de dopamina.
  – Ginkgo biloba. Mejora los niveles de dopamina y actúa como inhibidor de la prolactina.
  – Aceite esencial de vetiver. Yo lo uso con mucho éxito, a veces junto a otros aceites de apoyo.

✓ Si tu actividad es intensa, reduce el ejercicio.

✓ Duerme lo necesario. La mayoría de las personas duermen menos de lo que necesitan.

✓ Gestiona tu nivel de estrés, una de las causas más habituales.

✓ Come de forma saludable y ten en cuenta que la dopamina, una sustancia química cerebral derivada de los aminoácidos tirosina y fenilalanina, inhibe la secreción de prolactina. Si incluyes alimentos que contengan estos aminoácidos, estimularás la síntesis de dopamina y, como resultado, reducirás los niveles de prolactina:
  – Alimentos ricos en fenilalanina: proteína animal y frutos secos como los cacahuetes, las nueces y las almendras.
  – Fuente de tirosina: trigo integral, avena, habas, semillas de sésamo y semillas de calabaza.

- La levadura nutricional contiene tirosina y fenilalanina a la vez. Es muy versátil en la cocina y está riquísima (tiene un ligero sabor a parmesano).
- Frutas y verduras, por su capacidad antioxidante.
- Incluye marisco, que tiene zinc y vitamina B6 a la vez. Te ayudará a metabolizar la prolactina.

Problemas con la testosterona

Los ovarios y las glándulas suprarrenales producen testosterona a diario. Como la testosterona solo se relaciona con los hombres, apenas se ha estudiado su influencia en la salud femenina. Igual que las demás hormonas, tiene que bailar al ritmo de los estrógenos y la progesterona. Es la responsable de aumentar la masa muscular, de funciones reproductivas como la ovulación, de la libido o de la sensación de bienestar general, además de que tiene un papel importante en tu metabolismo.

Cuando los valores son altos, pueden provocar trastornos como el síndrome de ovarios poliquísticos (SOP con base androgénica, un trastorno con repercusión en el ciclo menstrual y en la fertilidad, pero con una compleja causa mixta ginecológica y endocrina).

Falta de testosterona

Durante la menopausia es frecuente que se dé un déficit de testosterona y que, en parte, sea responsable de la pérdida de masa muscular, del descenso de la libido y de la sequedad de los tejidos. La testosterona también puede reducirse por estrés, las dietas muy restrictivas, falta de sueño, lactancia, conflictos emocionales o fármacos como anticonceptivos, antidepresivos y algunos antihipertensivos. Para mejorarla, habrá que hacer un abordaje nutricional y de estilo de vida. También es frecuente en mujeres con insuficiencia ovárica, una causa muy común de infertilidad.

Los síntomas habituales son:

- Debilidad y fatiga física e intelectual.
- Tendencia a engordar no justificada por la dieta.
- Falta de deseo sexual.
- Ciclos menstruales irregulares y dolorosos.

Exceso de testosterona

Es frecuente en mujeres jóvenes, sobre todo en las diagnosticadas con SOP. Los síntomas habituales son:

- Piel y cabello grasos.
- Caída del cabello siguiendo un patrón masculino.
- SOP.
- Acné.
- Hirsutismo.
- Escaso desarrollo del pecho.
- Glúteos y piernas muy delgadas.
- Posible sobrepeso.
- Problemas de fertilidad.
- Abortos.

Revisa tus hábitos, incluida tu alimentación, y toma infusiones de té verde, menta y regaliz. Pregunta a tu médico o especialista de confianza si es necesario suplementarte con inositol.

Como te decía, los desequilibrios hormonales pueden ocasionar problemas ginecológicos y estos, a su vez, originar desequilibrios en las hormonas, porque en realidad no sabemos qué va antes, si el huevo o la gallina. Si tienes un trastorno ginecológico, diagnosticado o no, o síntomas que afecten a tu ciclo, te recomiendo que te impliques, que no te acostumbres a vivir con una salud por debajo de lo que puedes esperar y que busques profesionales sensibles y actualizadas (no solo médicos, abre tu mente) para encontrar solución a lo que tu cuerpo grita. No te quedes como un agente pasivo, no entregues un cuerpo para que lo reparen. Sé parte activa de tu sanación: investiga, pregunta, dialoga con tu cuerpo, con tu historia, con los síntomas, y verás que los caminos se abren ante ti para que puedas recorrerlos.

Los principales trastornos ginecológicos pueden tener su origen en otros sistemas orgánicos o influir en ellos, así que, a veces, la búsqueda de la solución va más allá de encontrar una buena ginecóloga. Necesitas la visión de un endocrino o de expertos parasanitarios o de otras medicinas ancestrales para tener la lectura completa de lo que te ocurre y encontrar la mejor solución a tus desequilibrios.

Los principales «diagnósticos» que afectan a tu ciclo son:

- Endometriosis.
- Adenomiosis.
- SOP.
- Masas (miomas, quistes, pólipos…).
- Infertilidad.

Como hemos visto, los desequilibrios no ginecológicos pueden afectar negativamente a tu ciclo. También en este caso te recomiendo que busques soluciones integrativas que te permitan recuperar la salud. Te recuerdo que, aunque la medicina moderna tenga una visión segmentada y especializada del cuerpo, no refleja la realidad. Este funciona como un todo, e igual que una rueda pinchada influye en el funcionamiento del coche, en el cuerpo ocurre lo mismo.

Los principales problemas extraginecológicos que generan un impacto en el ciclo son los siguientes:

- Problemas de tiroides.
- Fatiga adrenal.
- Trastornos de la conducta alimentaria.
- Infecciones.
- Hábitos o situaciones vitales como el deporte de alto rendimiento, los problemas de sueño, los trabajos por turnos y temas transgeneracionales. En este último caso, busca a una buena profesional y prepárate a descubrir lo que tu presente no puede.

Reglas sobre las que reflexionar

- Hay un montón de mitos sobre tu ciclo que deben desterrarse.
- Dejemos de usar eufemismos para hablar del cuerpo y del ciclo, o úsalos si te apetece, por decisión propia, no por costumbre o por falta de conciencia en un proceso natural.
- Tu ciclo es importante con independencia de que quieras ser madre o no.
- Tu ciclo es una herramienta de autoconocimiento gratuita, inocua y que vives cada mes, así que ¿por qué no aprovecharla en tu favor?
- Tu ciclo es más que el sangrado.
- Tu sangrado es un signo vital.
- Habita a tus cuatro mujeres. Si te amigas con tu ciclo, te enriquecerá mucho darles espacio cada mes, acéptalas a todas como fases normales y sanas.
- No te conformes con el dolor, si lo tienes.
- Busca la causa, el diagnóstico, saber qué te ocurre desde cualquier medicina que te ayude. Para mí, medicina solo hay una y es la que cura, así que no le pongas etiquetas. Si tu presente no puede explicar lo que te ocurre, indaga en tu transgeneracional.
- No tercerices: tu salud y tu cuerpo son tu responsabilidad y tu poder.
- No confundas el síntoma con la causa de la enfermedad.
- La salud es holística, el todo es algo complejo que implica más que la suma de las partes.
- Es urgente vivir el ciclo y los procesos como la menopausia, el embarazo, el parto y la lactancia desde la salud y la comprensión.
- Dejemos de medicalizar etapas vitales. Mantener un cuerpo sano es más que no estar enferma, es mantener un cuerpo vivo (no uno que solo sobrevive).

- Los problemas de salud de tu ciclo son multicausales, y pueden mejorar con la hoja de ruta que acabamos de repasar.
  - La alimentación saludable es más fácil de lo que parece si le preguntas a tu instinto y a tu sentido común.
  - Alimenta tus cuatro cuerpos cada día y no le des a uno el alimento del otro.
  - Cuida tus hábitos de vida para nutrir tu microbiota.
  - Aprende a gestionar tus emociones.
  - Exponte a la luz solar, pasa el mínimo tiempo posible en interiores. Como el entorno laboral suele ser cerrado, aprovecha siempre que puedas para estar al aire libre: ve andando al trabajo, llévate un táper y come en un parque, quédate en la terraza en vez de entrar en un bar…
  - Haz *grounding*. Si no puedes ir cada día a la naturaleza, compensa el fin de semana. Pero comprueba si tienes cerca una playa, una montañita o un parque al que ir un rato.
  - Tener plantas en casa y tocar la tierra con las manos a diario también puede ser de ayuda.
  - Hidrátate. Recuerda que el agua tiene memoria y que reacciona al medio en que se encuentra.

SEGUNDA PARTE

Gestionar la ciclicidad:
descubre y ama a las mujeres que hay en ti

En contexto

En la primera parte ya hemos visto los aspectos estructurales y funcionales de tu ciclo. En esta vamos a trasladar esos conocimientos a tu día a día como mujer cíclica. Esta sabiduría nos da el poder de elegir, al menos en nuestro contexto social, por eso me gustaría reflexionar contigo sobre aspectos automatizados de la vida (como la gestión de la sangre menstrual), y revisar las diferentes opciones o conocer mejor tu cuerpo para leer sus señales de fertilidad, y así favorecer o impedir un posible embarazo, o entender que hay situaciones frecuentes pero no normales. Pero para mí lo más importante es que aprendas a leer la energía disponible en cada fase para organizar tu vida de un modo más armónico y, sobre todo, para que te entiendas y te respetes siempre. El cuerpo cambia en cada ciclo, como también lo hacen las emociones, y es muy interesante aprender a gestionarlo, sabiendo que eres una pero te comportas como cuatro. Igual que la luna abraza sus cuatro fases y la naturaleza no tiene preferencia entre sus cuatro estaciones, necesitamos comprendernos y vivirnos en nuestras cuatro fases.

Como ya he dicho, ser cíclica no es mejor ni peor. Es lo que somos, y tiene muchas ventajas y algunos inconvenientes que voy a compartir contigo para que aprendas a gestionarla y te conozcas, además de que puedas disfrutar de mayor salud física y emocional. Ese autoconocimiento te permitirá tomar decisiones conscientes sobre aspectos tan importantes como la autoevaluación de tu estilo de vida mensual a través del resultado de tu ciclo; la gestión de la sangre menstrual sin que enfermes ni perjudiques al planeta y la gestión de tu fertilidad de un modo respetuoso, tanto si quieres tener hijos como si prefieres evitarlos.

La ciclicidad, por tanto, no es solo algo que se deba comprender, sino algo que hay que gestionar y que puede ayudarte a lograr tus objetivos y a disfrutarte en todas las áreas de tu vida.

Vive a tus cuatro mujeres, ponlas a trabajar en su lugar y aliméntalas siguiendo la ciclicidad.

¡Feliz gestión de tus cuatro mujeres!

9

La importancia de la gestión cíclica

Antes de darte consejos prácticos sobre la gestión cíclica de tu vida, debes saber que la cronobiología humana incluye tres tipos de ritmos o melodías con los que bailar: circadiano, ultradiano e infradiano. Cada uno influye en todas las áreas del cuerpo, incluyendo las emocionales, las espirituales y las cognitivas. Son ritmos que funcionan de manera automática y, si los conoces y los respetas, pueden suponer una enorme ventaja en tu productividad y tu felicidad. Vivir fluyendo con los ciclos es como salir a navegar con el viento a favor: el viaje es más fácil y agradable.

Por desgracia, nuestra forma de vida moderna se aleja mucho de nuestras necesidades orgánicas y del respeto a la cronobiología. Es increíble la cantidad de servicios veinticuatro horas que nos invitan a ir al gimnasio o a hacer la compra o la colada a las tres de la madrugada, cuando a esa hora tu cuerpo necesita dormir. Las personas que trabajan por turnos (les agradecemos su labor porque, gracias a ellas, disponemos de servicios fundamentales) saben la implicación que tiene para su salud ir al revés del ritmo natural de su organismo, sobre todo las que han tenido más dificultades para adaptarse.

Veamos los tres ritmos que suenan en nuestro interior.

Ritmo circadiano. Modo de funcionamiento siguiendo un reloj. Etimológicamente, proviene del latín: *circadies* está formado por *circa*, «alrededor de», y *dies*, «día». Son los ciclos que se repiten cada veinticuatro horas, coincidiendo con la rotación de la Tierra.

Es el ritmo más conocido y sobre el que se organiza el tiempo y la productividad en esta sociedad lineal. Como puedes imaginar, es un ritmo regulado por la cronobiología. La luz y la oscuridad funcionan como activadores o supresores de funciones que se reflejan en tu comportamiento. Es decir, a lo largo del día el cuerpo genera diferentes sustancias químicas que nos predisponen a realizar unos actos y no otros. Regula las funciones de digestión y de sueño-vigilia, por eso es más eficiente comer con luz solar (todos sabemos lo que ocurre cuando cenas muy tarde) y también es más fácil dormir si hay oscuridad.

En mis estudios de MTC, me enseñaron que la energía vital (*qi*) recorre de forma cíclica nuestros órganos en el sentido de las agujas del reloj. Según la medicina china, nuestro cuerpo está dividido en doce fracciones horarias representadas por los meridianos, y en cada fracción hay unos órganos predominantes. De la una a las tres, la energía recorre el meridiano del hígado, por lo que un sueño inquieto o despertares pueden darte pistas de que ese órgano necesita atención. De siete a nueve es la hora del meridiano del estómago: levantarte sin hambre, con pesadez o dolor podrían ser indicio de una dificultad gástrica.

Ritmo ultradiano. Es el que pasa más desapercibido. Su frecuencia es tan corta que en la mayoría de las ocasiones funciona de manera automática: gestiona funciones vitales como el latido del corazón, el parpadeo, la respiración o los ciclos REM de sueño.

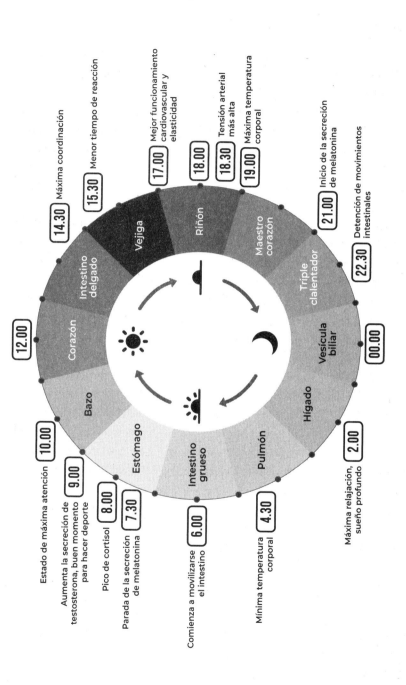

Ritmo infradiano. Su funcionamiento sigue el calendario y su duración es superior a un día. Ejemplos de ritmos infradianos en la naturaleza son las mareas, el ciclo de la luna, las estaciones y, en nuestro caso, el ciclo menstrual.

Al igual que el circadiano, influye en el cuerpo y en todas las áreas de la vida. También como en el primero, dispone de una serie de hormonas y neurotransmisores encargados de su automatismo. En el ser humano es un ritmo exclusivamente femenino y nos influye de una manera incluso más intensa y más desconocida que los anteriores. Sí, querida lectora, igual que a diario puedes ver las influencias del ritmo circadiano en ti, creo que es urgente, para nuestro bienestar, que empecemos a sincronizar la vida con el ritmo infradiano que rige nuestro ciclo.

En el siguiente capítulo encontrarás información práctica respecto a los principales cambios fisiológicos y emocionales, y cómo puedes usarlos para vivir mejor. Organizar la realidad a través de los ritmos es una maravillosa manera de vivir en sintonía, y te ayudará a sentirte más feliz y menos inadaptada en esta sociedad construida sobre un patrón circadiano (en el mejor de los casos). Aprender a vivir de forma cíclica es una necesidad social. Pasar a un modelo de productividad cíclica es algo que debemos a las generaciones venideras, y que empieza porque las actuales comencemos a conocernos y a respetar nuestras necesidades.

Estos tres ciclos coexisten y se influyen entre sí. Si tienes insomnio (ritmo circadiano), tu ciclo menstrual (ritmo infradiano) puede verse afectado. Como mujer, no puedes olvidar que tienes un reloj más que los hombres y que tu organización no solo debe plantearse en modo veinticuatro horas, sino veintiocho días (o lo que dure tu ciclo). En cualquier caso, te recuerdo que eres la dueña y jefa de tu vida y que tienes la capacidad para trabajar de un modo lineal siempre que la situación lo exija, pero te recomiendo que no pierdas esa mirada cíclica para hacer los ajustes necesarios en el global de tus fases.

El ritmo circadiano viene de serie y se activa casi al nacer. El infradiano está activo entre la menarquia y la menopausia. Como mujer es importante que los tengas en cuenta para sintonizarte y disfrutarte. A partir de ahora tu agenda debe tener esa doble mirada: diaria y mensual.

Ritmo	Duración	Ejemplo
Circadiano	24 horas	Sueño/vigilia, temperatura corporal
Ultradiano	0,1 segundos 1 segundo 6 segundos 60 minutos 90 minutos	• Electroencefalograma • Electrocardiograma • Ritmo de la respiración • Secreción pulsátil de hormonas • Ciclos del sueño
Infradiano	28 días 365 días	• Ciclo menstrual, ciclo lunar • Traslación de la Tierra, estaciones

Historias de consulta
CÓMO EL AUTOCONOCIMIENTO Y SU GESTIÓN CAMBIÓ LA VIDA DE LUCÍA

Lucía, de treinta y tres años, vino a mi consulta porque tenía unos fuertes dolores menstruales que no conseguía calmar. La llegada del sangrado era para ella una auténtica tortura. Dopada hasta arriba de analgésicos, transitaba como podía esos días de amargura. No había ninguna razón objetiva para su dolor, ni miomas, ni rastro de endometriosis, ni tampoco quistes.

Cuando le pregunté por la duración del ciclo, por cómo era el sangrado, por si notaba cambios a lo largo del mes… no pudo contestarme a ninguna de esas cuestiones. Por una parte, me sorprendió el gran desconocimiento que tenía y, por otro, lo enfadada que estaba. Cuanto más quería acallarlo, más se expresaba su cuerpo. Explorando su transgeneracional, nos topamos

*con mensajes muy duros de su madre respecto al ciclo menstrual y a la bio-
logía femenina tras la pérdida de un hijo a los pocos meses de nacer.*

*De hecho, al principio de la anamnesis no mencionó a ningún herma-
no, dijo que era hija única, pero más tarde apareció este hecho y, curiosamente, ella no lo tenía ubicado como hermano, a pesar de serlo. Hicimos un
trabajo pedagógico de comprensión y observación de su cuerpo durante
tres ciclos, cambiamos sus hábitos de vida e hicimos un trabajo emocional
para «colocar» a ese hermano invisible y transformar todos los criterios que
una madre rota de dolor había transferido a Lucía sin querer.*

*A los seis meses Lucía ya no tenía dolor, la cantidad de sangre se había re-
gulado y la relación con su cuerpo y su feminidad se había transformado de forma radical. Años después recibí un email en el que me agradecía mucho haber-
le presentado de nuevo a su cuerpo y haberla llevado de vuelta a vivir en él.*

*Me emociono cada vez que pienso en ella, no siempre es tan sencillo
conectar a una mujer con los mensajes de su cuerpo, pero cuando la energía disponible es la adecuada, el resultado es transformador.*

BIOHACKING

En los últimos años se está hablando mucho del concepto de
biohacking, una nueva rama de la ciencia que busca mezclar
conceptos de biología y mecánica con el objetivo de aplicarlos al
cuerpo humano para mejorar nuestra calidad de vida y vivir
más. Es algo así como comprender nuestro diseño, entender
cómo funcionamos a nivel biológico, y generar y aplicar una serie de prácticas para mejorar nuestra calidad de vida.

He de reconocer que la primera vez que oí hablar de él me
pareció un concepto muy frívolo y mecanicista como para apli-
carlo a algo tan sagrado como nuestro cuerpo, sobre todo porque muchas de las prácticas que puedes leer en internet están
orientadas a la toma de suplementos y del uso de muchos aparatos solo al alcance de algunos privilegiados.

Sin llegar a esos extremos más mercantiles y elitistas, es verdad que el cuerpo tiene una serie de componentes estructurales y funcionales que debemos conocer y acompañar. Cuando te compras un coche o un móvil, te preocupas por entender su funcionamiento, por cargar la batería o ponerle gasolina, actualizas los programas, pasas antivirus... En el caso del cuerpo femenino también podemos usar el concepto de *biohacking* para sintonizar con nuestra naturaleza y obtener los mejores resultados con el menor esfuerzo. Para ello solo necesitas tener en cuenta su funcionamiento y cuándo las hormonas te predisponen a activar unas funciones y a silenciar otras. Aplicar este concepto al ciclo menstrual es como recuperar el control del coche, dejar de ser el copiloto y pasar a conducir el cuerpo desde la libertad que da el conocimiento. Si voy por la autopista y el coche se está quedando sin gasolina, no tiene sentido no parar; si hay mucho tráfico, por mucho que quiera correr, no será posible; si no he puesto agua o el combustible adecuado, el coche no funcionará; y si tienes un coche nuevo con muchos caballos podrás exigirle más que si has heredado uno de hace muchos años...

Igual que de tu coche tienes unos conocimientos básicos que te permiten utilizarlo a tu conveniencia para alargar su vida y funcionamiento, es necesario que tengas esos conocimientos de tu cuerpo. Si conoces tus reglas de funcionamiento, podrás disfrutarte.

Con los conocimientos que te daré a continuación tendrás la posibilidad de recuperar a la mujer medicina que habita en ti. Ahora la llamamos «biohacker», pero me gusta más el concepto de «mujer medicina», que conecta con su sabiduría interna y la usa para ella de un modo respetuoso y saludable. Verás que se aligera tu carga, recuperarás el poder y la energía que llevas soportando tras muchos años de ritmo circadiano. Espero que te resulte tan apasionante como a mí y que te conviertas en una mujer medicina o biohacker consciente. Vamos allá.

10

La gestión de la sangre

¿Qué es la sangre menstrual?

La sangre que perdemos cada mes contiene mucosa y células del revestimiento uterino, células glandulares, plasma, hormonas, anticuerpos, linfa y nutrientes (vitaminas y minerales). Durante el sangrado también perdemos tóxicos, como restos de metales pesados, así que la sangre nos ayuda a hacer una limpieza profunda al mes, una semana détox que las mujeres traemos de serie.

Pero nuestra sangre menstrual no solo está compuesta por residuos biológicos. También contiene células madre, ese maravilloso tesoro con la capacidad de convertirse en cualquier tejido orgánico.* En la sangre menstrual se desperdician cada mes montones de células madre. Es más, se cree que hay más cantidad en la sangre menstrual que en la médula ósea. Seguramente la razón sea la memoria y la sabiduría de nuestro endometrio, que tiene mucha práctica en crear vasos sanguíneos nuevos a partir de los existentes para su ciclo de crecimiento. Nuestras células regenerativas endometriales se replican con rapidez, cien mil veces más rápido que las del cordón umbilical del recién na-

---

* Para más información sobre lo que contiene la sangre te recomiendo seguir las investigaciones de la doctora Enriqueta Barranco, de la Universidad de Granada.

cido, y se ha comprobado que son capaces de replicarse en al menos nueve células diferentes, entre las que se incluyen algunas vitales como las cardiacas, las hepáticas o las del pulmón. Nuestras células endometriales podrían cultivarse a gran escala y proporcionar alternativas a los actuales métodos basados en el uso de médula ósea y de sangre del cordón umbilical, de más difícil y costosa extracción, y que además presentan un alto grado de rechazo. Queda mucho por investigar, pero la terapia con células madre de sangre menstrual es una línea muy esperanzadora. Su tasa de replicación es más rápida y eficiente, con el beneficio añadido de que su extracción es cero invasiva y muy sostenible para tu cuerpo.

La próxima vez que sangres, te invito a que te familiarices con tu sangre y a que pienses en todo lo que contiene, cómo te ayuda a detoxificarte y que las células madre que contiene quizá algún día sirvan para tratar múltiples patologías.

El *tabú* de sangrar

Aunque hoy ya se habla más abiertamente del ciclo, sangrar sigue siendo un hecho poco comprendido y muy silenciado. ¿Quién no ha pedido una compresa a alguien como si estuviese comprando una sustancia prohibida a un traficante?

En general, todos los fluidos corporales nos producen repulsión una vez salen fuera del cuerpo. Tu nariz está llena de mocos; tu boca, de babas; tus intestinos, de heces… Todos los días caminas con ellos como si nada, pero cuando vemos alguno fuera del cuerpo nos da asco y no podemos ni imaginar volver a meterlo donde estaba. ¿Te lo habías planteado alguna vez?

De todos esos fluidos, el que más rechazo genera, y con diferencia, es la sangre menstrual. Solo hay que ver los anuncios de compresas de la tele donde les ponen líquidos azules o cómo nos preocupamos por no «mancharnos» con nuestra propia sangre.

La sangre menstrual no huele mal, no es sucia, no es algo de lo que avergonzarnos ni algo que esconder, pero son muchos años de condicionamiento negativo que debemos compensar.

Veamos algunas cosas que podemos hacer con la sangre menstrual:

- **Regar las plantas.** Es un potente abono orgánico si la disolvemos en un poco de agua.
- **Arteterapia.** Dibujar en la bañera… Si la dejamos secar, cristaliza y queda muy bonita.
- **Mascarillas** para el pelo o la cara. ¡Verás qué brillo te deja!
- **Pintarnos un lunar en la cara**, como las mujeres hindúes. El lunar rojo del entrecejo simboliza la visión que nos caracteriza durante el sangrado menstrual.
- **Rituales…**

Como ves, nuestra sangre es un tesoro con múltiples posibilidades. Comparto sus posibilidades para que conozcas otras vivencias, pero no hagas nada que no resuene contigo.

TIPOS DE SANGRADO

No toda la sangre es igual. El sangrado que nos aporta salud es el que se produce entre doce y diecisiete días después de la ovulación, el menstrual, pero como ya has visto hay otras ocasiones en las que sangramos sin que tenga que ver con la menstruación. Veamos cuáles son los distintos tipos de sangrado:

- **Menstrual.** Es la sangre que pierde una mujer al final de cada ciclo. Sangrar cada mes no es la única señal de que tu ciclo esté bien. Además, debemos estar seguras de ovular, deseemos o no tener un hijo.
- **Por deprivación.** Es el sangrado más controvertido y el que crea mayor confusión. En realidad, es la sangre que se expulsa cuando usas métodos anticonceptivos hormonales. Es la consecuencia de dejar de tomar hormonas sintéticas de forma brusca. Salvo el DIU no hormonal, el resto de los anticonceptivos hormonales inhiben la ovulación y, si no ovulamos, no menstruamos. En estos casos tenemos un sangrado por deprivación, pero no es sangre menstrual.
- **De implantación.** Es la pérdida de sangre que se produce cuando, al implantarse el embrión en el útero, se rompen algunos vasos uterinos. Aparece entre seis y diez días después de la concepción, antes de cuando esperabas el sangrado. Son pérdidas de escasa duración y poca cantidad, y el color no es rojo sino rosa o amarronado. Es un sangrado normal que aparece en el 25 por ciento de las mujeres y que no implica riesgo en la gestación.
- **Anovulatorio.** Se puede dar en varias situaciones. La más habitual es cuando el óvulo no ha conseguido liberarse en el ciclo, pero los niveles de estrógenos han sido suficientes para engrosar el endometrio. Cuando los niveles de estrógenos descienden, se produce el sangrado. Este tipo de sangrado también es frecuente en la perimenopausia.
- *Spotting* **ovulatorio.** Es un sangrado ligero (de horas o de un día) que aparece en torno a la ovulación como consecuencia de la caída de los estrógenos. No es habitual, y deberías averiguar qué está ocurriendo.

Hay otro tipo de sangrados que requieren una valoración médica, como los que pueden deberse a fibromas, a una enfermedad inflamatoria pélvica o de transmisión sexual...

¿RECOGEMOS LA SANGRE O LA DEJAMOS FLUIR?

Cada mes, las mujeres tenemos que tomar decisiones sobre cómo vivir el sangrado. Son muchos los aspectos relacionados con la gestión de la sangre menstrual...

Cómo recogerla y no perder la salud

Como hemos visto, las mujeres tenemos unos quinientos ciclos menstruales a lo largo de nuestra vida. ¿Te has preguntado alguna vez qué llevas entre las piernas veinticuatro horas, cuatro días al mes durante casi cuarenta años? ¿Has pensado que sesenta y cinco días al año (¡un 18 por ciento del año!), las mujeres tenemos nuestra zona íntima en contacto constante con un producto que puede empeorar nuestra salud? ¿Te has preguntado la cantidad de residuos que generamos para gestionar nuestra sangre? ¿Y el coste que representa para tu economía doméstica o las desigualdades que genera a nivel social?

Vamos a empezar por revisar los principales métodos para recoger la sangre.

Compresa

Puedes elegir entre tres tipos, cada una con sus ventajas e inconvenientes: convencional, ecológica y de tela.

- **Convencional.** Está compuesta por un 90 por ciento de plástico. La mayoría tiene un núcleo de celulosa mezclada con polímero superabsorbente (SAP) que ofrece sensación de sequedad, pero puede alterar la microbiota y comportarse como un disruptor endocrino para tus hormonas. Cuanto más plana, más absorbente y más inodora, más porquerías suele tener para la salud.
- **Ecológica.** No contiene plásticos (salvo en el envase, y suele ser biodegradable), y está hecha con algodón orgánico certificado, sin pesticidas, aditivos absorbentes, tintes ni perfumes. Es respetuosa con la vagina y su microbiota. Es una buena alternativa, aunque contribuye a generar residuos para el planeta.
- **De tela.** Es *ecofriendly* y se puede utilizar durante mucho tiempo si la lavas con cuidado. Es una buena alternativa para ti y para el planeta, con la incomodidad de tener que lavarla, pero si lo haces con agua fría y la sangre es fresca, es relativamente fácil. Una compresa de tela puede durar cinco años, y con unas diez o quince es suficiente para cubrir las necesidades de un ciclo. Cada compresa tiene un coste máximo de 9 euros si la compras sola, pero en pack el coste es inferior.

EJERCICIO
Lo que pasa al quemar compresas

Te propongo un experimento que suelo hacer en mis clases. Coge una compresa convencional (puedes probar diferentes marcas, incluso de marca blanca) y acércale un mechero. Ya verás lo rápido que se quema y el tremendo olor a plástico que genera. (¡Ten cuidado! Si contiene mucho plástico, puede crear llama e incendiar lo que tengas al lado, así que toma precauciones durante el experimento). Luego haz lo mismo con una compresa de algodón orgánico y observa cómo se quema poco a poco, pues no contiene plásticos. Este experimento es muy gráfico para ver los tóxicos de las compresas y lo que padece tu vagina según lo que elijas en el supermercado.

Tampón

Encontrarás tampones convencionales o ecológicos con o sin aplicador. Este dispositivo se inserta en la vagina y recoge la sangre con un gran poder de absorción. Es una de las opciones favoritas porque elimina los inconvenientes de sangrar y las limitaciones o la incomodidad que te produce realizar actividades acuáticas o usar determinada ropa en tus días rojos.

Su uso está relacionado con la sequedad vaginal, la irritación y la alteración de la microbiota vaginal, y favorece la aparición de vulvovaginitis, que termina cronificándose y afectando a la calidad de vida de la mujer. El tampón bloquea la circulación libre del flujo menstrual por la vagina, lo que puede aumentar la menstruación retrógrada, uno de los mecanismos que se sospecha que están implicados en la endometriosis. En consulta he observado que mujeres que padecen dolor mejoran significativamente cuando dejan de usar tampones.

Con menor frecuencia, también se relacionan con el síndrome de shock tóxico (TSS, por sus siglas en inglés). Este síndrome es originado por la bacteria *Staphylococcus aureus*, que se desarrolla en nuestro cuerpo por el mal uso o el uso frecuente de tampones. Como ves, no son respetuosos con la salud, con el medio ambiente ni con bolsillo, por tanto no deberían ser el método predominante en tu menstruación.

Como verás a continuación, hay opciones que te aportan los mismos beneficios a la vez que cuidas de tu cuerpo y del planeta. Y si los usas, que sean siempre orgánicos y no te los pongas todos los días del periodo. Utiliza marcas respetuosas que tengan un aplicador reutilizable para cuidar del planeta.

El precio puede tener oscilaciones de hasta el 200 por ciento según la marca y el modelo que elijas. Escoge un precio medio de 10 céntimos por tampón, multiplica los que usas en cada ciclo y los que utilizas a lo largo de tu vida fértil.

Las mujeres pasamos unas cincuenta mil horas expuestas a los químicos tóxicos de las compresas y los tampones. Nuestra mucosa vaginal es muy permeable, por lo que los tóxicos allí ubicados pasan muy rápido al torrente sanguíneo. Tanto las compresas como los tampones convencionales contienen una gran cantidad de tóxicos. La mayoría de las marcas convencionales no indican los ingredientes de sus productos, y los organismos oficiales avalan esta medida. Algunos de los más habituales son:

- **Rayón.** Fibras para absorber la sangre. Está relacionado con el TSS y con alteraciones de la flora. Se producen a partir de materiales derivados del petróleo.
- **Cloro.** Sirve para blanquear. Genera dioxinas, altera la flora y favorece la proliferación de la cándida. Tiene un efecto potencialmente cancerígeno, pues altera la flora, y es posible su impacto en la fertilidad masculina y femenina.
- **Asbesto o amianto.** Produce mayor sangrado (y si sangramos más, gastamos más tampones).
- **Ftalatos.** Fijan aromas y dan sensación de suavidad, pero podrían dañar la tiroides, las hormonas y la fertilidad.
- **Algodón no orgánico.** El cultivo del algodón convencional es uno de los productos más contaminantes y menos sostenibles del pla-

neta y no solo porque es uno de los principales cultivos de OGM (organismos genéticamente modificados) sino por el uso de pesticidas como el glifosato.

- Las compresas generan **estireno, clorometano** y **cloroformo**. Según la OMS, el estireno es potencialmente cancerígeno. La Agencia del Medicamento relaciona la exposición a altas concentraciones de clorometano con efectos neurológicos, con posibles disfunciones en la coordinación muscular e incluso con la pérdida del conocimiento.[*]

De todos modos, querida lectora, no te bloquees y hazlo lo mejor posible dentro de tu contexto; pequeños cambios paulatinos pueden tener un impacto muy positivo en tu salud hormonal.

Copa menstrual

Aunque nos parezca un invento muy moderno pues se ha puesto de moda en los últimos años—, la primera patente es de 1937. Es un producto reutilizable realizado con silicona quirúrgica que se inserta en la vagina y se adapta a las paredes uterinas, sin casi notarla. Es compatible con deportes acuáticos, con el DIU y con el anillo anticonceptivo, y se puede usar para dormir, ya que no se relaciona con el TSS. Incluso puedes mantener relaciones sexuales con ella puesta (por supuesto, no con penetración, pero el erotismo y las opciones van mucho más allá del coitocentrismo falocéntrico dominante).

---

[*] Para más información sobre tóxicos y disruptores endocrinos, recomiendo seguir al doctor Nicolás Olea <https://psiconeuroinmunologia.es/dr-nicolas-olea-serrano/>.

Es muy fácil de insertar y de extraer, y solo requiere el vaciado y un lavado con agua para volver a ponértela. Entre los ciclos, tendrás que lavarla con agua hirviendo antes de guardarla. Algunas incorporan una válvula para vaciarla sin necesidad de extraerla, algo muy cómodo si estás fuera de casa. Como ves, te ofrece las mismas ventajas que el tampón con la diferencia de que recoge la sangre, no la absorbe y que es muy respetuosa con tu vagina y con el medio ambiente. Si tienes problemas con tu suelo pélvico, pregúntale a una buena fisio si es adecuada para ti.

Su precio varía entre los 10 y los 35 euros. Te recomiendo que elijas una buena marca, ya que condicionará la calidad del material y el diseño ergonómico.

Braga menstrual

Son bragas de un tejido especial con mucha capacidad de absorción y, si las eliges de algodón orgánico, totalmente respetuosas con tu vagina. Las puedes lavar después de usarlas y recuperan su capacidad absorbente. Su duración estimada es de dos años. Gracias a sus tejidos, no hay sensación de humedad, y pueden absorber hasta 20 mililitros. Si tienes mucho flujo o quieres sentirte más cómoda los días más intensos, puedes combinarlas con compresa o salvaslip, o cambiártelas con más frecuencia, pero el resto de los días no es necesario.

Los precios varían entre los 25 y los 30 euros. Aún es un producto poco conocido, pero estoy segura de que pasará como con la copa: cuanta más gente lo utilice, más bajo será su precio. Como ves, si divides su coste entre los dos años de vida de las bragas, la amortización es muy rápida y eficiente.

Sangrado libre

Esta técnica requiere aprendizaje. Cuando hablo de sangrado libre, muchas mujeres tienen una idea errónea del mecanismo de sangrado. El cuerpo no sangra de manera continua, así que si aprendes a identificar cuándo lo hace, podrás ir al baño y expulsar la sangre sin necesidad de complemento alguno. Se parece a la gestión del pipí. La sangre no fluye todo el rato, sino que, mediada por ligeras contracciones (como las del parto pero más sutiles), el endometrio se va desprendiendo. Es el método más desconocido y menos practicado por su dificultad para combinarlo con la vida moderna. Creo que conviene probarlo, aunque sea una vez en la vida, para familiarizarte con tu cuerpo y con tu sangre.

Una vez repasados todos los dispositivos menstruales, las mujeres podemos elegir según criterios de comodidad, precio, accesibilidad, impacto ambiental y sobre la salud. Cada una le damos más peso a uno u otro factor.

Durante la etapa menstrual, pasarás más de seis años sangrando (sí, seis … suma los días que sangras cada ciclo y multiplícalos por el total de ciclos de tu vida). Imagínate si es importante lo que elijas para que esté seis años, como mínimo, en contacto con tu vulva y tu vagina. A modo de resumen, la opción con más ventajas sería la copa menstrual. Si usas compresas o tampones, haz un favor a tu salud y elígelos ecológicos para evitar los plásticos y los tóxicos que entran en contacto con tus mucosas.

Personalmente me gusta ir variando en función de cómo me siento, de mi agenda y de mis necesidades emocionales. No es necesario elegir un método para siempre, pero sí ser consciente de lo que metes en tu vagina y de cómo dejas salir la sangre.

También creo que cada sangrado es una nueva oportunidad para ver de qué modo te relacionas con tu cuerpo y qué partes siguen no sanadas en ti.

HUELLA ECOLÓGICA

A lo largo de sus ciclos, una mujer crea una importante huella medioambiental derivada de la gestión de la sangre menstrual. En nuestra vida fértil consumimos más de diez mil compresas o tampones. ¿Imaginas lo que representa eso para el planeta? Si lo multiplicas por todas las mujeres que somos, las cifras son escandalosas. Solo en España hay más de trece millones de mujeres en edad fértil, por lo que cada mes generamos entre todas unos doscientos veinte millones de tampones y compresas al mes. Esos residuos pueden tardar hasta trescientos años en degradarse, por lo que los ciudadanos del año 2321 aún estarán procesando las compresas y tampones que estamos utilizando hoy.

Por si fuera poco, las toneladas de desechos, las compresas y los tampones generan en su degradación gases de efecto invernadero, como el metano o el dióxido de carbono, lo que potencia el calentamiento global del planeta.

Usa algún elemento respetuoso para la gestión de tu sangre. Piensa que tendrás una media de quinientos ciclos a lo largo de tu vida fértil, lo que significa que puedes gastar una media de diez mil compresas (dieciocho compresas o tampones por ciclo). Generarás unos 120 kilos de basura al año que tardará más de trescientos años en descompensarse (el 90 por ciento de una compresa es plástico). Si seguimos así, en medio siglo habremos acumulado veinte billones de desperdicios de compresas y tampones.

Sé *ecofriendly*. Tanto la copa como las bragas y compresas de tela son un recurso más respetuoso con el planeta. La copa menstrual puedes usarla durante doce horas seguidas y tiene una vida útil de hasta diez años si la cuidas. Las bragas menstruales y las compresas de tela soportan hasta sesenta lavados.

HIGIENE ÍNTIMA

Este es uno de los temas que genera más dudas. Muchas mujeres me preguntan qué tipo de jabón pueden usar para su zona íntima y mi respuesta es ninguno. El agua es suficiente, pero hay que aprender a lavarse. En vez de dejar que el agua caiga simplemente sobre la vulva, separa los labios externos y toca los valles que hay entre ellos, e incluso el capuchón del clítoris, pues son zonas con pliegues en los que se acumula suciedad.

En la vagina (y en el pene) se forma una sustancia llamada «esmegma» que es pegajosa, blanquecina y huele mal. No te asustes, se trata de una sustancia protectora natural compuesta por células de piel muerta y aceites que generan tus glándulas sebáceas. Cuando se acumula en una zona tan húmeda, genera mal olor. El jabón es necesario para el resto del cuerpo y para el ano, pero no para la vulva. No uses jabón para limpiar el esmegma. Tu vagina debería oler de manera neutra, igual que tu brazo. El resto son inventos de la industria y de un paradigma patriarcal castigador.

Ten en cuenta estos consejos para tu higiene íntima:

- Haz pipí cada tres horas. La vejiga tiene la capacidad natural de retener la orina durante tres o cuatro horas. Por supuesto, puede aguantar más, pero no es saludable. Esto no aplica por la noche.

- Vigila tu tránsito intestinal.
- Límpiate siempre de delante a atrás.
- No uses jabón.
- Retira el esmegma.
- Bebe suficiente agua de forma continua.
- Usa ropa interior de algodón.
- Pasa ratos sin ropa interior y sin pantalones (por ejemplo para dormir).
- No uses salvaslip: la vulva necesita respirar. Imagínate que tienes que llevar un salvaslip en la boca todo el día: la mucosa se irritaría y generaría mal olor. Muchas veces el cuerpo, como respuesta a esa agresión, crea un exceso de flujo para intentar compensar esa irritación y entras en un círculo vicioso.

POBREZA MENSTRUAL

Todo lo que te he explicado hasta ahora sobre la menstruación es desde una mirada occidental y privilegiada, pero la idea de este libro es que tengas una visión global del ciclo, por eso me parece importante incluir el concepto de «pobreza menstrual». Si sangrar es un tabú para las mujeres con recursos, imagínate lo que representa para las que tienen bajos ingresos, que no han recibido educación sobre salud menstrual o que no tienen acceso a productos sanitarios, ni siquiera al jabón o a un grifo de agua potable. Te recuerdo que el 40 por ciento de la población mundial no puede acceder a un lavabo.

¿Te has planteado que, por lo que se refiere a la gestión de la sangre, eres una privilegiada, y que cada mes millones de mujeres no tienen la misma posibilidad que tú? Muchas tienen que utilizar cartones o ropa sucia para recoger su sangre. Para ellas, la copa o las bragas menstruales no serían una opción, ya que no cuentan con los servicios higiénicos que estos productos necesitan (agua y jabón), lo que podría generarles infecciones vaginales. Cada día hay más de ochocientos millones de mujeres en el mundo sangrando, pero menos de la mitad tenemos acceso a un entorno higiénico.

La higiene íntima es cara, no solo por el precio del producto, sino por el tremendo gravamen de impuestos en la mayoría de los países. Hasta hace bien poco en España los productos de higiene menstrual se consideraban un artículo de lujo, igual que el vino y el tabaco. En cambio, un producto como la viagra tiene un impuesto reducido porque se considera de primera necesidad. No lo critico, pero me parece injusto el trato diferencial.

Por suerte, cada vez hay más iniciativas para rebajar el precio de los impuestos, e incluso países como Escocia o Nueva Zelanda ofrecen productos gratuitos a las mujeres. Kenia eliminó los impuestos en los productos de higiene menstrual y los reparte entre los colectivos más vulnerables.

Por desgracia, la correcta gestión menstrual no está al alcance de todas. Si a eso le sumas la falta de educación al respecto, imagina lo que sienten millones de mujeres cada ciclo. La próxima vez que te quejes de tu menstruación, amplía tu mirada y ten en cuenta lo que significa para mujeres menos privilegiadas.

11

La gestión de la fertilidad y la anticoncepción: cómo lograr o evitar un embarazo

Muchas veces, el control de la fertilidad representa el descontrol sobre la salud. Aún vivimos en un paradigma médico que, a pesar de que se halla en fase de cambio, no ha puesto mucho foco en la mujer ni en hacer una medicina desde la perspectiva de género. En ese contexto (al que se suma el desconocimiento del ciclo, la tendencia a delegar la salud en los profesionales y la dificultad de encontrar a los que se hayan actualizado, aunque por suerte cada día hay más), tomamos decisiones sobre métodos anticonceptivos.

La confusión radica en que mezclamos conceptos como «anticoncepción» y «medicación». Los anticonceptivos sirven para evitar un embarazo, pero no deben usarse como medicina para disfunciones del ciclo menstrual. Su función no es sanar el ciclo, sino apagarlo para sustituir tus hormonas naturales por otras sintéticas y evitar la ovulación o la anidación. En algunas mujeres con endometriosis incapacitantes o miomas, puede ser una estrategia terapéutica puntual para frenar el crecimiento, pero ninguno de los métodos anticonceptivos que conoces solucionará problemas ginecológicos ni reducirá el dolor; no es su función.

Aclarado esto, y como mujer adulta, libre y consciente, tienes a tu alcance más de dieciocho métodos para evitar un embarazo no deseado. Algunos son reversibles y otros no; y unos son más respetuosos con tus hormonas y con tu cuerpo que otros. La efectividad de todos ellos, bien utilizados, supera el 90 por ciento.

En general, clasificamos los anticonceptivos en:

- **Químicos.** Píldora anticonceptiva, y DIU hormonal. Existen diferentes tipos en función de la combinación de hormonas.
- **Físicos.** DIU de cobre, ligadura de trompas, vasectomía, preservativo, diafragma y espermicidas.
- **Observacionales.** Centrados en predecir la ovulación para evitar la penetración esos días o usar un anticonceptivo complementario durante esta. Combinan la observación del cuello del útero, el moco cervical y la temperatura corporal. Bien utilizados —es necesaria formación y conocimiento del ciclo—, son muy efectivos y respetuosos tanto para usarlos como anticonceptivo como para buscar un embarazo.

La marcha atrás no es un método anticonceptivo fiable. Diversos estudios demuestran que el líquido preseminal de algunos hombres contiene suficientes espermatozoides como para que te quedes embarazada en ausencia de eyaculación.

La mayoría de los métodos anticonceptivos tienen un precio en tu salud. Los más recomendables desde ese punto de vista son los observacionales o el preservativo, pero, por supuesto, cada una debe analizar su situación y decidir informada, responsable y libremente cuál es más adecuado para su situación vital, su personalidad y su vida.

Antes de utilizar un método anticonceptivo, analiza bien los pros y los contras. Si te planteas usarlo para algo que no sea impedir un embarazo —como regular el acné, los ciclos, el sangrado excesivo, el dolor...—, hazte un favor y busca a un profesional especializado y actualizado que entienda la fisiología del ciclo y de las hormonas para que encuentre una solución con la que ganes salud en lugar de perderla.

Recuerda que la mayoría de los anticonceptivos te protegen de un embarazo, pero no de enfermedades de transmisión sexual; tenlo en cuenta al elegir tu método.

LA PÍLDORA COMO SOLUCIONADORA DE PROBLEMAS

La píldora o el anillo son los principales métodos elegidos por las mujeres. Su manera de funcionar es confusa, porque parece que todo va bien, y sangras, pero te recuerdo que ambos apagan tu ciclicidad y ni ovulas ni menstruas, solo tendrás un sagrado de deprivación. Por si no ha quedado claro, la píldora no es efectiva para el equilibrio hormonal porque no equilibra las hormonas, las desconecta. Durante ese periodo, tu cuerpo se anula y te pones en modo ciclo automático superficial. Todo parece encajar, pero no se soluciona nada.

La píldora es un remedio muy antiguo, se usa desde hace más de setenta años y surgió en un contexto que representó una liberación. Me sorprende que no hayamos sido capaces de diseñar un sistema anticonceptivo menos invasivo para el cuerpo y que sigamos pagando un precio tan alto por evitar un embarazo.

No minimices efectos secundarios como el sobrepeso, la falta de libido, la tristeza... La razón por la que no han tenido éxito las píldoras masculinas es porque los efectos secundarios son falta de libido, tendencia a engordar, hipertensión, tristeza, depresión... Como ves, son los mismos que nos provocan a nosotras, pero ellos han sabido defender mejor sus hormonas.

Desconectar las hormonas para no ver síntomas disfuncionales en el ciclo no es una buena estrategia, y hay muchas otras opciones más favorables. Si por tus circunstancias eliges la píldora como método anticonceptivo, intenta elegir la más adecuada para tu caso, y observa con atención y mimo cómo le sienta a tu cuerpo.

De todos modos, hay momentos puntuales en que, por tiempo limitado, usar la hormonas sintéticas es el único remedio para mujeres con crecimientos de tejido desproporcionados, dolores incapacitantes o sangrados muy abundantes, sobre todo cuando otras estrategias han fallado. Nada en la vida es completamente malo o bueno, lo importante es que, si usas la píldora, tenga sentido en tu contexto y tengas claro el para qué la usas tras conocer los riesgos y los beneficios que comporta.

CÓMO DEJAR LOS ANTICONCEPTIVOS Y RECUPERAR TU CICLICIDAD Y LA SALUD

El uso continuado de la píldora influye en el cuerpo y en la salud. Pueden disminuir los niveles de vitaminas y minerales, alterar la microbiota, causar inflamación, incrementar los factores de riesgo para padecer enfermedades como el cáncer…

Al dejar los anticonceptivos seguramente recuperarás la energía, la libido y la sensación de control en tu vida. Sin embargo, volverán todos los problemas que tenías antes de su ingesta, como el acné o los desarreglos.

Si estabas tomando anticonceptivos y has decidido dejarlos, ten en cuenta estos consejos:

- Sigue un proceso de detoxificación. Ayuda a tus emuntorios a eliminar tóxicos guiada por un profesional que evalúe la capacidad de tu cuerpo para metabolizar estrógenos y tóxicos.

- Mima a tu intestino para que se genere una microbiota sana.
- Añade nutrientes, como vitaminas del grupo B.
- Añade alimentos ricos en zinc.

Aplica todo lo que estás aprendiendo sobre la ciclicidad y verás cómo todos los consejos del siguiente apartado te ayudarán a mejorar tus hormonas.

Si tomabas las pastillas anticonceptivas para evitar un embarazo y no tenías problemas ginecológicos, espera al final del ciclo y, después de sangrar, no vuelvas a empezar. Aplica todo lo aprendido hasta ahora.

Si tenías algún problema con el ciclo, necesitarás el acompañamiento para entender la causa y buscar la mejor estrategia en tu caso. El primer sangrado que tendrás al dejar la píldora será de deprivación. Hasta el segundo no podrás valorar la recuperación de tu ovulación. Y ten paciencia con la obtención de resultados.

Por lo general, necesitamos hasta tres ciclos para ver cambios significativos, ya que la maduración de los ovocitos es de cien días y, por tanto, quizá tarde un tiempo en reestablecerse la ovulación. Si no había un problema previo y las usabas como anticonceptivo, lo habitual es recuperar la menstruación en el segundo ciclo.

MITOS ERRÓNEOS SOBRE LA PÍLDORA

- Preserva la reserva ovárica porque no hay ovulación.
- Retrasa la menopausia.
- Resuelve problemas ginecológicos.

- Tienes ciclo menstrual (te recuerdo que no hay ovulación ni menstruación y el sangrado es de deprivación).
- No altera la salud.
- Hormonalmente, es el equivalente a estar embarazada.

En 1955, los científicos John Rock y Gregory Pincus (Universidad de Harvard) lograron desarrollar con éxito una pastilla que evitaba la ovulación. Rock era católico y para él era importante obtener la aprobación del Vaticano, por eso creó un sistema anticonceptivo que se pareciera al máximo a nuestro ciclo natural. Ahí empezó la confusión, ya que la píldora parecía una pastilla mágica que, además de impedir el embarazo, eliminaba dolores, irregularidades y problemas. En realidad, la píldora anticonceptiva no regula ni resuelve problemas ginecológicos, solo suprime la ovulación de forma química y provoca un sangrado artificial mensual, pero su funcionamiento nos ha hecho creer que podía sanar problemas y que no nos afectaba, porque veíamos lo que creíamos que era nuestro ciclo cada mes.

El tema se pone intenso, y hay laboratorios que han propuesto opciones para suprimir el sangrado o para reducirlo a muy pocos al año. En 2007 se aprobó el primer anticonceptivo oral que ofrecía píldoras activas continuadas, sin descansos para el sangrado por deprivación, de modo que eliminaba la sangre del proceso. El sangrado ocasional de la píldora es necesario para prevenir el sangrado intermenstrual, pero a nivel médico no tiene que ser cada mes. De este modo se sigue perpetuando la visión del sangrado femenino como si fuera un fallo de serie que conviene corregir.

Por poco que les guste el ciclo menstrual, a pocas mujeres las dejaría tranquilas no sangrar cada mes.

12

Cómo gestionar tu vida a través del ciclo para aprovechar lo mejor de cada etapa

Como has visto, tu ciclicidad es tu superpoder. Quizá vivas enfadada con tu cuerpo o con su forma de funcionar, pero es importantísimo que nos reconciliemos con lo que somos y que entendamos que, a pesar de que el mundo no está hecho a nuestra medida, disponemos de la información necesaria para biohackear —o mejor dicho, para comprender y acompañar a nuestro cuerpo—. Si aprendes a hacerlo, esa ciclicidad se puede convertir en una increíble herramienta. En el fondo es muy sencillo: cada mes, tus hormonas influyen en todos tus sistemas y funciones. El sistema inmunitario, el metabolismo, la piel, la energía, el cerebro…, absolutamente todo se ve influido por esos mensajeros químicos. Se repite mensualmente de forma gradual, muchas veces imperceptible, pero con un poco de autobservación te convertirás en una auténtica especialista sobre ti, y ese autoconocimiento te permitirá fluir en la vida, encontrar tu propio ritmo y restarle todo el esfuerzo innecesario.

Veamos cómo gestionar tus necesidades durante la fase menstrual, la preovulación, la ovulación y la fase premenstrual en las principales áreas de la vida para que puedas entender y atender a las diferentes mujeres en las que te conviertes cada mes. De todos modos, todas las fases requieren cambios sutiles, y además has de entender que no son etapas con un inicio y un final, sino que la energía de cada una se va simultaneando de manera que la disponible al final de una fase y al principio de la siguiente es muy parecida.

GESTIÓN CÍCLICA DE LA ALIMENTACIÓN

Primera fase: menstrual. Del día 1 al 5-7, cuando comienza el sangrado

Durante el sangrado perdemos muchos nutrientes, entre ellos hierro, por eso es normal que te sientas más aletargada y cansada al menstruar. El descenso natural de la progesterona (que es termorreguladora) te dejará con sensación de frío y poca apetencia por las bebidas y las comidas frías. La menstruación es un proceso inflamatorio que consume un montón de energía. En esta fase, tu cuerpo está haciendo un proceso de detoxificación natural y tu hígado está muy ocupado, por lo que consumir productos insanos es peor en esta fase.

Veamos los nutrientes clave que debes tener en cuenta.

Agua. La sangre está compuesta principalmente de agua, así que asegúrate de tomar suficiente líquido desde los días antes y durante todo el sangrado. Bebe agua poco a poco durante todo el día. Incluye suficientes caldos, infusiones y también, si lo deseas, licuados naturales. Procura que ninguno de ellos esté frío.

Hierro. Está presente en productos de origen animal, como la carne, el pescado o el marisco, y también en productos vegetales, como las legumbres (en forma de hierro no hemo, que es menos biodisponible), así que para mejorar su absorción debes acompañarlo de alimentos ricos en vitamina C, como los cítricos, el pimiento o el brócoli; y alimentos ricos en vitamina A, como las verduras y frutas anaranjadas o las vísceras. Hay nutrientes que dificultan su absorción, como los ricos en calcio (lácteos) o en taninos, como el café, el té o el cacao, así que, si los consumes, no los tomes a la vez.

Magnesio. Es clave antes y durante el sangrado (y también en el resto del ciclo, igual que el hierro y los minerales), pero en esta fase notamos más su déficit en forma de dolor de cabeza, irritación, ansiedad, tristeza, calambres, retención de líquidos... Lo encontramos en los vegetales de hoja verde, los plátanos, el aguacate, las legumbres y las semillas, pero solo si son ecológicos, porque los campos de cultivo explotados han agotado las reservas de magnesio en la Tierra. El cacao es muy rico en magnesio, por eso apetece tanto estos días. Elige un chocolate con un porcentaje en cacao superior al 80 por ciento y lo más bajo posible en azúcares.

Antiinflamatorios naturales. El omega 3, presente en el pescado azul, las nueces, las semillas de lino y chía y el cáñamo.

Alimentos precursores de la serotonina. Como los niveles de estrógenos y progesterona están bajos, la serotonina cae y, con ella, la sensación de bienestar y relajación. Los nutrientes precursores de la serotonina, como el triptófano, pueden serte muy útiles en esta fase, sobre todo si añades sus cofactores, como las vitaminas del grupo B o el omega 3. La mayor parte de la serotonina se sintetiza en el intestino, por lo que es importante cuidar de su salud con alimentos prebióticos y probióticos. Los alimentos ricos en triptófano son los quesos de leche cruda, el pescado azul, los huevos, los frutos secos, el chocolate negro...

Alimentos ricos en potasio (para favorecer la diuresis). Toma verduras de hoja verde, cereales integrales, legumbres, frutos secos, cacao... Hay chocolates que tienen de todo menos cacao, pero si escoges un producto con un alto porcentaje, tendrás la excusa perfecta para ingerirlo en esta fase. Reduce el exceso de sal/sodio (alimentos procesados y enlatados, embutidos, quesos curados, glutamato monosódico...) para evitar la retención de líquidos.

Manzanilla. Tiene propiedades antiinflamatorias y es analgésica. La puedes tomar en infusión o usar un aceite esencial de calidad para hacer un masaje sobre tu vientre. La conciencia y el cariño de tus automasajes y sus propiedades terapéuticas se convierten en una medicina ancestral para las molestias de esta etapa.

Cúrcuma. Tiene propiedades antiinflamatorias y analgésicas, ayuda al hígado a producir más bilis y tiene efectos neuronales sobre el estado de ánimo. Puedes preparar un delicioso cúrcuma *latte* como bebida reconfortante y medicinal. Elige una leche vegetal que te guste (sin azúcares, mejor si la preparas en casa, ya que las industrializadas, por el proceso de fabricación, generan azúcares no favorables), ponla a calentar y añade cúrcuma y tus especies favoritas. Por ejemplo: 1 cucharadita de cúrcuma, 1 cucharadita de canela, 1 cucharadita de jengibre, un poco de pimienta (si quieres, puedes añadir vainilla) y 1 cucharadita de aceite de coco. Mézclalo todo en la batidora con la leche caliente y verás cómo es muy reconfortante. Si aún tienes dolor, te ayudará.

Aceites esenciales. *Salvia sclarea*, *salvia officinalis* y mejorana, entre otros: ayudan durante el síndrome premenstrual y regulan la función hormonal. Lavanda, manzanilla, albahaca, copaiba o frankincense: alivian el dolor menstrual. Geranio: controla el sangrado excesivo.

Reduce los alimentos inflamatorios, como los cereales con gluten (sobre todo el trigo), los lácteos (en especial de vaca), las carnes no ecológicas, el alcohol, el azúcar, los embutidos, el café...

Reduce la cafeína, porque en exceso puede aumentar la hormona del estrés (cortisol) y, por ende, generar más cambios de humor y dificultades para conciliar el sueño. Y **reduce el azúcar**, porque agota tus niveles de vitamina B y desmineraliza.

Usa *haramaki*,* una faja de origen japonés que te ayuda a mantener el útero caliente. En esta fase es especialmente importante tener la zona del bajo vientre y la baja espalda siempre caliente. Además, en cierto modo es como sentir ese abrazo que tanto necesitamos en esta fase. Este punto se convierte en fundamental si sufres dolor.

Segunda fase: preovulación. Del día 7 al 14 del ciclo (o hasta la ovulación)

Es la fase más variable de una mujer a otra, de modo que para cada una tendrá una duración. Es el momento en que las hormonas empiezan a activarse y recuperamos la energía. La pared endometrial empieza su crecimiento y el folículo, su maduración final.

---

* En japonés el *hara* es la parte central del cuerpo (el tronco) y *maki* significa «rollito» o «enrollar».

Tenemos más capacidad para usar el glucógeno como sustrato energético, mejora la sensibilidad a la insulina como consecuencia del incremento de los estrógenos (es un buen momento para incrementar un poco los hidratos de carbono porque el cuerpo es eficiente usándolos) y la quema de grasa es más difícil. Se reduce el metabolismo, que llega a su punto más bajo unos días antes de la ovulación. Todo este proceso exige que te alimentes bien. Recuerda que tu cuerpo se prepara para un embarazo (aunque sea lo último que desees, la biología tiene su propia brújula).

Veamos los nutrientes clave en esta fase.

Minerales. Tras la pérdida de nutrientes durante la menstruación, toca reponer las reservas. Incluye alimentos ricos en zinc, como las semillas de calabaza o el marisco, pues su déficit afecta a la maduración folicular.

Hierro. Toma alimentos ricos en hierro para recuperar las reservas; por ejemplo, carne roja ecológica de pasto.

Calcio. Toma alimentos ricos en calcio para reponer la pérdida. Al ser estrogenodependiente, es la mejor fase para introducirlo.

Alimentos ricos en vitamina A. Regeneran la mucosa endometrial y favorecen su crecimiento: verduras y frutas de color naranja y vísceras como el hígado de rape o el de bacalao.

Crucíferas y brócoli. El hígado y el tránsito intestinal serán claves en la metabolización de los estrógenos (recuerda, las crucíferas ayudan a las enzimas de nombre raro que te presenté en el apartado de la microbiota). Si no se desactivan, generan metabolitos que pueden causar complicaciones en el ciclo, como dolor o sangrados abundantes. Estas verduras de la familia de las coles y sobre todo el brócoli tienen un compuesto llamado «indol-3-carbinol», que es muy interesante para esa función. También las semillas de lino, que contienen lignanos, inhiben la aromatasa (enzima a partir de la cual podemos fabricar estrógenos) y favorecen su metabolización en el hígado.

Grasas buenas. Sirven para fabricar hormonas: vísceras, huevos, aceite de oliva virgen extra (AOVE), semillas, aguacate, frutos secos, carne de pasto, lácteos de cabra u oveja (si te sientan bien)...

Hidratos de carbono. El cuerpo está más perezoso para tirar de reserva o conseguir energía a través de la grasa: patata, boniato, yuca, arroz integral, avena, castañas, mijo, pasta de arroz integral, quinoa o trigo sarraceno. De todos modos, elige bien el tipo de hidratos y no abuses de ellos, sobre todo si no haces mucho ejercicio. Es el momento del ciclo en el que es más fácil seguir una dieta hipocalórica o keto, pero no es una buena estrategia para una buena salud cíclica global, a no ser que estés muy sana y tengas mucha flexibilidad metabólica (capacidad para usar diferentes sustratos para obtener la energía).

En esta fase tendrás menos apetito, así que es un buen momento para iniciar una nueva dieta o un cambio de hábitos. Asegúrate de que no te falten nutrientes y controla que tu dieta incluya proteína e hidratos de carbono, y tu ciclo funcione bien.

Tercera fase: ovulación

Es la etapa más corta, a nivel bioquímico dura apenas dos días pero su estela se alarga unos días más; además, te recuerdo que las fases no son cambios bruscos, sino transiciones entre ellas, por lo que los límites de dónde acaba una y empieza la otra no son blanco o negro, sino más bien grises.

En esta fase todos los cambios que se iniciaron en la anterior llegan a su punto máximo. Los estrógenos llegan al pico, la LH y la FSH hacen su aparición pulsátil, el endometrio sigue engrosando y el óvulo maduro sale del ovario. El metabolismo está en su punto más bajo y el cuerpo sigue siendo eficiente en el uso de hidratos de carbono. La ovulación desgasta mucho tu cuerpo, así que todo lo que hayas sembrado en las etapas anteriores lo recogerás durante la ovulación. En esta fase, tu moco cervical debería ser similar a la clara de huevo. Si no es así, te recomiendo que revises tu nivel de hidratación y alimentación.

Estas son mis recomendaciones para esta fase:

- Aprovecha que en esta etapa disminuye la sensación de hambre para comer más saludable que nunca.

- Reduce los carbohidratos de forma progresiva, pues en la siguiente fase aumentará la resistencia a la insulina. Ve haciendo la transición hacia una dieta más rica en grasas saludables, el cuerpo se volverá eficiente en su uso como combustible (aunque será lo que más te costará a nivel emocional).

- Incluye alimentos ricos en grasas saludables para la fabricación de hormonas.

- Incluye alimentos para nutrir la sangre; el endometrio se está engrosando y necesita nutrición.

- Durante la ovulación (uno o dos días), potencia la alimentación cruda si tu sistema digestivo te lo permite. Recuerda que esta etapa simboliza el verano, por tanto las dietas veraniegas son las más indicadas, pero recuerda que no será lo mismo si estás en pleno invierno.

- Aprovecha tu buen humor para comer más sano que nunca y tener buenos hábitos.

- No te vengas arriba llenando tu agenda de eventos. Ese extra de energía que sientes es para tu ovulación. Si lo gastas, obligarás al cuerpo a tirar de tus reservas y te sentirás agotada después.

Cuarta fase: premenstrual

Es la fase más estable del ciclo, ya que entre el día 12 y el 16 después de la ovulación llegará el sangrado. Es la etapa más temida porque es la que más cuesta gestionar en un mundo lineal. Tendremos la tentación de sublimar emociones a través de los alimentos, estrategia que es siempre un error. Nos sentiremos más cansadas, por lo que muchas veces, en lugar de descansar, nos compensaremos comiendo más. La primera fase aún cuenta con la estela de la fase anterior, pero la fase lútea tardía (justo antes de la menstruación) es la más compleja a nivel alimentario porque tu cuerpo te pide glucosa para ese potencial embarazo.

Tras la ovulación, el metabolismo se eleva gradualmente, al mismo tiempo que el apetito. Planificar la compra y la dieta, hacer *batch cooking* (cocinar varios platos en el mismo día, normalmente el domingo, para no tener que hacerlo durante la semana) y tener una despensa saludable serán claves para salir airosa y saludable de esta etapa. La progesterona está alta, el tránsito intestinal se ralentiza y nos sentimos hinchadas. Los estrógenos bajos dan una señal al cerebro de déficit de energía y aumenta la sensación de hambre. Este mecanismo de los estrógenos explica el típico hambre premenstrual.

Aquí van unas cuantas cosas que te conviene conocer y tener en consideración en esta fase:

- Debes potenciar la hidratación.

- Puedes incluir carbohidratos de absorción lenta, pero no abuses. En esta etapa se reduce la sensibilidad a la leptina, a la insulina y a la serotonina; eso se traducirá en hambre que no se sacia y en tristeza.

- Es el momento ideal para seguir dietas tipo keto, pero tus hormonas te lo van a poner difícil.

- Aumenta la sensación de hambre, así que asegúrate de que tu dieta incluya una buena dosis de grasas saludables y un poco de hidratos de carbono (para sentirte satisfecha), pero elige carbohidratos integrales y complejos, y no abuses de ellos.

- El aumento metabólico facilita el uso de grasa como sustrato energético.

- Incluye alimentos ricos en vitamina K; su déficit puede causar sangrados abundantes en la siguiente fase. Puedes tomar vegetales verdes y usar polvo verde de alfalfa para añadir a tus comidas o batidos.

- Toma proteínas para nutrir y construir el endometrio, que no para de engrosar.

- Para evitar la tensión premenstrual (TPM), toma alimen-

tos que ayuden a elevar la progesterona: zinc (aceite de semillas de calabaza, proteína animal, marisco...), alimentos ricos en vitamina B6 (pimientos, espinacas, brócoli,
espárragos y proteína animal, semillas de girasol, avella-
nas...) y alimentos ricos en vitamina A (hígado, verduras
anaranjadas...) y alimentos ricos en hierro (carne roja,
huevos, espinacas, lentejas...).

- Incluye suficiente fibra y alimentos mucilaginosos (como
el lino o la chía) para favorecer el tránsito intestinal. La
progesterona enlentece el tránsito intestinal.

- Alta resistencia a la leptina y a la leptina, por eso sientes
más hambre y más deseo de cosas dulces.

- Incluye alimentos que promueven la producción de óxido nítrico, como la remolacha o las espinacas; eso ayudará
a la vascularización del cuerpo lúteo y el endometrio.

- Los antioxidantes (por ejemplo, los de los frutos rojos)
ayudarán a cuidar al cuerpo lúteo.

- Sé autocompasiva y acepta que no puedes seguir el ritmo.
Así evitarás compensar y pedir a los alimentos lo que no
pueden darte.

- Planifica algún tentempié dulce y saludable por si te entra
el antojo: manzana salteada con aceite de coco y canela (si
les quitas el corazón y las cortas con una mandolina, que-
darán como una especie de rosquillas), dátiles con tahína,
frambuesas con cacao, chocolate negro...

- Usa de nuevo el *haramaki* para mantener el calor corporal
en el útero.

ALIMENTA TU CICLO

MENSTRUAL 1-7	PREOVULACIÓN 7-14	OVULACIÓN 14-21	PREMENSTRUAL 21-28
Calentar, ayudar a la depuración natural, a minimizar síntomas inflamatorios y compensar pérdidas de nutrientes.	El cuerpo se centra en nutrir al óvulo y preparar «un embarazo». Somos más eficientes en el uso de la glucosa como sustrato energético y menos con las grasas. El metabolismo se reduce.	Aunque la ovulación dure pocas horas, la bioquímica se alarga unos días. Es el momento de ir haciendo el cambio hacia una dieta caliente e ir rebajando HC y potenciando grasas.	Es el momento más difícil para alimentarte bien, sentirás muchos antojos de dulce (por la caída hormonal). Prepara esta fase con antelación y haz una dieta caliente, saciante con abundantes vegetales, proteína de calidad y grasas buenas.
Potencia la hidratación.	Dieta tibia con presencia de hidratos de carbono (adaptados a tu estilo de vida).	Ve disminuyendo los HC, sobre todo al final de la fase.	Comida caliente.
Elige una dieta caliente (toma alimentos cocinados, evita crudos y preparaciones o bebidas frías).	Nutrientes clave: los estrógenos dependientes como calcio, vitamina A, hierro para reponer la pérdida en la menstruación, grasas buenas, crucíferas para ayudar al hígado en la metabolización de estrógenos.	Incrementa progresivamente las grasas, sobre todo al final de la fase.	Incrementa las grasas (el cuerpo pide más nutrición).
Prioriza alimentos antiinflamatorios: cúrcuma, pescado azul, chía.		Nutrientes clave: vitamina A, B6, B9, B12, que ayudan a la subida de la progesterona, inclúyelas hasta el final del ciclo.	No abuses de los HC, pero incluye alguna ración pequeña.
No olvides nutrientes clave: hierro, omega 3, magnesio, potasio, triptófano.	**Consejo:** es buen momento para un cambio de hábitos porque hay menos apetito.	**Consejo:** aprovecha la energía extra para ir al mercado y hacer *batch coking* para la siguiente fase, y también para comidas sociales.	Alimentos para resolver la inflamación fisiológica que representa la menstruación: pescado azul, carne de pasto, zanahorias, alimentos ricos en fibra.
Olvida el café, el alcohol, el azúcar y valora tu tolerancia a los lácteos y al trigo, mejor evítalos en esta fase. Tu cuerpo está muy ocupado.			**Consejos:** recupera el *haramaki* hasta el final del sangrado. Prepara algún dulce saludable.
Consejo: intenta preparar la comida con antelación; en esta fase no apetece cocinar y la bajada de la serotonina nos incita a buscar dulces. Ten una despensa y una nevera saludables para evitar tentaciones.			
Ayudas: usa remedios como la manzanilla o el cúrcuma latte o aceites esenciales para dar un masaje y aliviar síntomas.			

Como ves el tipo de alimentación de la fase premenstrual y menstrual es parecido, y el de la preovulación y la ovulación también. En todas las fases sigue los consejos de la alimentación para una buena salud hormonal que vimos en la primera parte con estos ajustes cíclicos.

Ideas de menú			
Menstrual	**Preovulación**	**Ovulación**	**Premenstrual**
Desayuno Cúrcuma *latte* y crep de trigo sarraceno con aguacate y salmón. (Evita el café). **Comida** Estofado de verduras y ternera de pasto o legumbres. **Cena** Caldo de huesos o sopa de miso y sardinas al horno con jengibre y limón.	**Desayuno** Batido de espinacas y fresas con aceite de coco. Tostada de avena con rúcula y paté de sardinas. Frutos rojos con yogur de cabra o de coco y anacardos mezclados con *ghee* para un extra de calcio. **Comida** Ensalada multicolor con quinoa, lentejas y semillas. **Cena** Ramen con fideos de arroz o soba, dados de pollo o tofu y verduras (brócoli, zanahoria, cebolla, champiñones…).	**Desayuno** Licuado de pepino, apio y manzana con aceite de coco o semillas. Huevos revueltos con aguacate (si eres de pan, en esta fase puedes aprovechar, aunque elige uno de muy buena calidad, fermentación lenta, de levadura madre, integral, ecológico y mejor si no es de trigo moderno). **Comida** Ensalada o verdura con pescado o hamburguesa de legumbres. **Cena** Crema de calabaza y boniato con virutas de parmesano.	**Desayuno** Tortilla dulce con vainilla y cacao. Licuado de remolacha, zanahoria y jengibre. **Comida** Wok de verduras de temporada con dados de pollo ecológico y humus de remolacha. **Cena** Sopa de verduras de raíz con mijo. Fritata de kale, zanahoria y brócoli. **Para los antojos:** Dátiles rellenos de tahína y cacao; creps de avena con compota de frambuesas sin azúcar; tortitas de castaña con humus de remolacha; tortilla dulce de cacao y canela; pan de trigo sarraceno con aceite y sal, y chocolate al 85 por ciento de cacao.

Gestión cíclica del ejercicio físico

Adapta el ejercicio a tu ciclo menstrual. Las mujeres necesitamos un patrón de entrenamiento que tenga en cuenta el ritmo infradiano porque nuestro cuerpo cambia cada mes al son de la melodía hormonal. Nuestro diseño no es lineal, y aunque con esfuerzo seamos capaces de sostener ese ritmo, si adaptas el entreno a tu ciclo verás mejores resultados, te sentirás más motivada y fidelizarás el ejercicio.

- Controla el ciclo para identificar la fase y planificar el tipo de ejercicio más conveniente. A diferencia de los hombres, que pueden seguir el mismo patrón de entreno cada día, nosotras necesitamos ajustar el tipo de ejercicio, la intensidad y los descansos a nuestra semana del ciclo.
- Si puedes, trabaja con un entrenador o entrenadora que conozca la fisiología de tu ciclo y organice tus entrenos basándose en él. Ojalá llegue el día en que en los gimnasios exista una oferta de clases semanales dirigidas para la ovulación y la menstruación. Las deportistas profesionales no pueden elegir cuándo se celebra el torneo de Wimbledon o las olimpiadas, pero tú puedes adecuar tu nivel de entreno a tu momento del ciclo menstrual.
- No rendirás igual en cada fase, no es que seas vaga, es que tus hormonas colaboran o no. No intentes ir en contra de tu bioquímica. En cada fase, tu cuerpo está preparado para responder a diferentes patrones de ejercicio.
- Las fases son graduales porque unas se solapan con las otras, así que escucha a tu cuerpo, no solo a tu calendario. Eres tú quien se habita y quien sabe lo que necesita en cada fase y en cada ciclo porque tus circunstancias pueden ajustarlo.

- Valora cómo estás después del entreno para decidir si ha sido afín a tu fase y a tu momento vital.
- En la fase folicular quemas grasa y ganas músculo con mayor facilidad (gracias a la testosterona). Como has visto en el apartado anterior, puedes acceder al combustible de los hidratos de carbono. En esta fase puedes tolerar muy bien rutinas exigentes como el *spinning* o el entrenamiento interválico de alta intensidad, conocido como HIIT (siglas de *High Intensity Interval Trainging*).
- En la segunda mitad del ciclo (fase lútea) el metabolismo se acelera y quema más calorías de forma espontánea. Hacer ejercicio muy intenso en este momento resulta estresante para el organismo y eleva hormonas como el cortisol, lo que favorece el acúmulo de grasa y el desgaste muscular. Por tanto, los trabajos exigentes de resistencia y fuerza no son tan interesantes en esta fase, pues además eres más propensa a sufrir lesiones.
- Si tienes mucho estrés o fatiga adrenal (y sobre todo si quieres perder peso), no hagas ejercicio intenso y no pases de treinta minutos, o activarás más las hormonas del estrés y, por tanto, tu cuerpo se pondrá en modo almacenamiento de grasa.
- Hacer ejercicio muy intenso de forma constante durante todo el ciclo puede provocar periodos irregulares o incluso la ausencia de menstruación.

Estas pautas son generales. Cada mujer debe escucharse para ajustarlas a sus condiciones y características, pero adaptar tu patrón de entreno a las fluctuaciones de tu ciclo favorecerá tu metabolismo, tu humor y tu vitalidad, y además evitarás las lesiones.

Las deportistas de competición no pueden elegir cuándo toca una carrera o unas olimpiadas, pero saben que sus marcas o su desempeño pueden variar en función de si están en fase folicular o lútea. (Si quieres saber más sobre este tema, te recomiendo el libro de la deportista y científica Stacy T. Sims, *ROAR: How to match your food and fitness to your unique female physiology for optimum performance, great health, and a strong, lean body for life*). Si es tu caso, es importante que prestes atención a tu ciclo y a tu alimentación para organizar tus planes de entrenamiento y comprobar si el momento de la competición es o no favorable para tu ciclo. Así podrás establecer estrategias compensatorias. El deporte y la alimentación sin tener en cuenta las hormonas puede provocar alteraciones en tu ciclo menstrual, en tu densidad ósea y en tu aporte energético. Si no le prestas atención, puede producir amenorrea, pérdida de mineralización ósea y déficit energético que impactará en todas tus funciones corporales.

Fase menstrual

El rendimiento es el más bajo del ciclo. Tu cuerpo no está preparado para mucha intensidad. Baja el ritmo o descansa.

Qué ocurre
• Se reduce el sistema inmunitario.
• Se reduce la fuerza y la resistencia.
• La pérdida de sangre y de hemoglobina puede reducir la llegada de oxígeno a los músculos. No hagas ejercicio que exija una alta demanda de oxígeno.
• Debes aumentar los tiempos de descanso entre las series.
• Tienes una peor coordinación, y aumenta la laxitud, así que evita las pilometrías (ejercicios repetidos a máxima intensidad y mínimo tiempo).
• Sentirás más cansancio y desmotivación.
• El entrenamiento debe ser suave: reduce el tiempo y la intensidad del trabajo. Si haces ejercicio intenso, se activará el almacenamiento de grasa. Tenlo en cuenta si buscas perder peso y te ejercitas para ello.

Ideal para
• El ejercicio ligero.
• Aumentar tus endorfinas: aunque te dé pereza, te sentirás mejor.
• Sesiones cortas que no demanden mucho oxígeno al organismo.
• Aumentar los tiempos de descanso. Si no tienes energía, descansa unos días.

Tipo de ejercicio
• Yoga, estiramientos, caminar, bailar...
• Entreno por la tarde. A solas, a tu ritmo o con amistades íntimas.

Fase de preovulación

En un buen momento para incrementar la exigencia y el peso. ¡A darlo todo!

Qué ocurre
• Tienes más energía para el trabajo de alta intensidad.
• Notas más fuerza y resistencia.
• Es un buen momento para las rutinas HIIT y para trabajar con más intensidad la fuerza y la resistencia.
• Utilizas el glucógeno con facilidad.
• Se ralentiza tu metabolismo.
• Son recomendables las series de alta intensidad de intervalos cortos, como los entrenamientos con pesas o los cambios de ritmo.
• Tienes una mayor capacidad de trabajo y mejor recuperación, que se incrementa a medida que aumenta el estrógeno (es la hormona amiga del ejercicio).

Ideal para
• El ejercicio intenso.
• Trabajar la mejora de la fuerza.
• Elevar las cargas y bajar los descansos.
• Incrementar la intensidad.
• Si quieres perder peso, potencia el ejercicio en la fase folicular y baja el ritmo en la fase lútea.

Tipo de ejercicio
• Entrenamiento alta intensidad.
• HIIT.
• Incremento de cargas, menos tiempos de recuperación.
• CrossFit.
• Entreno por la mañana y en grupo.

Fase de ovulación

Es el momento más motivador para entrenar. ¡Máximo *power*!

Qué ocurre
• Hay mayor riesgo de lesión como consecuencia de la laxitud que generan los estrógenos elevados y el exceso de motivación. Sé muy cuidadosa y vigila la técnica de tu entreno para no hacerte daño.
• Se da el pico de fuerza. Puedes entrenar con cargas más altas o con ejercicios de potencia.
• Si quieres quedarte embarazada, vienes de una amenorrea o tu energía es justa, baja el ritmo y la intensidad un par de días para compensar la demanda energética ovulatoria.

Ideal para
• La máxima intensidad.
• Aumentar la intensidad del ejercicio.
• Iniciar y acabar el ejercicio con una sesión de calentamiento y otra de estiramientos después de entrenar para evitar lesiones.
• Hay mujeres que, por la demanda energética de la ovulación, necesitan bajar el ritmo.

Tipo de ejercicio
• Igual que en fase folicular, pero con más intensidad.
• Entreno por la mañana y en grupo, ve al gimnasio y socializa.

Fase premenstrual

Reduce el ritmo, trabaja la movilidad o la fuerza con más descansos y menos intensidad, y reduce los entrenos grupales.

Qué ocurre
• Hay retención de líquidos.
• Desciende la producción de serotonina (da más pereza entrenar).
• Es una etapa apropiada para entreno cardiovascular al 70 por ciento de tu capacidad y para el trabajo de fuerza suave y de movilidad.
• No es un buen momento para entrenos exigentes tipo HIIT o *spinning*.
• Baja la intensidad, especialmente en los últimos días de la fase lútea.

Ideal para
<ul><li>Disminuir la intensidad del ejercicio, sobre todo al final de la fase; al principio de la fase aún puedes mantener un buen nivel de fuerza y resistencia.</li><li>Ejercicio cardiovascular a ritmo constante: caminatas largas, carreras de intensidad moderada, natación…</li><li>Calentamientos y estiramientos.</li><li>Seguir trabajando la fuerza de un modo más suave.</li></ul>
Tipo de ejercicio
<ul><li>Sesiones cortas e intensidad media o baja al final de la fase.</li><li>Entreno por la tarde y a solas, por *streaming* o descansa hacia el final de la fase.</li></ul>

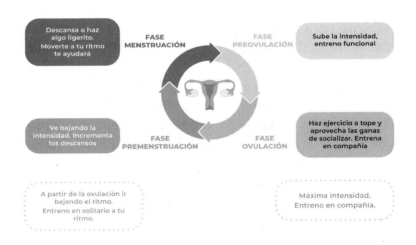

> **¿CÓMO PUEDEN INFLUIR LOS ANTICONCEPTIVOS EN EL EJERCICIO FÍSICO?**
>
> - Te cansas con mayor facilidad, la resistencia disminuye.
> - Da más pereza entrenar.
> - Aumentan la oxidación.
> - Hay una pérdida de fuerza isométrica.

Gestión cíclica de la sexualidad

La sexualidad es muchísimo más que las hormonas, pero no podemos negar su influencia en la libido, lo que genera distintos niveles de energía disponible a lo largo del ciclo. El momento de máximo deseo sexual se produce en la fase folicular, sobre todo en la ovulación, aunque algunas mujeres experimentan un gran deseo y mucha necesidad de descarga sexual también en la menstruación. En general, los estrógenos aumentan la energía y el deseo sexual y la progesterona los silencia. Los estrógenos aportan la chispa para probar, el deseo de compartir en pareja, la pasión, el deseo... Por su parte, la progesterona predispone a una sexualidad menos genital, más espiritual y solitaria.

Estas variaciones son independientes de tu orientación sexual y de si tienes o no pareja. Me refiero a la energía disponible al margen de su materialización, es decir, describo los efectos que esos cambios hormonales generan en ti y que se verán intensificados o silenciados por tu contexto vital y por tus circunstancias. Si tomas anticonceptivos, estás embarazada o ya disfrutas de la menopausia, no seguirás el modo de funcionamiento cíclico y, por tanto, no experimentarás estos matices.

Sea cual sea tu situación, orientación y momento vital, la mayoría tenemos una sexualidad por debajo de lo que nos gustaría o una libido baja, o bien la tienen nuestras parejas. En la tercera parte hablaremos más sobre la sexualidad para ampliar la mirada y comprender qué ocurre, pero ahora creo que entender cómo la ciclicidad afecta a tu sexualidad puede ser una gran herramienta. Cuanto más conozcas tu cuerpo, más podrás cuidarlo y disfrutarlo, y si hablamos de sexualidad, puede marcar la diferencia. Aceptarte tal como eres, con ese baile entre ovulaciones y menstruaciones te permitirá gestionar tu sexualidad y gozar de mayor libertad y disfrute. A través del conocimiento cíclico puedes *biohackear* tus orgasmos y tu vida sexual.

Una advertencia: aunque los cambios hormonales son reales, la sexualidad es tan compleja que se verá muy influida por tus características, tu nivel de energía y el momento vital que estés viviendo. Incluso esos cambios se modulan en nosotras en cada ciclo. Pero podrás entender por qué, gracias a las hormonas, estás más excitada, lubricada, te cuesta más o necesitas un tipo de acercamiento u otro. No hay nada erróneo en ti, no puedes encontrarte siempre igual porque tu sexualidad cambia cada semana, aunque tus circunstancias vitales sean las mismas. Cuanto más sepas cómo funcionan tus hormonas, más entenderás tu comportamiento.

Podríamos decir que somos mujeres poliamorosas porque tenemos relaciones sexuales con cuatro mujeres diferentes cada mes. El ciclo nos influye en todas las áreas de la vida, y la sexualidad no podía ser menos.

- Lleva un control de tus fases para entender los mensajes de tu cuerpo.

- Si tienes pareja, involúcrala en la sabiduría del ciclo menstrual.
- Sé proactiva, respeta tus necesidades y pide a tu pareja que las acompañe.
- Las fases de preovulación y de ovulación son más favorables para incrementar el deseo sexual, las relaciones de pareja, las fantasías...
- Las fases premenstruales y de menstruación son más favorables para el sexo en solitario, místico, rápido.
- Sangrar no es un impedimento para el sexo (del tipo que sea), si lo deseas.
- El orgasmo es muy favorable para reducir los cólicos que sufren algunas mujeres durante la menstruación.
- En la fase folicular, las hormonas te predisponen a la sexualidad.
- Al final de la fase lútea y en la menstruación, el físico del útero y su presión en el suelo pélvico despiertan la excitación. Como ves, tu cuerpo siempre busca conectarte con el placer de la sexualidad.
- Los cambios bioquímicos se intensifican o se apagan en función de tus circunstancias vitales y de tus deseos. Están a tu servicio, y tú al suyo.

Fase menstrual

Qué ocurre

- El deseo sexual varía mucho entre mujeres, incluso entre ciclos. Algunas no desean mantener relaciones genitales y otras, por el contrario, presentan mucho deseo.
- A nivel terapéutico, el placer y el orgasmo benefician y alivian molestias, aunque a las que les duele les apetece poco. El orgasmo facilita la bajada del sangrado, alivia el dolor y puede acortar la duración del periodo, ya que favorece el desprendimiento del tejido endometrial y su expulsión.
- Te centras en tu placer, y la sexualidad es sobre todo de descarga.
- Suele haber más deseo de proximidad y afecto que de genitalidad y coito.
- Aunque las hormonas no favorecen el sexo, el incremento del peso del útero puede generar presión en el suelo pélvico y despertar la excitación por contacto. El contacto físico del útero con el suelo pélvico despierta el placer.
- En esta fase, el sexo para muchas es tabú, pero si te apetece, todo son ventajas. Si no lo has probado, anímate. Si te ayuda, te recuerdo que puedes tener sexo (no penetración) con la copa. A algunas mujeres, el hecho de no estar pendientes de la sangre las ayuda a disfrutar.
- Tener relaciones o no en esta fase (y en cualquiera) está bien siempre que responda a tu deseo, no a condicionamientos externos.

Ideal para

- Sexo tranquilo y rápido.
- Maratón de mimos sin genitalidad.
- Sexo en solitario (y para tu amante a pilas).
- Respeta las necesidades de tu cuerpo: ten o no tengas sexo, lo que te apetezca.
- Si te apetece pero te preocupa la gestión de la sangre, usa la copa (no para penetración), sábanas especiales, ten sexo en la ducha… La sangre no es sucia (aunque ensucie).

Tipo de encuentros

- Fase pasiva e introspectiva.

Fase de preovulación

Qué ocurre
• Hay más energía y deseo sexual.
• Te muestras más proactiva y segura.
• Tienes ganas de nuevas experiencias.
• Deseas una sexualidad compartida.
• Te apetece dar y recibir placer, cuentas con tu pareja.
• Al inicio de la fase puede haber más sequedad. La lubricación se incrementa al ritmo de los estrógenos.
Ideal para
• Aprovechar el deseo sexual para activar vuestra vida íntima.
• Nuevas experiencias, sesiones largas de placer sola o acompañada.
Tipo de encuentros
• Fase activa y con deseo de incluir al otro.

Fase de ovulación

Qué ocurre
• Alto deseo sexual gracias al pico de estrógenos y testosterona.
• Es la fase más húmeda del ciclo (moco cervical con textura de clara de huevo) y la penetración es más fácil.
• Tienes ganas de conectar con tu pareja.
• Te sientes una diosa, y muchos de tus complejos se evaporan. La ciencia ha demostrado que es la fase en la que te sientes más atractiva y en la que mejor te ven los demás.
• Das importancia al contexto: velas, miradas, caricias…
• Deseas una sexualidad más amplia, no solo centrada en la genitalidad.
• Te apetecen las sesiones largas.

Ideal para
• Probar nuevas experiencias y disfrutar.
• Pedir algo nuevo y guiar a tu pareja o a ti misma. Tu cuerpo está muy receptivo al placer.
• Salir, socializar y para sesiones de sexo lentas y conscientes.
• Primeras citas.
• Fantasías sexuales.
Tipo de encuentros
• Fase superactiva.

Fase premenstrual

Qué ocurre
• A medida que avanza esta etapa (baja el estrógeno y sube la progesterona) disminuye el deseo, sobre todo en las mujeres con SPM.
• Más rechazo a la sexualidad genital.
• El cuerpo puede estar más hinchado, con tensión mamaria, algún granito… La autoestima está menos boyante.
• Hay más sequedad vaginal. Ten en cuenta el trabajo de lubricación.
• El orgasmo es muy recomendable para mejorar el estado de ánimo y físico.
• La sexualidad será más mística y espiritual.
• Más deseo en solitario.
Ideal para
• Sexualidad sin genitalidad.
• Toque amoroso, masajes, preámbulos, besos, mimos.
• Sexo tántrico.
• Sexo en solitario.
• Tanto esta fase como la siguiente son el momento en que se dan la mayoría de las crisis o los enfados en la pareja. Relativiza; en esta fase todo se magnifica.
Tipo de encuentros
• Fase pasiva.

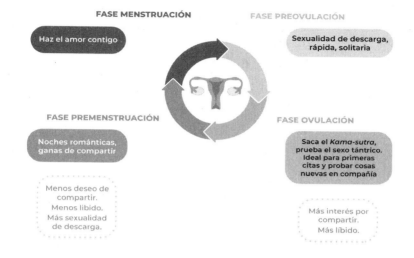

Historias de consulta

Mónica era una mujer alta y robusta que vino a verme porque tenía problemas con su menstruación. Estaba muy enamorada de su pareja, pero no disfrutaba con ella en la cama: pensaba que su bellísima novia iba a dejarla porque no estaba a su altura. Tenía esos criterios inconscientes que, en algún momento, se quedan con nosotras y nos hacen desarrollar comportamientos que los mantienen aún más.

Mónica guardaba ese sufrimiento en silencio, pues era una exitosa mujer de negocios, así que los demás no lo percibían. Durante la menstruación tenía fuertes dolores, y la ansiedad y la tristeza la acompañaban en su intimidad. Sostener esa «doble vida emocional» la estaba agotando y distanciando de su pareja. Mónica se daba atracones puntuales y descontrolados que vivía con culpa. A pesar de su éxito, era tal la sensación de vacío que buscaba formas erróneas de llenarlo a través de lugares equivocados.

El trabajo con ella fue largo y muy paciente. Había que deshacer un montón de criterios limitantes relacionados con su cuerpo, con la sexualidad y con su lugar en el mundo. Aprovechamos la ciclicidad para hacer cambios en su estilo de vida y eso mejoró su menstruación y su cuerpo, que el estrés y la mala alimentación habían inflamado. Hicimos un trabajo relacionado con la percepción de sí misma, con la falta de aceptación por no cumplir los cánones estéticos y con hacer las paces con su cuerpo. Después de eso tuvimos que modificar muchos conceptos erróneos sobre la sexualidad y el placer, y todo ese trabajo integral provocó un cambio profundo en ella.

Un año después de darle el alta, Mónica vino a verme con su pareja porque querían tener un bebé y deseaban que las acompañara en ese proyecto. Preparamos su cuerpo para el tratamiento y me encantó ver que todo el trabajo realizado se mantuvo incluso en el posparto, ese momento en que la energía está más baja que nunca y el cuerpo no está en su mejor momento. Cuando son sólidos, los cambios en terapia inciden en la calidad de vida, y Mónica es un claro ejemplo de ello.

GESTIÓN CÍCLICA DE LA VIDA LABORAL

Ya sabes que el mundo del trabajo se basa en un funcionamiento lineal, orientado a la producción. Como hemos visto, eso no nos beneficia demasiado, pero si conoces las características de cada fase, la ciclicidad puede ser una fantástica herramienta, y quizá en el futuro sea una ventana abierta a cambios por lo que se refiere a organizar el trabajo. Para ello tenemos que salir del paradigma de la productividad lineal, de trabajar siempre mucho, de no descansar y empezar a organizarnos desde la mirada infradiana, además de la circadiana.

Como has aprendido, las cuatro fases tienen una energía que nos facilita algunos aspectos y dificulta otros, y no hay nada mejor que navegar a favor del viento y fluir con el mínimo esfuerzo. Por supuesto, no siempre las circunstancias de la vida estarán sincronizadas con lo más conveniente para ti, pero eso no significa que no puedas salir airosa, solo que es probable que requiera más esfuerzo por tu parte. Como siempre, tu personalidad y tus circunstancias dialogan con tu ciclo y se influyen mutuamente. De todos modos, te recuerdo que puedes hacerlo todo en todas las fases, es decir, no significa que en momentos concretos no puedas hacer determinadas tareas, sino que es más fácil y conveniente para ti hacerlas cuando sea propicio. Si eres dueña de tu agenda, sincronizar las tareas con tu ciclo es muy reconfortante y productivo.

Si eres autónoma, emprendedora o teletrabajas, gestionar tu agenda será más fácil, pero aunque tengas un trabajo muy dirigido y rígido, esta información y el autoconocimiento que te regala pueden ser una gran ayuda. Además, siempre hay tareas que dependen de ti, incluso en los trabajos menos creativos y cíclicos, o puedes organizar el resto de tu vida según tu ciclo si no puedes hacer nada en lo profesional. Esta visión cíclica no pretende generar una obligación más en tu vida, que organices tu agenda de un modo rígido ni que te sientas culpable o poco afortunada si no puedes. Es solo un conocimiento de cómo funciona tu sistema cognitivo, tu capacidad de trabajo y tu energía modulados por las hormonas para que puedas usarlo o no según tus circunstancias.

Los días laborables se organizan según el reloj circadiano (ideal para el hombre). Por las mañanas, los hombres tienen un pico de cortisol y testosterona que les aporta la fuerza necesaria para tener mucha energía matutina, ir al gimnasio a horas intempestivas y ser muy efectivos en el trabajo. A mediodía, la testosterona baja, y los estrógenos se hacen más visibles, por lo que es un buen momento para disfrutar de las comidas de negocios o con los compañeros. La testosterona sigue disminuyendo al final de la tarde y los predispone a ir bajando el ritmo y a prepararse para el descanso. El ciclo se repite cada día sin grandes variaciones bioquímicas.

En el caso de las mujeres, y sin entrar en temas de conciliación familiar —la carga suele recaer desproporcionadamente en nosotras, pues debemos compatibilizar el rol de madres con el profesional—, el tema se complica. En nuestro caso, ese ritmo circadiano convive con el infradiano del ciclo menstrual, por lo que el deseo de socializar no lo marca el reloj, sino el día del calendario y nuestra fuerza, la capacidad de comunicar o de analizar detalles. Las empresas solo tienen en cuenta el reloj, pero nosotras también debemos tener en cuenta el calendario.

Pero no te confundas. Fíjate si somos eficientes que incluso con un sistema de funcionamiento que no considera nuestro software somos capaces de trabajar de forma lineal, rendir y lograr resultados como cualquier hombre. Nuestras hormonas predisponen las habilidades disponibles y los deseos de relación o exposición, pero si lo deseamos somos capaces de funcionar en modo lineal (aunque acarree más cansancio o esfuerzo en un momento dado). Si tienes la oportunidad de adecuar la agenda al calendario, no solo al reloj, verás que tu vida laboral es más eficiente y satisfactoria. Si no es posible, no te culpes y haz lo que puedas.

- Sigue un calendario para averiguar en qué fase estás.
- Si puedes, planifica los eventos para aprovechar las potencialidades de cada fase.
- Comparte tu sabiduría cíclica con las mujeres de tu entorno para que aprendan a gestionar su ciclo.
- Respeta tu ritmo circadiano (reloj) y tu ritmo infradiano (calendario).
- Concentra las tareas difíciles e intensas del trabajo en la fase folicular y en la ovulación, y relaja tu agenda o sé más compasiva contigo en la fase lútea y en la menstruación.
- Aunque puedes trabajar de forma lineal, sintonizarte con el ciclo te ayudará a sacar lo mejor de ti y a ser más amorosa con las fluctuaciones de energía y capacidades.
- Ten en consideración las valoraciones de tu vida profesional en la fase de tu ciclo para que puedas tomar las decisiones y realizar los ajustes que sean necesarios.

- Si gestionas a un equipo, ten en cuenta la ciclicidad de tus colaboradoras.
- Si trabajas en un entorno masculino, quizá sigas un modo lineal con exigencia constante, pero en la medida de lo posible ten en consideración tu ciclo a la hora de gestionar tu día a día laboral.

Fase menstrual

Qué ocurre
• Te sientes cansada, con poca resistencia en el trabajo duro. Puedes encontrarte exhausta si tienes que trabajar mucho.
• Estás muy conectada con la intuición y sabes lo que no te gusta o no funciona en tu vida (y en tu trabajo).
• Es una fase para observar, conectar con tus deseos, pero no para actuar ni tomar decisiones. Tenlo en cuenta si gestionas proyectos o equipos.
• A nivel emocional, sientes ligera melancolía, ves el vaso medio vacío.
• No te apetece el trabajo en equipo, las relaciones ni la exposición pública.
• Te sientes hacia dentro.
• Es un momento de observación para preparar el cambio.

Ideal para
• El trabajo online, reflexivo.
• Las tareas que requieran una visión crítica de análisis y evaluación.
• Recogerte y descansar.
• Evaluar tu carrera profesional (y tu vida en general).
• Reducir el contacto social.
• Si es posible, bajar el ritmo.

Tipo de tareas
• Fase pasiva, baja energía, tareas más monótonas, más intuitiva.
• Momento de análisis, valoración.
• Buen momento para el coaching y la terapia.
• Más sensación de no llegar a las expectativas.
• De cierre.

Fase de preovulación

Qué ocurre
• El aumento de los estrógenos mejora la memoria, la multitarea y la capacidad de trabajo. • Es un buen momento para comunicar, aprender, enseñar, planificar tareas, marcarte objetivos, hacer ejercicios de manifestación de intenciones. • Tienes creatividad cognitiva y capacidad analítica (ordena y analiza las emociones de la fase previa para darles una salida racional). • Sientes energía para el trabajo duro. • Haces fácilmente varias cosas a la vez. • Aprovecha para adelantar el trabajo atrasado (estamos muy activas y motivadas). • Las fases de preovulación y de ovulación son los momentos de más energía. Concentra tu actividad.

Ideal para
• Aprovechar la alta autoestima para realizar tareas complejas, acuerdos comerciales, comunicaciones difíciles. • Trabajar en equipo. • Comunicar. • Sacar de paseo a tu yo social (fiestas, reuniones, viajes, congresos...). • Realizar entrevistas de trabajo o autocandidaturas, exámenes... • Pedir un aumento de sueldo o un crédito al banco que te permita financiar un proyecto. • Negociar, lograr acuerdos y resolver conflictos. • Realizar tareas comerciales y de marketing. • La multitarea. • Las horas extras. • Las redes sociales.

Tipo de tareas
• Fase activa, resistente, social y cognitiva. • Momento de acción. • Buen momento para las tareas de marketing y comerciales. • Más sintonía con lo que la empresa te pide. • De inicios.

Fase de ovulación

Qué ocurre

- Te sientes pletórica, con autoestima y confianza.
- Tus dotes para la comunicación están en su punto álgido.
- Estás predispuesta para el trabajo duro y la parte social de tu trabajo.
- Deseas compartir y trabajar en equipo o de forma cooperativa.
- Haces horas extras.
- Tienes una mayor capacidad para el dialogo y la negociación
- Es un buen momento para ordenar y realizar tareas que requieran una visión racional y analítica, sobre todo al final de esta fase e inicio de la siguiente.

Ideal para

- Aprovechar la alta autoestima para realizar tareas complejas, acuerdos comerciales, comunicaciones difíciles.
- Trabajar en equipo.
- Comunicar.
- Sacar de paseo a tu yo social (fiestas, reuniones, viajes, congresos…).
- Realizar entrevistas de trabajo o autocandidaturas, exámenes…
- Pedir un aumento de sueldo o un crédito al banco que te permita financiar un proyecto.
- Negociar, lograr acuerdos y resolver conflictos.
- Realizar tareas comerciales y de marketing.
- La multitarea.
- Las horas extras.
- Las redes sociales.

Tipo de tareas

- Fase activa, resistente, social y cognitiva.
- Momento de acción.
- Buen momento para las tareas de marketing y comerciales.
- Más sintonía con lo que la empresa te pide.
- De inicios.

Fase premenstrual

Qué ocurre
• La energía se interioriza y se focaliza.
• Te apetece más el trabajo en solitario.
• La progesterona te aporta tranquilidad y paciencia para realizar trabajos más reflexivos y monótonos.
• Tienes más predisposición para centrarte en una sola tarea y profundizar en ella.
• Es un buen momento para conectar con la intuición.
• No es un buen momento para tomar decisiones.
• Tienes poco deseo de relación y de socializar.
• Te resulta más fácil entender la realidad y los diferentes puntos de vista o las miradas de una forma holística.
• Al final de la fase sentirás emotividad y sensibilidad.
• Bajo control de las emociones y los impulsos.
• Si tu trabajo es artístico, puede que conectes con las emociones y con la inspiración.

Ideal para
• Tareas mecánicas.
• Bajar un poco el ritmo.
• No programar exposiciones, reuniones o viajes.
• Tareas de facturación, impuestos, ordenar archivos…
• Conectar con la sombra.
• Trabajos de revisión y detectar incoherencias, problemas, aspectos que se pueden mejorar…
• Hacer más pausas.
• Limpiar y ordenar.
• Enfadarse y frustrarse (tenlo en cuenta).
• Tareas mecánicas, revisar correos… En esta fase se tolera mejor lo aburrido y monótono.

Tipo de tareas
• Fase pasiva, baja energía, tareas monótonas, más intuitiva.
• Momento de análisis, valoración.
• Tareas financieras, legales, administrativas.
• Sensación acentuada de no llegar a las expectativas.
• Energía de cierre.

Recuerda que puedes hacer lo que quieras en cualquier fase porque no siempre podrás planificarlo todo de manera favorable. Tampoco pienses que tienes que publicar tu fase menstrual y pedir que se adapten tus funciones. El proceso de alineación con el ciclo es algo íntimo que puedes gestionar en tu interior y que se alimenta de la energía de tus compañeras (y compañeros), de modo que se compensa de forma enriquecedora.

Todas las capacidades de las fases son supernecesarias. En los equipos de trabajo con mujeres, los ciclos siguen calendarios diversos. Eso hace que las que estamos ovulando nos vengamos arriba con miles de ideas que frenan las que están en fase lútea, de manera que lleguemos a la mejor opción para nuestro equipo. Por su parte, la responsable de comunicación, que quizá está en la folicular, puede que tenga la garra necesaria para hacer una campaña de marketing supercreativa y eficiente, de modo que el proyecto se beneficie de la energía y las capacidades de todas.

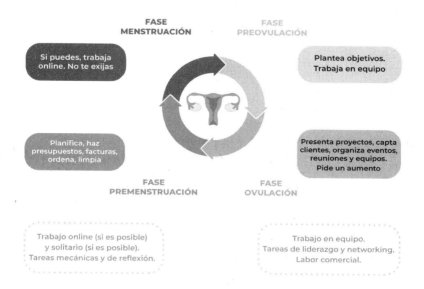

FASE MENSTRUACIÓN

FASE PREOVULACIÓN

Si puedes, trabaja online. No te exijas

Plantea objetivos. Trabaja en equipo

Planifica, haz presupuestos, facturas, ordena, limpia

Presenta proyectos, capta clientes, organiza eventos, reuniones y equipos. Pide un aumento

FASE PREMENSTRUACIÓN

FASE OVULACIÓN

Trabajo online (si es posible) y solitario (si es posible). Tareas mecánicas y de reflexión.

Trabajo en equipo. Tareas de liderazgo y networking. Labor comercial.

En los equipos masculinos esa energía es más estable y previsible porque sigue el patrón lineal-reloj.

Tenemos que aprender a amar y gestionar nuestra variabilidad porque, de ese modo, se convertirá en una enorme ventaja a la hora de trabajar.

Te comparto mi ejemplo: mientras escribo este libro, intento adecuar las tareas a mi fase del ciclo:

- **Fase menstrual.** Creatividad sin orden (apunto frases e ideas en pósits), *brainstorming*, documentación, repaso... En esta fase mi mirada es muy crítica y a veces siento ganas de dejarlo debido al síndrome de la impostora. Las fases premenstrual y menstrual son las más duras, pues te confrontan con tu sombra y tus miedos, además de que tienes menos energía para aguantar la jornada laboral.

- **Fase preovulatoria.** Incremento de la energía, voluntad para pasar horas delante del ordenador, confianza en el proceso. Las ideas se ordenan con facilidad y se concretan en el papel. Es el momento de realizar mejoras en la estructura, pues siento menos emocionalidad. Tengo más energía para trabajar en el libro, incluso después de largas jornadas de consulta o de clases.

- **Fase de ovulación.** Networking, entrevistas para extraer información, capacidad para ordenar ideas y plasmar conceptos. La mente está muy activa y la redacción resulta fácil. Aprovecho esta fase para compartir mis avances con otras mujeres y extraer información.

- **Fase premenstrual.** Revisión ortográfica y de estilo, sensación de que todo se puede mejorar. Reviso la estructura y las ideas, y lidio con mi crítica interna para la que todo está mal. Siento más dificultad para escribir un libro, pues debo atender a mi jornada laboral y familiar.

GESTIÓN DE LA VIDA SOCIAL Y AUTOCUIDADO A TRAVÉS DEL CICLO

Aunque la parte social ha ido saliendo en otros apartados, me gustaría darle un espacio resumen. Somos seres sociales, y la parte relacional afecta a todas las facetas de nuestra vida. Por supuesto, las hormonas también influyen en ellas.

- Lleva un registro de las fases.
- Si puedes, planifica tus actividades sociales en la fase folicular y en la ovulación.
- Reserva el final de la fase lútea y de la menstrual para ti o para estar con tu tribu, las personas íntimas de tu clan con quien puedes ser y estar como sea.
- Con tus personas de confianza, habla abiertamente de tus fases. Para mí es muy enriquecedor llamar a mis amigas íntimas y decirles: «Vengo a llorar un rato a tu lado» cuando lo necesito. Sé que mis emociones están amplificadas por la fase en la que estoy, pero me permito expresarlas.
- Si eres madre, ten en cuenta tus necesidades para minimizar los conflictos domésticos y la gestión de tu energía. Con bebés es muy difícil, pero cuando son mayores ten en cuenta tus necesidades y tu energía al organizar la agenda de la familia.

Fase menstrual

Qué ocurre
• Te sientes poco sociable, la energía es baja y te sientes cansada. • Crees que la ropa no te sienta tan bien, no tienes ganas de conversar. • Es una fase de evaluación de tu vida. Recuerda que no es el momento de tomar decisiones. • Puedes sentirte triste porque los otros no se dan cuenta de tus necesidades.
Ideal para
• Reserva tiempo para ti. • Comunica lo que necesitas, no quieras quedar bien ni que los otros adivinen tus necesidades. • No es momento para compromisos, solo para la tribu íntima. • Mantita y un buen libro.
Tipo de actividades
• Recogimiento, soledad, tribu, poca estimulación.

Fase de preovulación

Qué ocurre
• Recuperas la energía y las ganas de salir al mundo, relacionarte y divertirte. • Es un buen momento para los compromisos y las reuniones sociales (por placer y por obligación). • Conectas emocionalmente con los demás. • Te muestras más racional e independiente, te gusta compartir sin sentir que necesitas al otro.
Ideal para
• Sal de nuevo al mundo. • Agenda citas, reuniones, viajes.
Tipo de actividades
• Apertura, ganas de socializar, contacto, autoestima.

Fase de ovulación

Qué ocurre
• Momento top a nivel social. • Brillas en lo físico (es el momento top de la piel, del cuerpo, del pelo…) y en lo cognitivo (elocuente, divertida, verbal…). • Sientes que encajas en el mundo. • Tienes ganas de viajar. • Te muestras optimista y alegre.
Ideal para
• Organiza eventos o asiste a reuniones, fiestas… • Es un buen momento para el networking, iniciar un curso, conocer gente…
Tipo de actividades
• Expansión, energía grupal.

Fase premenstrual

Qué ocurre
• La energía se va interiorizando, se reduce lo cognitivo y se amplifica lo emocional. • Baja la energía y el deseo de compartir. • Te sientes más egoísta (hablaremos de ello en la tercera parte). • Tienes ganas de recogimiento. • Te abruman los compromisos y las multitudes. • Te molesta el ruido y la hiperestimulación de la vida moderna. • Deseas soledad y tribu.
Ideal para
• Si puedes, no planifiques compromisos en esta etapa. • Haz alguna actividad que te nutra (masaje, terapia…). • Rodéate de tu tribu íntima, de aquellas personas con las que no necesites postureo.
Tipo de actividades
• Recogimiento, soledad, tribu, poca estimulación.

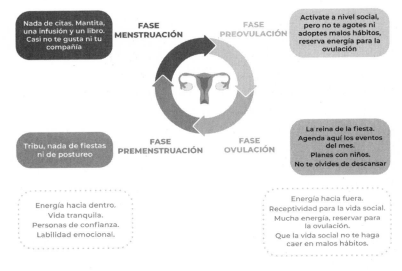

Nada de citas. Mantita, una infusión y un libro. Casi no te gusta ni tu compañía

FASE MENSTRUACIÓN

FASE PREOVULACIÓN

Actívate a nivel social, pero no te agotes ni adoptes malos hábitos, reserva energía para la ovulación

Tribu, nada de fiestas ni de postureo

FASE PREMENSTRUACIÓN

FASE OVULACIÓN

La reina de la fiesta. Agenda aquí los eventos del mes. Planes con niños. No te olvides de descansar

Energía hacia dentro.
Vida tranquila.
Personas de confianza.
Labilidad emocional.

Energía hacia fuera.
Receptividad para la vida social.
Mucha energía, reservar para la ovulación.
Que la vida social no te haga caer en malos hábitos.

Sintoniza con tu ciclicidad

Como has visto, casi cada mes transitamos de forma inconsciente por esas cuatro fases y, como la luna, viajamos a través de cuatro energías. Es una especie de baile dentro-fuera, introversión-extraversión, yo-los otros, fuerza-fragilidad… Conocer la energía de las fases te permite descubrir tu totalidad y gestionar a las diferentes mujeres que habitan en ti, aceptándolas con normalidad, sabiendo que son todas perfectas y necesarias, sin considerar a algunas un error o una tara de lo que debería ser tu comportamiento.

Te permite también comprender a las mujeres que te rodean y tejer una visión del mundo femenino más inclusiva y diferencial, con entidad propia, no como una desviación errónea de canon dominante. Gestionar la vida desde la mirada cíclica es lo más respetuoso y eficiente para nosotras, pero no debemos olvidar que nuestro mundo, sobre todo el profesional, está diseñado desde una mirada lineal, y no siempre podemos sintonizar con nuestras necesidades, pero eso no debe generarnos un estrés añadido. Lo perfecto no debe hacer malo lo bueno. Mirar el ciclo como te he enseñado no es un corsé más sobre el que culpabilizarnos cuando no podemos adecuar la vida a lo que sería mejor para nosotras.

Ser cíclica no siempre es divertido ni funcional. A veces la menstruación se adelanta y te pilla poco preparada, con un bonito pantalón blanco y sin compresas disponibles, y en ocasiones llevabas muchos meses esperando una presentación y coincide con tu fase menos social y positiva. Las fases no siempre encajan con nuestro momento vital, con nuestras necesidades... En ocasiones, durante la ovulación nos ha pasado algo triste y no tenemos el subidón de positividad característico de ese momento, o en la menstruación nos ha ocurrido algo digno de ser celebrado y no tenemos energía para ello... Entonces nos sentimos mal porque deberíamos estar de una manera u otra. Pero no, no deberíamos nada, lo que sucede es lo que es, y el primer paso para sanar nuestras emociones es aceptar lo que sentimos, no lo que pensamos que deberíamos sentir.

Ahora que has comprendido conceptualmente lo que ocurre en cada fase, estás preparada para acompañarlo de un modo fluido. Las diferentes fases van transitando y solapándose, y el cuerpo, si lo escuchas, te dirá cuáles son los cambios necesarios. Ya tienes la información para comprender por qué te los pide, y puedes usar tus conocimientos para satisfacerlos de manera que responda a tus necesidades. Además, te permite entender por qué, a veces, hacer determinadas cosas es difícil o parece que tu cuerpo conspire en tu contra.

Escúchate, entiende tu cuerpo y sintoniza tu vida con las hormonas de una forma armónica y sencilla, y recuerda que, aunque a veces la vida lineal no te lo va a poner fácil, conocer tu manual de instrucciones de serie y modularlo con la voluntad y la inteligencia es una poderosa herramienta para facilitarte la vida y vivir con menos esfuerzo y con más salud.

CICLO MENSTRUAL
EL VIAJE POR TUS CUATRO YO

Aprende a disfrutarte en todas tus fases. Igual que la naturaleza, todas tus estaciones traen regalos increíbles. No te ames solo en ovulación y aprende a disfrutarte en menstruación.

MENSTRUACIÓN

Invierno, luna nueva.

Bruja/anciana.

Mantita y pódcast.

No estoy para postureo.

Comida caliente, hidratada y nutritiva.

Descanso del gym pero me muevo un poco.

Trabajo rutinario.

Sexo solo para mí.

PREMENSTRUACIÓN

Otoño, cuarto menguante.

Hechicera.

Conecto con mi sombra, parece que el mundo conspira contra mí.

Recupero comida caliente y antiinflamatoria para preparar menstruación.

En el gym bajo la exigencia.

Buen momento para ordenar, archivar, mejorar procesos, si puede ser en solitario.

Mi libido baja.

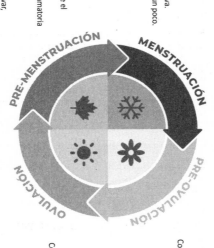

PREOVULACIÓN

Primavera, cuarto creciente.

Doncella.

Recupero el interés por el mundo.

Comida llena de colores, que no falte algo de HC, tengo poca hambre.

Vuelve al gym.

En el trabajo estoy enfocada, resolutiva y motivada.

Mi libido se despierta.

OVULACIÓN

Verano, luna llena.

Madre.

Soy una diosa.

Comida ligera, nutritiva... y en compañía.

A darlo todo en el gym.

Buen momento para reuniones, networking, presentaciones.

Gran deseo sexual y muchas ganas de compartir, experimentar y disfrutar.

IN, SOMBRA, REFLEXIÓN, POLARIDAD FEMENINA

OUT, LUZ, ACCIÓN, POLARIDAD MASCULINA

No puedo acabar este punto sin recordarte que la menstruación es ambivalente. No siempre la vivimos igual. Tú y yo somos privilegiadas porque podemos escoger entre los recursos que tenemos para gestionar la sangre y organizar nuestra vida con una mirada cíclica. Sin embargo, ten presente que cada mujer vive su menstruación y su ciclo como puede, según las circunstancias que le toca vivir.

EJERCICIO

En tu próximo ciclo, haz un repaso por las diferentes áreas y escribe una frase que describa tus sensaciones.

	Menstrual	Preovulatorio	Ovulatorio	Premenstrual
Emocional				
Alimentación				
Ejercicio				
Trabajo				
Sexualidad				

HERRAMIENTAS Y RECURSOS PARA EL CICLO MENSTRUAL

Ahora que sabes lo importante que es ubicar la fase del ciclo en la que te encuentras, te ofrezco algunas herramientas que te ayuden en esa tarea. Todos estos recursos prácticos son compatibles y se complementan a la hora de organizar la información de tu ciclo, así que elige el que más te resuene en este momento vital.

TBC*

Esta gráfica te permite comprobar tu ciclo menstrual y ver si todo funciona. Es el sistema más indicado cuando quieres gestionar la fertilidad o detectar si hay una patología de base (endometriosis, SOP, hipotiroidismo...). Es la herramienta más objetiva porque todos son signos clínicos (temperatura, fluidos...).

¿Para qué sirve?

- Comprobarás tu salud hormonal. Podrás saber si tu ciclo se comporta hormonalmente de forma correcta. Si aprendes a leerla, es como un análisis hormonal diario (inocuo, gratis y cómodo).
- Averiguarás si ovulas.
- Verás las diferentes fases representadas de manera objetiva.
- Gestionarás tu fertilidad (para favorecerla o impedirla).

Instrucciones

- Usa una gráfica para cada ciclo.
- El día 1 de la gráfica se corresponde con el día de sangrado.
- Usa un termómetro basal (dos dígitos antes y después de la coma).
- Puedes hacer el registro de la gráfica en papel o en formato digital.
- Tómate la temperatura cada día a la misma hora sin levantarte de la cama (es fundamental).
- Como mínimo, tienes que haber dormido cinco horas.
- Mira el valor y haz una cruz en la casilla correspondiente.

* Puedes obtener una muestra en <https://yolandagarcia.org/>.

- Identifica el flujo cervical de la ovulación. y te recomiendo que observes sus variaciones cíclicas.

Interpretación

- Ves dos fases bien diferenciadas, lo que llamamos un «patrón bifásico»: está formado por la fase folicular y la fase lútea, separadas por la menstruación y la ovulación.
- Entre una fase y la otra debe haber más de 0,5 °C de diferencia.
- Las fases deben ser estables, con variaciones interfases inferiores a 0,2 °C.
- La temperatura al inicio debería ser superior a 36 °C e inferior a 37 °C.
- La duración del ciclo debería ser de un mínimo de veintiséis días.
- En el momento de la ovulación, deberías detectar un fluido cervical similar a la clara de huevo.
- Pérdidas de sangre durante el ciclo. Solo deberían darse durante la menstruación.

Alternativas tecnológicas a la TBC

Existen propuestas tecnológicas con las que también puedes conseguir este tipo de información. Funcionan a modo de pulseras, como Ava Bracelet. Hacen un seguimiento de tu temperatura (la tienes que llevar siempre puesta) y determinan tu ventana de ovulación y te ofrecen información gráfica de tu ciclo.

Apps. Muy útil si eres una mujer 2.0, porque tienes toda la información en el móvil. El listado de funciones varía según las diferentes aplicaciones. Con ellas podrás marcar el inicio de tu ciclo,

las características de tu sangrado, signos físicos y emocionales…
No lo uses como método anticonceptivo ni como facilitador de
fertilidad, ya que los datos se basan en un algoritmo, no en los
signos reales de tu cuerpo. Algunas de las más usadas son: Flo,
Mi calendario, WomanLog, Clue Period & Ovulation Tracker.
Existen algunas aplicaciones, como Natural Cycles, que te permiten incluir la TBC. Son más completas y, al basarse en tus medidas, las puedes usar para gestionar la fertilidad.

Diagrama lunar*

Es una de mis herramientas favoritas, orientada a un mayor autoconocimiento. Consiste en un registro gráfico circular. Se inicia el
primer día de sangrado y cada día dedicas unos minutos a regis-
trar los ciclos lunares, las emociones, los sueños, los cambios físicos (como el estreñimiento, la hinchazón, las digestiones…) y
cuestiones emocionales, como alegría, enfado, discusión con tu
pareja… Si observas varios ciclos, verás los patrones que se repiten, como las discusiones, el insomnio, la autoestima baja…

Escribir todos los días en él es terapéutico y te puede aportar la información sobre cómo te relacionas contigo y con el
mundo que te rodea a lo largo del mes. Es una oportunidad
para escucharte con amor en cada ciclo y bajar la intensidad y
la velocidad de la vida moderna, centrada en el reloj, para que
puedas incluir la mirada calendarizada. Puedes hacerlo antes
de irte a dormir y revisar cómo te has sentido a lo largo del día,
o bien al despertarte, durante un desayuno tranquilo. Te recomiendo tenerlo siempre cerca para seguir alimentándolo durante el día, si lo deseas.

* Puedes obtener una muestra en <https://yolandagarcia.org/>.

¿Para qué sirve?

- Verás clara tu ciclicidad.
- Te regalará cada día unos minutos de conexión con tu cuerpo, tus emociones y tus necesidades. En esta vida moderna en la que vamos todo el día corriendo, créeme que es un regalo que te obliga a mirarte.
- Cuando tengas dos o tres diagramas, verás la tendencia natural y la energía disponible en cada fase, y podrás usarlo para organizarte y relativizar.

Instrucciones

- Empieza el primer día de sangrado. Tu diagrama tendrá tantos triángulos como días dure tu ciclo.
- En el eje central, pon el día del calendario.
- En el siguiente, anota el día de tu ciclo.
- En el círculo siguiente, especifica las fases lunares.
- El resto es escritura libre. Puedes escribir, dibujar, poner pegatinas para reflejar tu estado emocional, espiritual, físico y mental según la etapa que estés viviendo.
- Te recomiendo que elijas un color para cada fase, así te ayudará a conectar con la ciclicidad.
- Suelo recomendar que incluyas una palabra que defina tu estado de ánimo, el nivel de energía, la calidad del sueño, el apetito, cómo está tu digestión, tu libido y tus sueños, si tienes una cita romántica, si te sientes concentrada o dispersa, qué ropa te has puesto, si estás alegre o triste, si has discutido, si el mundo conspira a tu favor o en tu contra… Puedes anotar todo lo que te parezca significativo.

Interpretación

Cuando lleves unos meses haciéndolo, saca todos tus diagramas y te sorprenderán las coincidencias.

Diario o agenda menstrual

Es otra forma de recoger la información. Puedes utilizar tu agenda y anotar el día del ciclo, la fase de la luna y todo lo que desees a nivel físico, emocional, espiritual... A algunas mujeres les resulta más práctico este sistema.

Aunque es más racional, puedes tunearlo con fotos, dibujos, canciones... También puedes usar una libreta especial. En mi caso, suelo señalar el primer día de ciclo y contar veintiocho para saber a qué día de mi ciclo se corresponde el día natural. Luego coloreo las cuatro fases para ver si la energía dominante coincide con las citas anotadas y, si lo necesito, tomar decisiones. También me permite elegir el día de cenas o de tareas que van a requerir más energía por mi parte.

Reglas sobre las que reflexionar

- Sé consciente de los ritmos circadianos e infradianos para gestionar las áreas de tu vida. Necesitas un reloj y un calendario.
- Hay cosas que no podrás modificar en la agenda, pero saber de cuánta energía dispones te ayudará a gestionarte.
- Disfruta de tus cuatro mujeres en todas las áreas de tu vida.
- Registra tu ciclo. Obtendrás información muy valiosa que te permitirá tomar decisiones muy eficientes y amorosas con las cuatro mujeres que hay en ti.
- Usa productos respetuosos con tu cuerpo y con el planeta Tierra para la gestión de tu sangre menstrual.
- Toma conciencia de lo difícil que debe de ser la gestión de la sangre menstrual para tantas mujeres que viven en contextos menos favorables.
- Tu vagina no huele a jazmín, ten una higiene respetuosa y amable.

TERCERA PARTE

Más allá del ciclo menstrual: habita tu cuerpo con confianza y marca tus reglas para ser la jefa de tu vida y de tu salud

En contexto

La tercera parte de este libro pretende alejarse de la base biológica, fisiológica y fisiopatológica que envuelve nuestra naturaleza cíclica para abordar conceptos que van más allá del ciclo y nos abren la mirada sobre otros conceptos que influyen en nuestra construcción como mujeres.

Conocer nuestro funcionamiento nos permite marcar nuestras reglas. Llevamos cientos de años siguiendo reglas externas, y ya va siendo hora de que dejemos de buscar normas únicas para todas nosotras y, desde ese conocimiento personal, que nos permitamos establecer las que nos funcionan y saber cuáles toca reformular.

El objetivo de esta parte final es ayudarte a crear tu propio manual integrando y cuestionando criterios que vienen de la biología, la sociología y de muchos mandatos familiares. Querida mujer que me lees, si no vives tu vida según tus reglas, se quedará sin vivir. Si solo sigues (casi sin cuestionarte) lo que otros han marcado para ti, no estás honrando y gozando del enorme regalo que es tu vida.

Te confieso que estas son las páginas que más me ha costado escribir, porque es un apartado íntimo y subjetivo en el que te ofrezco mi cosmovisión sobre conceptos relacionados con ser mujer. Es posible que no compartas alguna de las ideas, ni falta que hace.

Lo importante es que esta tercera parte te sirva para reflexionar sobre nuestra historia como mujeres y que encuentres y te des espacio de coherencia y significado a tu vida.

Feliz reflexión.

13

Resignificar lo femenino

La mujer es el origen de la vida. O somos mujeres o hemos nacido de ellas y, por tanto, deberíamos resignificar y honrar el concepto de lo femenino y elaborar un nuevo relato sobre este arquetipo y lo que significa ser mujer.

Como sabes, hemos vivido miles de años dentro de un patriarcado que invisibilizó y subordinó lo femenino, generando una situación de desigualdad entre las personas en función de su género. Esta división de roles —en la que el hombre (y lo masculino) era poderoso y dominante y la mujer (y lo femenino) era de servicio y sumisión— se mantuvo gracias a la complicidad de la sociedad a través de leyes, normas, costumbres y creencias que perpetuaron ese desequilibrio.

Durante siglos, hemos intentado encontrar un hueco en un mundo que ni entendía ni respetaba nuestra naturaleza y que nos consideraba algo así como hombres con menos capacidades. En esa búsqueda de nuestro espacio, hemos tomado derroteros que creo que no nos han ayudado demasiado porque lo hemos tenido que hacer desde un lugar de lucha, de fuerza, y esa no es la base de nuestra naturaleza. Siento que es hora de que cambiemos el enfoque y que busquemos nuestro espacio desde un lugar de autoconocimiento, de saber cuáles son nuestras necesidades y de entender que, aunque iguales en cuanto a derechos y oportunidades, nuestro diseño es diferente, y que una verdadera igualdad pasa por el respeto a esas diferencias.

CONCEPTOS SOBRE LOS QUE REFLEXIONAR

En la búsqueda de nuestro espacio, ha habido movimientos y luchas que han usado conceptos que en algunos casos han creado más confusión y separación, es decir, que no nos han ayudado a construir nuestra identidad y nuestros derechos. Siento que es importante entender los matices de cada término si queremos avanzar de una forma constructiva e inteligente para encontrar nuestro lugar en el mundo.

Patriarcado vs. machismo

A pesar de tener mucho en común, estos dos términos no son sinónimos:

- **Patriarcado.** Hace referencia a un modelo en el que hombres y mujeres no tienen los mismos privilegios ni oportunidades.
- **Machismo.** Actitud personal, independientemente de si viene de un hombre, de una mujer, de un grupo social, de una ley o de un comportamiento que considera a la mujer inferior al hombre.

Ambos comparten el desprecio a la mujer y nos han perjudicado a lo largo de los siglos. El patriarcado de base era machista, pues consideraba a la mujer inferior al hombre. Su herencia e inercia continúan vigentes en una sociedad en la que seguimos luchando por lograr nuestro lugar. Al modelo patriarcal no le interesaban los derechos de la mujer ni entender su biología, sus características y necesidades, así que todo —desde la medicina a la organización del trabajo, los roles...— se diseñó desde una mirada masculina, sin espacio para nosotras. Durante siglos hemos hecho malabares para ocultar nuestras necesidades e intentar adaptarnos a los mandatos del sistema. En la actualidad se trabaja por compensar esta triste desigualdad, pero es importante que creemos un modelo que respete la diferencia, porque el actual no es sano para nosotras ni para ellos.

Feminismo, feminidad y femenino

Estos tres conceptos también generan confusión porque todos se refieren a nosotras, pero se usan en diferentes ámbitos con distintos objetivos:

- **Feminismo.** Hace referencia al movimiento político y social que intenta defender la igualdad de derechos, oportunidades y trato de las mujeres. Nació de forma no organizada y sin nombre allá por el siglo XVIII, cuando las mujeres tomaron conciencia de la opresión económica, jurídica, social y psicológica que habían soportado, así que promovieron la organización de un movimiento para la defensa de nuestros derechos.
- **Feminidad.** Si nos ceñimos al diccionario, es el conjunto de características físicas, psíquicas o morales que se consideran propias de la mujer o de lo femenino, en oposición a lo masculino. Es decir, según el *Diccionario de la Real Academia Española*, es todo lo relativo a la mujer. Pero relativo es muy relativo, valga la redundancia... En realidad, si a cada

una de nosotras nos preguntaran qué es la feminidad, aparecería inmediatamente una idea en función de lo que representa ser femenino en nuestra cosmovisión.

- **Femenino.** Hace referencia a las cualidades asociadas al rol de ser mujer. Para mí va más allá del género. Si queremos comprenderlo de forma completa, necesitamos entender las polaridades energéticas del binomio masculino-femenino.

El binomio energético masculino-femenino (cuestión de polaridades)

Cualquier realidad material o física que podamos percibir es fruto de la unión del binomio energético masculino-femenino. En el universo, todo se rige por esas dos fuerzas en constante equilibrio y atracción.

Cada cultura lo ha simbolizado según sus valores. En el taoísmo tenemos el yin y el yang; en el hinduismo, Shiva y Shakti; en la física, un polo negativo y otro positivo; y en el tantra se habla de energía masculina y femenina. Son dos fuerzas opuestas y complementarias, algo así como dos polos de un mismo constructo. Ninguno es absoluto ni puede existir sin el otro, pues trabajan en perfecta cooperación: uno emite y el otro recibe.

Nuestra sociedad ha relacionado erróneamente estas dos energías con hombres y mujeres porque las ha vinculado al cuerpo. Sin embargo, estoy hablando de algo más profundo. Para ser una mujer completa tienes que integrar, amar y expresar esas dos polaridades en tu energía dominante (para ser un hombre también, pero en este libro hablo de nuestras reglas). Cuando negamos una de esas partes en nosotras, nos polarizamos y perdemos la oportunidad de sentirnos completas. En la electricidad, el polo positivo y el negativo permiten que haya luz cuando se juntan, pero el uno sin el otro no crea nada.

En una pareja (con independencia del género), los dos deben expresar estas polaridades de forma sana. Cuando uno está desequilibrado arrastra al otro por un mecanismo de compensación. Así, si soy mujer, tendré más energía femenina disponible que debo equilibrar con la masculina, pero si me posiciono en un lugar masculino estático, por el efecto del péndulo atraeré a parejas con una fuerte carga femenina, y es posible que, cuando pase el pegamento inicial de la atracción sexual inmediata, me saquen de mis casillas.

Para descansar en lo femenino, en la pareja debo tener un compañero con capacidad de expresar lo masculino, y al revés. Cuando dos mujeres forman la pareja, también debe darse este balance, aunque la carga femenina tendrá mayor expresión y necesidad dentro de ese equilibrio. En la vida, todo tiene una dominancia masculina y femenina y se relaciona con determinadas características:

MASCULINA (yang)	FEMENINA (yin)
Línea	Curva
Rígido	Fluido
Emitir, dar	Recibir
Rápido	Lento
Decidir	Reflexionar
Hemisferio izquierdo	Hemisferio derecho
Lógica, precisión, análisis	Creatividad, comunicación, emoción, inspiración, intuición
Individual	Colectivo
Competencia, valentía	Cooperación, inclusión

Deber, obligaciones	Placer, disfrute
Hacer, tener	Ser, cuidar
Fuera, extroversión	Dentro, introversión
...	...

Cuando estos polos se desequilibran, se manifiestan conductas como:

- **Exceso de dominancia masculina o yang:** agresividad, exceso de autoridad, agitación o velocidad, falta de empatía, hablar sin escuchar, intolerancia.
- **Exceso de dominancia femenina o yin:** inseguridad, necesidad de gustar, dificultad para poner límites y pasar a la acción, dudas, evitación del conflicto, sumisión.

Nuestro mundo, creado desde la base patriarcal, ha ensalzado la energía masculina como la deseable, abocando a la sociedad actual a un desequilibrio evidente, sin culpar de ello a los hombres, tan víctimas como nosotras. Ni hombres ni mujeres estamos equilibrados a nivel energético. Tomar conciencia de este hecho nos permitirá aceptarnos y relacionarnos de forma más alineada, amorosa e igualitaria. Necesitamos dejar de competir y empezar a cooperar, necesitamos dar espacio a la polaridad femenina en esta sociedad para que la masculina pueda ocupar su lugar y el mundo se convierta en un espacio equilibrado.

YA ES HORA DE QUE MARQUEMOS NUESTRAS REGLAS

En realidad, ser mujer es algo distinto para cada una de nosotras porque hay tantas posibilidades de vivir nuestra condición como mujeres existimos. Durante mucho tiempo solo existió una manera de ser mujer y, si no encajabas en lo que se supone que debíamos ser, nos quedábamos fuera de la sociedad. Este encasillamiento se debía en parte a las definiciones provenientes de la biología y la sociología que durante mucho tiempo han ido de la mano.

A nivel biológico, la mujer es la hembra de la especie humana. La biología nos divide de forma binaria en dos géneros en función de nuestra genética: XX o XY. Por tanto, según la biología, ser una hembra humana es un hecho categórico e inmutable. Esa biología nos da unas características físicas y emocionales que nos hacen diferentes a nivel estructural, nos identifiquemos o no con esa realidad.

A nivel social, durante mucho tiempo ser mujer estuvo ligado a ser la pareja de alguien y a nuestra capacidad reproductiva. Recuerda lo que he comentado en la primera parte respecto a que a las niñas que empiezan a menstruar se les dice por error que ya son mujeres, como si el hecho de tener la capacidad de reproducirse otorgue el estatus de mujer. Por el contrario, parece que al llegar a la menopausia, como ya no podemos reproducirnos, dejamos de ser mujeres. En épocas pasadas, las mujeres no tuvimos derechos sociales fundamentales, no se nos permitió expresar nuestra potencialidad ni tuvimos libertad para ser o hacer de la misma forma que los hombres.

Gracias al movimiento feminista hemos podido desligar parte de los roles asociados al género que nos colocaban en una posición subordinada frente a los hombres en la jerarquía social y económica del sistema patriarcal. Hasta aquí todo bien y necesario, pero hemos luchado tanto por igualarnos a los derechos de los hombres que nos hemos alejado de nuestra esencia. Creo que, en la necesaria defensa del escenario feminista, hemos querido conseguir lo que tenían los hombres en vez de escuchar y defender lo que necesitamos como mujeres. Y nos hemos perdido.

Puede sonar controvertido, y quizá no había mejor forma de hacerlo. Ahora que en nuestro contexto hay una igualdad legal y una buena base de igualdad social (sobre la que, por supuesto, hay que seguir trabajando), debemos empezar a construir nuestra identidad y nuestras peticiones según nuestras reglas y necesidades. No creo que el objetivo sea igualarnos a los hombres, excepto en lo legal y de sentido común. Personalmente, no creo tanto en la igualdad como en la equidad y en que cada género disfrute del espacio necesario para desarrollarse según sus características y particularidades.

En el día a día estamos llegando a un extremo demasiado teñido de interpretación de género. Es cierto que hay conductas históricamente asociadas a roles de género que deben revisarse, y yo, como madre de un niño y una niña, os aseguro que pongo mucha conciencia en educarlos, ofrecerles y pedirles siempre en relación con sus características personales, nunca en función de su género, en enseñarles libertad y que vivan su vida a su manera, sin aceptar roles asociados al género que no quieran y sin rechazar otros que si resuenen en ellos. Cada una disfruta o no con algunas situaciones en función del significado que les atribuye. Por ejemplo, si mi pareja coge las bolsas pesadas al salir del mercado, no le otorgo una connotación sexista, ni él lo hace porque crea que yo no pueda. Además, me gusta. Y como esta hay miles de situaciones cotidianas que deberían valorarse a nivel individual y en el momento en que se dan en función de si nos gustan o no, como pagar la cuenta, que te abran la puerta del coche, que nos presten un abrigo un frío día de inverno… No creo que eso perpetúe una desigualdad ni que nos coloque en una situación de antaño siempre y cuando sean actos que te gusten… Por supuesto, me encanta pagar la cuenta y llevar mis bolsas también. Creo que venimos de tanta sumisión que a veces actuamos como gatas escaldadas. Me parece que nos estamos pasando a la hora de interpretarlo todo, y por eso pienso que ha llegado el momento de que cada una disfrutemos a nuestra manera con la interpretación que queramos hacer sin sacar las cosas de contexto y paralelamente seguir conquistando juntas aquellos territorios aún pendientes

Para mí, el feminismo parte del error conceptual de no dejar espacio al hombre. Creo que a estas alturas todos estamos de acuerdo en que ni el hembrismo ni el machismo son positivos ni beneficiosos porque, en su defensa, excluyen al otro. Y no me olvido de que hay muchas diferencias geográficas, derechos y oportunidades que aún no son igualitarios (incluso en nuestro contexto), y que, por desgracia, aún hay mucha identificación de roles de género sin evaluar. Por eso es básico que tengas tu propia selección de necesidades en lo cotidiano, mientras en lo social se sigue trabajando en políticas adecuadas. Necesitamos un movimiento social integrador donde no se polarice, haya espacio para la expresión de la energía femenina y los hombres puedan expresar su energía masculina.

Y mientras estábamos ordenando esas desigualdades y trascendiendo poco a poco el contexto patriarcal, se abre ante nosotras un paradigma inclusivo, sobre todo en el lenguaje, en el que la mujer parece que vuelve a quedar fuera. Si defendemos lo femenino o ser mujer, parece que herimos sensibilidades, y nada más lejos de mi intención, porque soy muy consciente del drama que implica vivir en un cuerpo biológicamente de mujer sin desearlo, pero es que estoy un poco harta de que las mujeres que sí queremos serlo no podamos tener nuestro espacio sin que alguien se sienta amenazado.

Deja que me explique. En mis valores está la inclusión, por supuesto, y es maravilloso dar espacio a nuevas identidades de

SOY MUJER Y ESTAS SON MIS REGLAS

género, pero no puede ser a costa de nosotras. No me considero un «ser sangrante»; soy mujer y por eso menstrúo. Tampoco soy una «persona gestante»; soy mujer, pertenezco al único género que tiene el privilegio de gestar. Y no me siento incluida cuando me dicen «Hola, chique», porque me gusta ser chica. Si para incluir a otras nos excluimos, repetimos el mismo error del pasado: en el que no hay espacio para la mujer. Y no me malinterpretes, es maravilloso ampliar el círculo, pero sin que nuestro espacio se reduzca para incluir a otras realidades que por supuesto merecen el suyo y visibilidad, pero no a costa de aquellas que nos sentimos, nos identificamos y nos gusta que nos llamen «mujeres».

EJERCICIO
Ser mujer para mí

Cada una tenemos nuestra propia cosmovisión sobre lo que significa ser mujer. Sin que seas consciente, estos criterios implícitos condicionan muchas de tus actuaciones. En este ejercicio te invito a que dediques unos minutos a definir qué es para ti ser mujer y que contestes a unas preguntas para que explores tu feminidad a tu manera. Al hacerlo, te darás cuenta de que este concepto afecta a varias esferas.

¿Qué significa para ti ser mujer? Hazte estas poderosas preguntas para explorar tu feminidad:

- ¿Cómo es tu relación con otras mujeres?
- ¿Qué te gusta de ser mujer?
- ¿Qué no te gusta?
- ¿Crees que ser mujer es una ventaja o una desventaja social?
- ¿Consideras seguro ser mujer?
- Si volvieras a nacer, ¿querrías ser mujer?
- ¿Cómo le explicarías a una niña que acaba de venir al mundo qué significa ser mujer?

- ¿Tienes alguna disfunción relacionada con tu aparato reproductor o con tu ciclo menstrual?
- ¿Tienes algún bloqueo sexual?
- ¿Qué es femenino según tu criterio?
- ¿Cómo expresas tu feminidad?
- ¿Crees que en ti está equilibrada la energía masculina y femenina?
- En tu día a día, ¿valoras las cualidades asociadas a la polaridad femenina?
- ¿Te identificas con el actual lenguaje inclusivo cuando se refieren a ti como -e («chique, liste»), «persona menstruante» o «ser gestante»?

Espero que estas preguntas tan íntimas te ayuden a darte cuenta de las cuestiones asociadas a ser mujer que nos han inculcado de un modo tan silencioso como peligroso y que puedas ver si tus creencias inconscientes al respecto son limitantes o potenciadoras.

Unos labios rojos o un comportamiento serán leídos por la otra persona según su propia cosmovisión, no la tuya, así que tú a lo tuyo. En mis largos años de experiencia clínica he visto a muchas mujeres que tenían ideas sobre la feminidad que las hacían inconscientemente infelices porque no encajaban con el modelo simbólico de su mente. No dudes en abordar con profundidad este tema para liberarte de criterios y arquetipos que te impidan ser y disfrutar de la mujer que te dé la gana ser.

14

Cuerpo de mujer: soy más que mi cuerpo, pero soy mi cuerpo

El cuerpo es la estructura material, el contenedor, el recipiente que contiene algo más grande: lo que somos en realidad. Para mí, es como un coche, y nosotras, las conductoras, o como la casa que habitamos veinticuatro horas al día. Somos más que un cuerpo, pero el cuerpo somos nosotras. Como siempre, que compartas o no esta reflexión dependerá de tu cosmovisión. Si no te resuena, pregúntate qué es para ti el cuerpo.

Y YO, ¿QUIÉN SOY?

Ver el cuerpo como un contenedor, como un vehículo, nos obliga a centrarnos en la conductora, y eso nos invita a preguntarnos algo muy filosófico y trascendental: «¿Quién soy yo?». Es decir, quién soy yo en esencia. Como nos identificamos más con lo que tenemos que con lo que somos, te invito a eliminar de la ecuación todo lo que tienes, o todo lo que dicen de ti. Por ejemplo, yo tengo una profesión, una formación, un género, una nacionalidad, hijos, pareja, una familia de origen, amigas, dicen que soy confiable, leal, maternal…, así que represento múltiples roles en mi día a día —madre, hija, sanitaria, profesora, pareja, amiga, cariñosa, comprometida…—, pero la clave es descubrir quién eres tú sin todo lo que tienes. Tus bienes los puedes tener o perder, pero seguirás existiendo. Por tanto, aunque te identifiques con ellos, no te definen. No eres tu nombre, tu cuenta bancaria, tu educación, tu profesión ni tu pasado o tu futuro.

Esta pregunta da vértigo, es compleja, cuesta mucho responderla porque una tiende a definirse por lo que tiene. Sí, ya sé que el capítulo se está poniendo intenso, pero es que vivimos en una sociedad cargada de prisas y de desconexión que no nos invita a la reflexión, y necesitamos pensar. Defínete para conocerte y luego olvida esa definición; todas las definiciones son limitantes y nunca habrá nada con plena capacidad para definir lo que eres.

El cuerpo es también una realidad simbólica. Por tanto, su significado depende de lo que le asigne cada sociedad y contexto. Por ejemplo, en el Renacimiento el cuerpo debía ser robusto, con una buena cantidad de grasa; las mujeres debían parecer cándidas, casi virginales. En los noventa el cuerpo femenino se construyó socialmente como un cuerpo andrógino, casi lineal. Hoy vuelven a reivindicarse las curvas y la aceptación de los cuerpos sean como sean, pero las tiendas siguen mostrando en su mayoría maniquíes de mujeres con la talla 36. Como puedes ver, una mujer del Renacimiento y una mujer actual tienen visiones del cuerpo distintas solo por el hecho de nacer en dos momentos vitales diferentes. Esos modelos sociales temporales definen un ideal imaginario de lo que debería ser nuestro cuerpo y, por desgracia, arrastran a muchas mujeres a una relación de enfado con el suyo. No podemos olvidar que todavía tiene mucho peso la imagen del cuerpo en la construcción de nuestra autoestima. Así que, a pesar de que como mujeres estemos en el mejor momento de la historia en cuanto a derechos y posibilidades, no lo vivimos con la plenitud que merece. Seguimos obsesionadas con adaptarnos a unos cánones estéticos, y eso condiciona nuestra vida. De alguna manera, a pesar de los avances sociales, es como si las mujeres siguiéramos sintiendo que una parte de nuestra feminidad está vinculada a la capacidad de proyectar una imagen atractiva, y seguimos usando el cuerpo para construir nuestra identidad. Esta relación torturada lleva a muchas mujeres a la falsa creencia de que sus problemas desaparecerán cuando pierdan o ganen unos kilos, tonifiquen su abdomen, agranden o reduzcan sus pechos, o corrijan manchas o arrugas, pero es una falacia que las lleva a mantener la dictadura silenciosa del cuerpo y que no las deja desplegar su verdadero ser. ¿Crees que exagero? Pregúntate qué opinas de tu cuerpo o pregúntale a una mujer. La mayoría responderán con una lista de defectos. Date una vuelta por el probador de una tienda de ropa y escucha los comentarios que allí se hacen.

Es urgente acabar con la sobreidentificación con el cuerpo. Somos mucho más que nuestra estructura física. Es tiempo de confrontar la negatividad que nos trae la identificación de la feminidad con la corporalidad y empezar a crear una visión más holística de lo que significa ser humana encarnada en un cuerpo de mujer. Debemos dejar de centrarnos en tener un cuerpo atractivo, es decir, destinado a atraer, para centrarnos en un cuerpo del que disfrutar, en un cuerpo al que agradecer, en un cuerpo que celebrar. Además, no hay nada más atractivo que una mujer que se gusta, libre, no prisionera de intentar encajar en un modelo socialmente definido, una mujer que venera cada arruga, cada kilo de más o de menos, cada hueso o cada michelín como el templo que acoge a la diosa que es (y digo «diosa» no como algo superior, sino como algo que honrar). No hay nada más magnético que una mujer que ha trascendido el deseo de agradar, el deseo de adaptarse, una mujer que se siente a gusto en su cuerpo, en la república independiente de su vida, una mujer a la que le gusta estar en esa casa que cada uno tenemos. ¿Hay algo más placentero, saludable y atractivo que estar a gusto en casa?

Cuídate como cuidas de tu casa, para que sea un lugar bonito y sano en el que vivir, no un lugar que exhibir en una revista de decoración. En las casas reales huele a comida, a veces hay polvo y los cojines están desordenados, pero qué agradable y poderoso es volver a casa... Por favor, vuelve a tu casa, honra tu cuerpo. Arregla lo que quieras, pero hazlo por ti, por tu disfrute, no para ser deseada, sino para honrar al ser deseante que eres. Disfrútalo sin que se convierta en el centro de tu vida. No te esfuerces en ir en contra de tu naturaleza, ocúpate, pero no te preocupes, y relativiza, porque mantener esa expectativa corporal te desgastará, te esclavizará y nunca ganarás la partida a un cuerpo que, con el tiempo (a pesar de cremas y bisturíes), pierde elasticidad, firmeza, cabello y gana arrugas. Es como querer vivir en una primavera eterna: no es real ni saludable.

Querida mujer que me lees, he sufrido y sigo sufriendo por un cuerpo que no se adapta a mi imaginario, como tú. He llorado por él en la adolescencia y ahora, cuando miro las fotos de esa chica, no entiendo por qué no me admiraba. Ahora me parece fresca, divina, bella, y seguro que cuando mire mis fotos dentro de treinta años sentiré lo mismo, olvidando que la mujer que es probable que admire y me encante es la misma con la que hoy me enfado cuando no me cabe una talla.

Ha llegado la hora de disfrutar de nuestros cuerpos, porque en esa prisión nos perdemos aspectos maravillosos de la vida, y la vida que perdemos no vuelve (como sí lo hacen los kilos o las arrugas...). Insisto: si lo que te mueve es una incomodidad real porque no te reconoces en ese cuerpo, haz lo que sea para alinearte. Si has ganado unos kilos o los has perdido, si estás hinchada, tienes seca la piel, te han salido manchas o se te cae el pelo, enfócate en entender qué ocurre y pide ayuda si es necesario, pero diferencia el volver a casa, el volver a habitarte y a disfrutarte, de querer vivir en una casa que no es la tuya solo porque sale en las revistas.

EL CUERPO MASCULINO

A diferencia de las mujeres, los hombres nunca han sentido la presión histórica de tener un cuerpo determinado. A lo largo de las épocas, no han tenido que adaptarse a un modelo. Los hombres disfrutaban derechos, no necesitaban ser elegidos, no tenían que gustar... Nosotras, solo si gustábamos, podíamos optar a una vida socialmente aceptada. En esa obsesión por gustar y ser elegidas, creo que nos convertimos en enemigas contra las que competir. Y aunque de eso haga ya años, creo que perdura una memoria celular en nosotras. Solo si entendemos el pasado podremos corregir el futuro. Si mis palabras te han resonado, ¿qué te parece si, desde hoy, empiezas a ver a las mujeres (ninguna escapa a estar en conflicto con el cuerpo, aunque las veas divinas y perfectas) como víctimas, como tú y como yo, que un día tuvimos que luchar por ser elegidas y competir? Empecemos a amar nuestros cuerpos y los de nuestras compañeras de vida.

Volvamos al cuerpo de los hombres. En los últimos años, a pesar de que hay más presión sobre el cuerpo masculino, este discurso no ha calado tanto como en nosotras. Igual te resulta curioso: si le preguntas a un hombre por su cuerpo, es más fácil que nombre una cualidad destacada, como su fuerza, o que te hable de sus problemas de hipertensión, pero no se irá a algo estético ni a una relación tan disfuncional con su cuerpo como nosotras. Da que pensar, ¿no?

EL CUERPO Y SUS CUMPLEAÑOS

No puedo acabar este capítulo sin referirme a la esclavitud en la que vive el cuerpo femenino (más que el de los hombres): la obligación de seguir encajando en ese modelo estético social a pesar del paso del tiempo o de los embarazos. Piensa en lo cruel que es para nuestra autoestima esa sobreidentificación con el cuerpo en el proceso natural de envejecer. La belleza no se asocia a la edad ni a las medidas. La belleza depende de los ojos que la miran. Es absurdo seguir entendiéndola como algo objetivo. Ha llegado la hora de liberarnos de unas cadenas de las que tenemos las llaves. En la naturaleza todo es bello, no intenta adaptarse a un modelo ni competir. ¿Alguna vez has visto a una margarita luciendo insegura porque sus pétalos son menos firmes que los que aparecen en los libros, o a una rosa competir con un clavel? Solo las mujeres cometemos ese tipo errores como consecuencia de muchos años de historia errónea, y sufrimos mucho por ello.

Sobreidentificación con lo físico: ese es el resumen de todos los problemas actuales relacionados con el cuerpo. Al basarse en un canon social, es difícil de encajar, y nos condena a una carrera por adaptarnos sin tener en cuenta nuestra constitución ni nuestra edad, creyendo que no somos felices porque no tenemos el cuerpo que deberíamos. Nuestra autoestima femenina tiene que dejar de construirse sobre un sustrato corporal y usar la verdadera materia: quién soy, qué he venido a hacer y cómo voy a cuidar de mi vehículo para desplegar todos mis dones. Ha llegado el momento de honrar nuestro cuerpo y de no separar el físico del alma, pues el cuerpo nos permite sentir lo que le pasa al alma. Llévate al cuerpo de paseo y ayúdale a vivir todo lo que quieras.

15

Mujer y trabajo

Las mujeres estamos viviendo un momento social increíble en el que por fin podemos desarrollar nuestra carrera profesional y acceder al trabajo de nuestro sueños. Sin embargo, aunque sea potencialmente verdad, no siempre podemos llevarlo a la práctica. En nuestro día a día, nos encontramos con varios problemas invisibilizados para desarrollar nuestra vida profesional con equidad y disfrute, más allá de la innegable brecha salarial que existe.

La primera dificultad con la que nos topamos es la falta de comprensión y espacio para nuestra biología, diferente y cíclica. Como ya hemos visto en la segunda parte, el mundo laboral está organizado de forma lineal y circadiana, y en esa estructura, aunque es posible encajar, no podemos brillar sin esfuerzo, porque no se adapta a nuestras características. Por tanto, no estamos en igualdad de condiciones con los hombres, ni siquiera cuando nuestros ciclos son fisiológicos, así que imagina lo que supone para miles de mujeres con ciclos incapacitantes. Descubre lo potente que sería si pudieras adaptar la agenda a tu ciclo (aunque solo fuera en parte) porque, como ya has visto, no estamos siempre igual.

Nuestra biología hace brillar unos rasgos y oculta otros en función del momento cíclico. Por supuesto, la biología inclina, pero no decide, y como mujeres complejas que somos, si nos conocemos, sabemos que podemos pasar por encima de lo que nos pide el cuerpo y responder a una organización lineal, pero con un esfuerzo y una fuerza de voluntad exageradas en comparación con los hombres.

Plantéate la excesiva importancia que damos a lo profesional en nuestras vidas. Igual que nos sobreidentificamos con nuestro cuerpo, muchas mujeres lo hacen con su trabajo, algo así como que son a lo que se dedican. En la sociedad, tendemos a preguntar «¿Tú qué eres?», y la otra persona contesta, casi con seguridad, su profesión: «arquitecta, limpiadora, jueza...». Eso hace que situemos la parte profesional en una esfera enorme de nuestra vida. No en vano pasamos, como mínimo, un tercio del día dedicadas a ello, pero eso no quiere decir que no tengamos derecho a que haya otras esferas de la vida presentes o a que cambien nuestras prioridades.

El éxito

Este es un concepto que, como nos suena bien, ni siquiera nos paramos a definirlo, o lo hacemos de forma poco elaborada, siempre vinculado con lo profesional o con lo material. ¿Qué es para ti ser una mujer exitosa? Te invito a que te lo plantees antes de seguir leyendo lo que yo contestaría a esa pregunta.

Para mí, ser una mujer exitosa es amar la vida, vivir como anhelo,* estar en paz con todo sabiendo que la vida es amable, aunque a veces no entienda lo que me presenta y por un tiempo me parezca horrible, como cuando el primer amor adolescente

---

* «Anhelo» y «deseo» son dos conceptos que no debemos confundir. Los deseos son inclinaciones a bienes materiales que no dan la felicidad. Por ejemplo, «Deseo una casa más grande»; me gustaría, pero no pone en juego mi felicidad mientras esté alineado con mis anhelos, que son las necesidades del alma. Por ejemplo, «Anhelo un hogar feliz».

te da calabazas y luego piensas: «¡Menos mal que la vida no dejó a mi lado a ese piltrafilla que tanto deseaba!». Es no tener que hacer lo que no quiero por dinero ni dejar de hacer lo que anhelo, aunque deje de hacer lo que deseo. Es ser capaz de agradecer el inmenso regalo que es la vida, dar valor a respirar, tener la nevera llena o agua al abrir el grifo. Es vivir como quiero, con quien quiero, y no enfadarme porque las cosas no salgan como tengo en la cabeza. Es ser capaz de fluir con lo que viene y centrarme en qué hacer con lo que me ocurre en lugar de querer controlar lo que pasa. Es amar mi luz y también mi sombra. Es haber comprendido las reglas de la vida y estar en paz con ellas.

EL TRABAJO Y LA PROFESIÓN

«Trabajo» y «profesión» son dos conceptos similares, pero no sinónimos. En algunos contextos coinciden y en otros no. Trabajo es lo que haces para obtener un salario, mientras que la profesión parte de una motivación personal para la que has recibido una formación teórica o práctica y que suele tener que ver con tus talentos. Una profesión puede ser un trabajo, pero un trabajo no ha de ser necesariamente una profesión, a pesar de desarrollarla. Hago este matiz porque, cuando hablamos de realización laboral, nos referimos a la profesión, no al trabajo, y usarlos como equivalentes puede dar lugar a errores.

Además de la retribución económica propia del trabajo y de ofrecerte un escenario de socialización, la profesión te brinda la oportunidad de poner tus dones al servicio de los otros.

En mi caso, mi profesión está alineada con mi motivación y mi misión en la vida, además de proporcionarme los recursos económicos necesarios para vivir en familia como deseo. Sin embargo, no todas necesitamos una profesión que nos encante, ni siquiera debemos tener una profesión, pero sí un espacio vital en el que sentirnos plenas y útiles. Puedes conseguirlo participando en un voluntariado, siendo madre o viviendo como quieras si cuentas con recursos económicos que te permitan no trabajar si no lo deseas.

El trabajo (y la profesión) son roles que podemos desarrollar o no (igual que la maternidad) y que no dan ni quitan sentido a nuestra vida porque no tienen esa capacidad. Sentirse plena es independiente de lo que haces o de lo que tienes, es un sentimiento interior.

Llegados a este punto, las reglas profesionales también deberían revisarse. Hace años, una mujer no podía tener una profesión o un trabajo, pero hoy puedes hacer lo que tus circunstancias y deseos te permitan, y es tan lícito las que lo flipamos con nuestra profesión como las que deciden tener un trabajo poco exigente para dirigir su energía hacia otras esferas, o las que abandonan su carrera porque quieren cuidar de sus hijos. Por tanto, deberíamos unir nuestras fuerzas para que las mujeres tengamos trabajos dignos, equitativamente bien remunerados y compatibles con nuestra vida.

Reflexión

- ¿Tienes un trabajo? Tanto si has respondido que sí como si has dicho que no, ¿estás feliz con tu situación? Si es que sí, disfrútala. Si es que no, ya es hora de descubrir algo mejor para ti.
- ¿Tienes una profesión? Si es que sí, ¿te gusta? Si has respondido que no, ¿quieres tenerla? ¿Te sientes juzgada por querer cambiarla? Si es que sí, debes descubrir qué deseas. No pongas excusas de edad, dinero… Si tienes un objetivo claro, la vida conspirará a tu favor, aunque sea difícil o te lleve más tiempo que a otras personas. Tus resultados serán la consecuencia de esa convicción.

MI VISIÓN

Para mí, el trabajo profesional es lo que harías si no te pagaran (y tuvieras las necesidades cubiertas, claro). Pregúntate: si no te boicotearas ni te sintieras juzgada, o no necesitaras el dinero, ¿te dedicarías a lo que haces? ¿Trabajarías? ¿Qué cambiarías? Dedicar un ratito a responder a estas preguntas puede ser muy enriquecedor. Ya sé que queda mucho por hacer en el mundo laboral, pero centrarte en lo que depende de ti puede ser más poderoso para tu transformación que esperar a que lleguen unas leyes justas o un contexto más favorable.

Nuestras acciones son más poderosas de lo que creemos. Ocuparte de lo que tienes cerca es otra manera de cambiar el mundo. No subestimes tu poder ni el de tus acciones; con tu actitud, además de ayudarte a ti, puedes facilitar el camino a otras.

Como ves, el éxito no es lo mismo que tus logros profesionales. Trabajar de lo que anhelas es, sin duda, un signo de éxito, pero el trabajo por sí mismo no lleva implícito el éxito, a pesar de que profesionalmente puedas cobrar mucho dinero o tener mucho reconocimiento. Busca ser feliz en lo laboral-profesional si es un rol que desempeñas sabiendo que es solo una faceta más de tu vida. No caigas en la trampa de poner toda tu energía ahí. Nuestra vida de mujer necesita muchos pilares en los que sostenerse, y centrar toda tu vida en uno (la pareja, el trabajo, el ocio, la maternidad…) es como construir una casa con una única columna. Siempre es mejor tener más pilares y elegir los que para ti sean importantes.

16

Mujer y maternidad

Como mujeres tenemos la posibilidad de concebir y gestar hijos e hijas, un privilegio que podemos elegir experimentar o no (con permiso de la naturaleza, claro). En otra época, tener hijos y ocuparnos de la casa era nuestro deber, nuestra única opción, fuera o no lo que quisiéramos. Esa posibilidad de elegir de la actualidad nos otorga un poder que debemos abordar con responsabilidad y no presuponer que esa concesión de la sociedad tiene una traducción literal en la biología. Debes darte un espacio para sentir de forma consciente si deseas o no ser madre (aunque no sea ahora), igual que de jovencita te planteabas qué estudiar y a qué querías dedicarte o si esperabas o no construir una relación y en qué formato. Es importante que te plantees a una edad temprana si quieres o no experimentar la maternidad y, en caso afirmativo, que no lo retrases demasiado respecto a la edad óptima para tener hijos. Si lo retrasas por la razón que sea, evalúa tu fertilidad para poder tomar decisiones en consecuencia. Si tienes hijas, sobrinas, nietas, alumnas, clientas, pacientes… jovencitas y tienes la oportunidad, les harás un enorme favor si les hablas del tema. Como he comentado en las dos partes anteriores, no debes dejarte llevar por la aparente juventud que muestra tu cuerpo o tu cerebro en la sociedad. La fertilidad sigue sus propias leyes, y los óvulos envejecen antes que el cerebro o la piel.

Volviendo al tema, cuando la maternidad es deseada, es decir, cuando responde a un anhelo, es una experiencia sagrada y maravillosa, pero también agotadora a partes iguales, porque si una palabra define la maternidad es «ambivalencia». El embarazo no es un kitkat en la vida, cambia la vida para siempre, y te aseguro que te lo digo desde un profundo amor y la mayor objetividad. Desde adolescente tenía claro que era una experiencia que quería experimentar. Sabía que quería tener hijos. En un lugar muy profundo de mí gritaba una verdad muy clara, y por eso me atrajo tanto el tema, me formé, leí e investigué tanto que no solo nació en mí una madre sino una profesión al servicio de tantas madres potenciales con las que me cruzo en mi consulta o en mis cursos.

La maternidad exige implicación desde la fertilidad y el embarazo, y temporalmente ocupa un espacio muy grande en tu vida. Desde mi experiencia personal y profesional, te aseguro que se puede ser madre y tener una carrera profesional, pero no se puede hacer las dos cosas con la misma intensidad y al mismo tiempo si no quieres autoengañarte y frustrarte. Es como tener dos trabajos: uno con su horario y otro a jornada completa, las veinticuatro horas de todos los días del año. Creo que es valiente dar mensajes sobre la maternidad más reales, ni edulcorados, ni dramáticos. Si deseas ser madre y mantener tu carrera es posible y no porque el sistema político y social nos ayude, pues de hecho pone muchas trabas, pero si algo está alineado con tu verdad, encontrará la manera de hacerse realidad (y sabes que te lo digo por experiencia).

CADA MUJER ES UNA MADRE DIFERENTE, NO EXISTE UNA REGLA PARA SER MADRE

Hay múltiples maneras de ser madre, tantas como mujeres, y por eso no es más madre la que portea y lacta hasta edades avanzadas que la que da el biberón o tiene una canguro. Sin embargo, creo que cuando asumes el rol de madre estás asumiendo la dependencia temporal de un ser que vas a criar para que sea libre. En realidad, nuestros hijos no son nuestros, no nos pertenecen, de ahí que la maternidad sea un acto de generosidad infinita porque dedicas tu vida a alguien para que pueda ser lo que quiera, y por eso exige tanta conciencia (y un punto de inconsciencia, no nos engañemos). Bromas aparte, si deseas ser madre, cuéntate mucha verdad y ten la energía y las ganas suficientes para entregarlas a un proceso que está hecho para dar, no para recibir.

Si quisiste ser madre y no pudiste, busca la manera de entregar esa energía a algún proceso vital y haz el duelo para vivir tu vida de forma plena. Si decidiste que no querías ser madre, felicidades por ser fiel a tu deseo y no dejarte llevar por las dudas que impone la sociedad, como si no querer ser madre fuera algo raro o antinatural.

En cualquier caso, la maternidad no puede venir a llenar un vacío, no puede completar nada. La maternidad es un viaje al que ir muy llenas para entregar desinteresadamente nuestro cuerpo, y durante un tiempo nuestra vida, a una personita que ni conocemos. Tanto si eres madre como si no, busca el modo de sentirte llena sin abocar esa necesidad fuera de ti.

SER UNA BUENA MADRE NO ES IMITAR A LA VIRGEN MARÍA

El arquetipo de madre con el que hemos crecido es el de la Virgen María, y de ahí hemos extrapolado una imagen irreal y enfermiza de la maternidad, creyendo que una madre es un ser abnegado y mágico: hemos puesto el listón muy alto, imposible de alcanzar.

Las madres somos seres humanos con un amor incondicional hacia nuestros hijos y con una vida real en la que nos enfadamos, nos frustramos y nos equivocamos una y mil veces. Abocamos en la maternidad todas nuestras heridas de niña, queriendo dar a nuestros hijos (sobre todo si son niñas, porque la proyección está servida) todo lo que nosotras no tuvimos, sin darnos cuenta de que, si no nos hemos trabajado esas heridas, replicaremos modelos aprendidos de nuestra madre.

Las madres no somos seres sobrenaturales (aunque a veces lo parecemos) ni tenemos todas las respuestas. Tampoco somos responsables de todos los problemas de nuestros hijos, aunque muchas veces lo creamos.

Es urgente redefinir el arquetipo materno para que se parezca más una figura más terrenal y nos otorgue un rol más humano, como amar de forma incondicional a los hijos y acompañarlos para que se conviertan en personitas lo más preparadas posible para moverse por el mundo con autonomía y seguridad. En cualquier caso, debemos saber que cometeremos muchos errores, porque todo lo que no hayamos integrado no lo podremos transmitir ni podremos dar si no estamos llenas, pero al menos la vivencia será más positiva para nosotras y las expectativas, más realistas. Ser una buena madre es darle a tu hijo o hija todo aquello que solo tú puedas darle. Es escucha, es enseñarle a valorarse a través del ejemplo que tú le das valorándote, es quererle sin dejar de quererte a ti, es escucharle sin dejar de escucharte a ti, porque todo lo que hacemos desde un sacrificio continuo genera una carga y una deuda demasiado costosa, además de un bumerán de frustración que en algún momento nos vendrá de vuelta por haber hecho cosas que no queríamos y esperar una compensación que nunca llegará.

LA CONCILIACIÓN, O COMO TENER DOS TRABAJOS Y QUE SOLO TE PAGUEN Y VALOREN POR UNO

El rol de madre (y el de padre, pero este libro va de nosotras) es una profesión en sí misma, a pesar de que en nuestra sociedad no tenga ese reconocimiento y lo vayamos delegando entre otras figuras que nos hacen suplencias a ratitos. Cuanto más pequeño es el bebé, más dependiente es de su mamá (o de la figura maternal), y más dependiente es la mamá de su bebé. El problema es que, aunque esa dependencia es temporal, sienta una especie de asignación de funciones que luego cuesta ubicar en su justa medida. Parece que reclamamos que nos ayuden o que colaboren cuando es un rol que debe repartirse en función del que cada uno quiera ocupar.

La maternidad no se considera una profesión, no tiene un convenio regulador ni está valorada socialmente. Es más, si una madre se dedica a cuidar de sus hijos, siempre habrá quien la considerará insuficiente o la criticará, entre otras cosas porque los valores asociados a la maternidad no tienen reconocimiento social, a diferencia de ser jefa, abogada o secretaria.

Otro tema sobre el que hace falta revisión son los permisos. Que nuestra sociedad trabaje por mejorar los permisos de paternidad o comaternidad me parece maravilloso, pero veo aún más importante que se alarguen los de la madre (de la gestante, en el caso de parejas de mujeres) para adaptarse a las necesidades del bebé y a las suyas. La biología no es políticamente correcta, y la maternidad no es algo que se pueda explicar desde una perspectiva racional y objetiva. Es un proceso instintivo, y cada mujer lo vivimos de un modo distinto, con diferentes necesidades, pero no debemos olvidar las necesidades del bebé que depende de nosotras. Desde esa perspectiva, el bebé merece tener la oportunidad de contar con su mamá los primeros meses o años de vida (si la mujer lo desea).

La conciliación entre la vida personal y la laboral es otro punto controvertido de nuestra realidad. Aunque hemos avanzado mucho, es un rol que casi siempre recae en la mujer. Y aunque no creo que haya una regla única y que deba ser siempre así, también quiero decirte que somos muchas las que deseamos encargarnos del cuidado de nuestros hijos, y por eso las leyes actuales que buscan la igualdad de permisos solo son válidas para algunas. Desde 1988, el permiso de maternidad se ha quedado fijo en dieciséis semanas, a pesar de que todas sabemos que es un tiempo insuficiente e injusto. Así que no hay una regla que nos sirva a todas.

Algunas mujeres quieren un total reparto del cuidado de los hijos y otras, como yo, mientras los niños son pequeños, prefieren quedarse ellas, como yo; así que prioricé estar con ellos porque era lo que me nacía. No es mejor ni peor que la que quiere que su pareja ejerza de cuidador principal, o la que lo deja con una canguro amorosa… Lo importante es que todas tengamos opciones y, en este caso, que los niños estén lo mejor posible. Mi opción es la otra cara de la conciliación, menos visible porque no es *cool*. Como mujer moderna con una buena carrera profesional como la mía, no fue fácil comunicar que quería reducir la velocidad y cambiar las prioridades para cuidar de mis hijos. Pero la vida profesional es muy larga y la infancia de tus hijos, muy corta. Es una creencia limitante pensar que no puedes parar para cuidar de ellos, algo que forma parte de nuestra esencia.

Que no se penalice a las que deseamos cuidar es igual de importante que no juzgar a quien no quiere o no puede tener una crianza con tanta presencia pero sigue amando a sus hijos.

CUANDO LA MATERNIDAD LLEGA CON AYUDA DE LA CIENCIA

La maternidad no siempre llega de manera natural. En ese caso, la medicina cuenta con múltiples opciones para lograrlo. Sin embargo, los tratamientos de reproducción tienen un alto coste, y no me refiero solo a lo económico, sino al tremendo impacto para el cuerpo y el corazón. La sociedad actual muestra los tratamientos como algo sencillo e inocuo, pero te aseguro que no es así. Sobre el papel, parece tan sencillo como estimular tus ovarios, seleccionar los mejores espermatozoides, sustituir tus hormonas y hacer lo que aparentemente tu cuerpo y el de tu pareja (si la tienes y es hombre) no pueden. Pero debes saber que el camino no siempre es fácil y que nuestro cuerpo no es una máquina donde si cambio una pieza por otra todo funcionará, y menos cuando hablamos de crear vida.

No te dejes llevar por la falsa seguridad que da tener óvulos congelados (algunas empresas pagan la vitrificación de óvulos para que puedas posponer la maternidad y no interrumpas tu carrera), ni tampoco por creer que tienes tiempo porque aún eres joven. Los tratamientos de reproducción, bien utilizados y siempre personalizados, pueden ser tu camino a la maternidad, pero los índices de éxito ni son tan altos como nos gustaría ni son un camino fácil y corto, como venden algunos folletos. La ruta de la infertilidad está llena de incógnitas y es una de las formas más intensas de llegar a la maternidad.

Si tienes que recurrir a un tratamiento de fertilidad, sigue estas recomendaciones:

- Toma decisiones respecto a tu potencial maternidad con criterio y teniendo en cuenta tu contexto.
- Reevalúa si anhelas ser madre y para qué.
- Comprueba si puedes hacer cambios orgánicos en tu estilo de vida (y en el de tu pareja, si es el caso).
- Reflexiona sobre lo que pierdes durante el proceso, no solo sobre lo que quizá ganas.
- Ten una mirada perinatal. Acompaño muchos tratamientos, y me inquieta ver que incluso en casos donde las mujeres gastan muchos miles de euros, tiempo y salud para que venga un bebé, a veces no hay un protagonismo real ni un espacio para este. Es como si estar embarazada fuera independiente del bebé, y que no hiciera falta tenerlo en cuenta.
- Acompaña el proceso como protagonista, no cedas tu cuerpo a la ciencia ni seas un objeto pasivo. Como este proceso es tan técnico, a veces nos olvidamos de que estamos creando algo tan mágico como una vida.
- Si vas a postergar la maternidad, evalúa tus posibilidades antes de vitrificar óvulos y prepárate para ello.

Historias de consulta

Recuerdo el caso de Valentina, una mujer de treinta y ocho años con pareja estable que llegó a mi consulta recomendada por su amiga. Me pidió un asesoramiento para mejorar sus hábitos de vida y su menstruación. Cuando le pregunté si deseaba tener un hijo me dijo que quizá, que no estaba segura, pero había pedido cita para preguntar en una clínica sobre la posibilidad de preservar óvulos y así tener tiempo para decidirse, tal como decía la publicidad del folleto.

Tomé aire y replanteé la visita para explorar el tema de la maternidad, ponerla en contacto con su situación y explicarle en qué consistía un tratamiento de vitrificación de óvulos, los pros y los contras, porque era importante preparar y acompañar ese proceso.

Recuerdo a Valentina en shock, sentada frente a mí intentando procesar todas las emociones que sentía, agradeciéndome la sesión y el haber confrontado con amor y respeto su actitud desconectada e infantil ante ese proceso a punto de cumplir los treinta y nueve. Pensé que no la volvería a ver, pero al cabo de unas semanas vino de nuevo. Había recogido todas las preguntas que le había lanzado y se había dado el tiempo necesario para contestarlas. Me dijo que deseaba ser madre, pero que le aterrorizaba, y por eso lo estaba posponiendo bajo la inocente sensación de que aún tenía tiempo.

Trabajamos sus miedos, los criterios asociados a la maternidad por error, y creamos un plan de hábitos de vida saludables y un mayor conocimiento de la fertilidad. Tras unas cuantas sesiones le dije que estaba preparada física y emocionalmente y que disfrutara del verano con su pareja. En agosto me envió un mensaje con la foto de un test de embarazo positivo y dos emoticonos: uno de susto y otro de gracias. Hoy Valentina tiene una hija sana y feliz, y ha asumido la responsabilidad de hablar en el futuro con su hija sobre la maternidad, igual que lo hará sobre sus estudios o sobre sus planes.

———————

17

Mujer y sexualidad

No podía faltar una reflexión sobre uno de los temas en el que las mujeres nos hemos visto obligadas a seguir más reglas absurdas y más difícil lo hemos tenido. Nos pasamos la mitad de la vida con miedos que impactan en nuestra vivencia de la sexualidad: a quedarnos embarazadas o a no quedarnos, a no ser deseables, a no tener deseo sexual o a tener demasiado, a avergonzarnos por masturbarnos, a conformarnos con no sentir placer, a relaciones dolorosas, a no ser tenidas en cuenta, y lo más absurdo, a creer que no teníamos necesidades sexuales o que eran inferiores a las de nuestros compañeros. Para mí, el origen de esta problemática se debe a la falta de conocimiento sobre nuestro cuerpo, nuestras necesidades y nuestro funcionamiento con relación al placer. Recordemos que hemos sido instruidas en una cultura de la sexualidad patriarcal absolutamente coitocentrista y genital, diseñada a la medida de la sexualidad masculina y donde el placer se quedaba en el ámbito genital.

Es urgente que recuperemos nuestros cuerpos, que comprendamos nuestras necesidades y que no deleguemos el placer en nadie. El placer va más allá del dormitorio, es una manera de ubicarnos en el mundo, porque no solo se siente en la vagina, sino que es ocupar nuestro lugar y dar espacio a la disfrutona que habita en nosotras. Ya estoy cansada de que el placer e incluso la sexualidad se limite a lo que tenemos entre las piernas.

El placer es la brújula con la que nacemos para aprender a movernos por la vida, y el programa de socialización incluye una desprogramación del instinto de placer para convivir en sociedad. Hemos creado una sociedad muy compleja y aburrida que apaga nuestra chispa desde los primeros contactos sociales. Pero el placer está muy conectado con el instinto y con lo que nos va bien. Y no estoy hablando del placer prostituido, ese momentáneo que supone una golosina, sino del placer que se mantiene en el tiempo y que nos guía hacia lo que sabemos es bueno para nosotras.

Hay que desgenitalizar y descoitizar el sexo. ¡La sexualidad va mucho más allá de la vagina! Llevamos muchos siglos desconectadas de su potencialidad por falsas creencias y aprendizajes erróneos. La energía sexual es tu energía vital, el impulso para conectarte con la vida, con el placer, contigo, y la fuerza para moverte hacia los demás y hacia aquello que te hace feliz. La sexualidad te habla de tu relación con la vida.

EDUCAR EN SEXUALIDAD

Por un lado, necesitamos desarrollar una educación sexual femenina desligada del aparato reproductor (que también requiere una educación de calidad). Merecemos una educación basada en la profunda comprensión de lo sagrado de nuestro cuerpo, de los ritmos, de los cambios cíclicos y del paso del tiempo. Una educación que vaya más allá del placer y que salpique la necesidad de una sociedad en la que no se sigan permitiendo los abusos, no haya duda sobre qué es una agresión sexual y podamos gozar del erotismo y del placer a nuestra medida con libertad. Es urgente que las generaciones de niños y niñas que están creciendo lo hagan en un entorno de mayor conocimiento de sus cuerpos, donde los límites sobre su cuerpo estén muy claros y se respeten.

Más que genitales

La sexualidad es más que la genitalidad, es un acto sagrado que incluye conceptos como erotismo, vínculo, intimidad, compartir, respeto, cuidado. Una sexualidad que solo se centra en lo genital es una relación que vivimos como vacía. Y no hablo de relaciones serias o esporádicas, sino de que un encuentro sexual (aunque sea con alguien que acabas de conocer en una fiesta) es un acto de intercambio de placer entre dos cuerpos y dos almas, y debe ser tratado como tal. La sexualidad es una vía de recarga de energía (aunque gastemos mucha en su disfrute). A nivel profundo, ese encuentro debería ser una recarga de energía, no una descarga. No debemos usar la sexualidad para desahogarnos, igual que no tendríamos que liberar un fuego que nos quema, sino que debemos compartirlo. La sexualidad se puede llevar a cabo gracias a la energía sexual, y esta depende de nuestra energía vital. Si no tengo batería, difícilmente sentiré deseo, igual que si me duele una muela no pensaré en un maratón sexual.

Tu placer depende de ti, no de tu amante

Nuestra capacidad de disfrute es nuestra. Muchas mujeres siguen pensando que su placer depende de tener o no un o una gran amante —no digo que no ayude—, pero no es condición imprescindible. Si conectas con tus necesidades, lees tu cuerpo y, si es necesario enseñas, a quien tienes al lado, disfrutar del sexo es más fácil de lo que parece.

Te recuerdo que, durante siglos, nuestro papel fue pasivo. Ni siquiera sabíamos en qué consistía eso del acto sexual, como si fuera algo ligado a unos minutos en el lecho matrimonial, y no conocíamos nuestro cuerpo porque nos habían dicho que tocarnos era pecado, que el cuerpo solo era un medio para llegar a un fin: procrear. Aunque estemos a años luz, nuestra sabiduría sexual sigue siendo limitada: aún desconocemos las maravillas de nuestro cuerpo y nos exponemos para que alguien nos haga disfrutar.

Tus necesidades y las de tu amante

Las mujeres estamos históricamente más acostumbradas a dar que a recibir en todas las áreas de la vida, y en la sexual no iba a ser menos. Tenemos que equilibrar esas dos fuerzas y dejar de infravalorar nuestro disfrute. El problema es que están tan normalizados mitos como que nosotras no necesitamos sexo, que estamos hechas para complacer o que nos debe gustar esta sexualidad tan falo- y coitocentrista, que nos hemos creído esas mentiras y no hemos explorado en nuestras necesidades.

En su momento, la Iglesia reconoció el poder que el deseo sexual nos daba a las mujeres sobre los hombres, e identificó lo sagrado con la práctica de evitar a las mujeres y al sexo (por lo menos de cara a la galería). Y de ese modo nos expulsaron de todo tipo de liturgias y oficios. Debimos de parecerles peligrosas (creo que confundieron nuestros dones y nuestro poder con la peligrosidad) y nos apartaron para no perder su chiringuito patriarcal. Si quieres saber más sobre cómo la sexualidad fue investida de este significado que aún arrastramos, te recomiendo el libro *Calibán y la bruja*, de Silvia Federici (Traficantes de Sueños, 2010).

Querida lectora, si aún no lo has hecho, responsabilízate de tu propio placer, conoce tu cuerpo, tus necesidades, y no pienses que tu disfrute está en manos de otra persona. Si sabes cómo eres, qué te gusta y qué necesitas en cada momento, tu vida sexual experimentará un salto vertiginoso.

Dudas frecuentes y conceptos que hay que redefinir

A continuación presento algunos conceptos e ideas sobre los que me gustaría que reflexionáramos juntas, pues de un modo u otro salpican la concepción actual de nuestra sexualidad.

La libido

La libido es la expresión del deseo, y aunque solemos referirnos a ella como el impulso que nos lleva a la sexualidad, su alcance va más allá de lo puramente sexual. Es una sensación variable muy dependiente de las hormonas y de los ciclos, por eso la libido se ve afectada en las mujeres que toman anticonceptivos o al inicio de la menopausia. Además, su expresión cambia a lo largo del ciclo menstrual. Por otro lado, está muy ligada a la energía vital, por tanto, si estás en una fase de mucho estrés, tampoco tendrás energía disponible. Depende mucho de las experiencias vitales, de los criterios asociados y de tu capacidad para conectar con el deseo.

No podemos conformarnos con la falta de libido. Si no la tienes, se te ha apagado la chispa de la vida, esa pasión que mereces recuperar. Es como decir que no tienes hambre: no es normal. Y no tener libido tampoco. En esta vida moderna, es fácil sentirnos agotadas, haber tenido malas experiencias sexuales y desconocer hasta tal punto nuestro cuerpo y su funcionamiento que nos hemos creído que la libido es algo de lo que podemos prescindir.

La libido va más allá de la sexualidad genital. No te conformes si tu libido no está presente. Tu cuerpo está hecho para sentir placer y para estar sano. Tener libido es importante para la vida. Igual que no tener hambre no es sano, no tener libido tampoco lo es, no lo aceptes como algo natural. La libido es energía, apertura. Si no tienes energía, no tendrás libido (es una consecuencia de tu vitalidad). La energía sexual va más allá de lo genital, del orgasmo y de la reproducción. Se puede utilizar, además de para crear vida externa, para crear vida interna. Es decir, vitalidad, ilusión, proyectos. La libido también se alimenta, se nutre, se cuida a diario a través de tus actos y tus pensamientos. Para disfrutarte como mujer, amígate con tu feminidad, con tu sensualidad y con el placer.

Reflexión

- ¿Están tus hormonas equilibradas?
- ¿Tu estilo de vida es saludable? ¿Tu alimentación te proporciona la «gasolina» suficiente?
- ¿Tomas alcohol?
- ¿Estás estresada? Si el estrés es alto (cortisol) y también lo es la testosterona, puede que uses el sexo como descarga.
- ¿Sientes tu vida plena y con sentido?
- ¿Cuál es tu nivel de energía vital/sexual?
- ¿En qué momento relacional te encuentras? Las relaciones pasan por fases. En la primera, las mujeres tenemos mucha testosterona y los hombres bajan la suya: ellos son detallistas, suaves, y nosotras somos más salvajes. Luego la cosa se equilibra. Si no evolucionamos sexualmente, nuestro cuerpo se cierra. Respecto al sexo, hay que madurar en pareja, adecuarse al momento que estamos viviendo, la relación ha de cambiar conforme avanzamos, o la libido se resentirá.
- ¿Tienes en cuenta tus ciclos para entender los cambios en tu libido? La sexualidad es un concepto en evolución: el momento de la relación,

la maternidad, la fase del ciclo, la menopausia… Tienes que ver cuál es tu momento hormonal para saber de cuánta energía dispones y cómo activar tu cuerpo.
- ¿Expresas tus necesidades? ¿Sabes lo que necesitas?
- ¿Cuáles son las creencias y los criterios negativos que puedes tener asociados? Aquí van unos cuantos consejos que podrían ayudarte:
  - Si has tenido experiencias sexuales negativas, trabaja en terapia, equilibra tu pasado, vacía tu mochila para generar un espacio para nuevas experiencias.
  - Descubre el tantra como herramienta de aprendizaje y conexión; funciona muy bien a nivel sexual.
  - Conecta con tu erotismo, relaja el cuerpo, aprende a tocarte, no delegues tu placer en tu pareja.
  - Valora si hay química con tu pareja; es importante.
  - Separa la libido y el placer de lo genital. Despierta la energía sexual en actos placenteros como una comida rica, una ducha caliente…, actos cotidianos para conectar con el placer desligándolo de lo genital.

La obsesión por el orgasmo

Como nuestro entendimiento de la sexualidad es tan genital, cometemos el error de convertir el orgasmo en el objetivo, en lugar de considerarlo un posible regalo final de unos segundos que pone la guinda a lo que ha pasado antes. El orgasmo puede ser una experiencia maravillosa, pero ni debe ser el fin de un encuentro ni debemos conformarnos con su falta.

Si tienes problemas para alcanzar el orgasmo:

- Visita a una buena fisio de suelo pélvico para que descarte contracturas o tensión que dificulte las relaciones.
- Aprende a sensibilizar el cuerpo, no solo tus genitales, sino cada poro de tu piel, y busca placer en acciones cotidianas para ir reprogramando tu cerebro.

- Trabaja con una buena psicóloga o sexóloga si hay temas emocionales asociados a tu falta de orgasmo.

La eyaculación femenina

Si alguna vez has sentido unas ganas terribles de orinar durante la excitación, e incluso te has aguantado por desconocimiento, te descubro que se puede tratar de la eyaculación femenina, también conocida por el anglicismo *squirting*. Es un líquido transparente de origen prostático (sí, las mujeres tenemos próstata y está formada por multitud de glándulas y redes tubulares que se conectan con el tejido eréctil de la uretra). Parece como si fuéramos a orinar, porque se presiona la uretra, pero no es orina ni flujo, es un líquido que ya encontramos en textos antiguos, sobre todo tántricos y taoístas, al que denominaban «amrita» o «elixir sagrado». Si nunca lo has experimentado, he de advertirte que puede salir gran cantidad de líquido, incluso litros.

Si lo has sentido alguna vez, fantástico. Si no, pero quieres experimentarlo, adelante. Es una sensación muy liberadora y sanadora, pero, por favor, no lo conviertas en tu meta personal, y sobre todo no confundas eyaculación con potencia orgásmica porque son dos temas distintos.

La masturbación

El sexo en solitario es independiente de tener o no pareja o, en caso de tenerla, de amarla o no. Se relaciona con si en un momento determinado te apetece o no compartir el acto sexual. En algunas fases del ciclo menstrual, las mujeres preferimos la masturbación a una relación sexual compartida. Por desgracia, sigue siendo un tabú en nuestra sociedad, aunque por suerte cada vez menos.

La masturbación es una forma maravillosa de conectar y conocer el cuerpo mientras liberamos endorfinas y dopamina. Es algo que descubrimos a muy temprana edad de manera natural, casi accidental, guiadas por el reconocimiento de nuestra anatomía. En la adolescencia, cuando se realiza de un modo consciente y voluntario, ya podemos llamarlo «masturbación».

La masturbación es una opción sexual más y una forma estupenda de conocer el propio cuerpo. Hay mujeres que lo descubren antes y otras después, a algunas les gusta y otras lo rechazan. También varía la frecuencia. De nuevo, no hay reglas, pero te puedo decir que es una maravillosa forma de leer tu cuerpo, de descubrir lo que te gusta y cómo te gusta, de dejar volar la imaginación, y en muchos casos revierte en una mayor igualdad en las relaciones sexuales de pareja.

Las fantasías sexuales

Es algo sano y natural que tienes todo el derecho a experimentar y disfrutar sin culpabilidad ni cuestionamiento. Una fantasía pertenece a la esfera de lo mental. Por alguna razón, te permite activar tu libido sin que tengas que pensar que hay algo que está mal en ti o que no debería pasar. Las mujeres tenemos una enorme capacidad de imaginar situaciones y entrar en ellas como si las estuviéramos viviendo.

El deseo sexual nos conecta con pensamientos sexuales espontáneos. Esos pensamientos se convierten en algo elaborado y conducido en nuestras fantasías, donde podemos recrear y dirigir una especie de película porno mental o convertirnos en la actriz protagonista, dando rienda suelta a nuestra imaginación y disfrute. Pero no tiene por qué ser algo que desees materializar.

Las fantasías pueden ser incluso un divertido juego en pareja, pero, cuidado, porque no tienen por qué ser algo que deseemos experimentar, así que debe haber una buena comunicación para jugar en pareja sin juicios ni entrar en cuestionamientos o inseguridades. Por ejemplo, puedes tener una fantasía con otra mujer sin que eso implique que tengas dudas sobre tu orientación sexual.

Se convierten en un problema cuando es la única forma de excitarte, si siempre es una misma escena o si valoras algo patológico, porque son situaciones extrañas o poco habituales. Si no es tu caso, disfruta de ellas como una opción más de vivir plenamente tu sexualidad.

Reflexión

La fantasía y la masturbación son maravillosas, pero ten cuidado si son tu única fuente de sexualidad, sobre todo si tienes pareja. A pesar de que son actos naturales y sanos, si siempre que tienes sexo con tu pareja los necesitas, deberías cuestionarte algunos puntos. Algunas mujeres con falta de libido por relaciones conyugales no satisfactorias cierran los ojos e imaginan que están con otra persona, en otra situación o haciendo cosas diferentes, y eso no es sano. Si tienes problemas para excitarte con tu pareja o no te gusta vuestra sexualidad, háblalo, buscad terapia, pero no te conformes con este recurso de supervivencia que, aunque te ayuda a llegar donde la realidad no llega, es un castillo de naipes sobre el que no es sano construir tu relación sexual.

Los preliminares

Vamos a hablar aquí de la confusión que existe entre los preliminares y la activación de la energía sexual femenina. Está muy asumido que las mujeres necesitamos unos tiempos de preliminares antes de pasar a lo que algunos llaman «sexualidad» de manera incorrecta. Tenemos la capacidad de excitarnos con facilidad, pero nos cuesta alcanzar una sexualidad desligada de lo espiritual. Y no hablo de sexo recatado, sino de que necesitamos sentir que formamos parte de ese momento, que la otra persona nos ve, que bailamos el mismo baile. De otro modo, conectamos fácilmente con el vacío y nos resulta difícil entregarnos a la experiencia, porque nuestra energía sexual necesita crear vínculos. Tendemos a la fusión, es una energía de recepción, de «ser penetradas», y no hablo de nuestra vagina, sino de nuestra alma. Esto es igual de válido para una relación esporádica, para alguien a quien acabas de conocer o para una relación consolidada en años de matrimonio.

La energía masculina tiene más dificultades para comprometerse (para fusionarse). El miedo a perder la libertad es mayor, es una energía de conquista, de penetración. Por eso nuestra polaridad femenina se frustra si el otro se retira, si no hay entrega, porque el deseo es de fusión en el amor. Para que las relaciones heterosexuales funcionen, los hombres tienen que poner corazón, conectar con su fuego, y las mujeres han de abrir el corazón para conectarlo con su sexo. Llamamos de forma errónea «preliminares» a ese ajuste, a esa entrega; como ves, no es una cuestión de tiempo, sino de energía, de sentir esa fusión, esa disponibilidad para entregarnos a la penetración de nuestro ser.

Así que no se trata de llenar un rato en que sean cariñosos o cariñosas con nosotras, sino de querer entender nuestro paradigma sexual que, durante siglos, ha sido desconocido y silenciado. Nuestra energía sexual crea vínculos. Necesitamos la fusión, aunque sea un vínculo ligado a lo sexual que acabará al final de la noche, pero mientras nos relacionamos necesitamos fusión. Sin esa comprensión, la libido se esfuma y cuesta que prenda la chispa del deseo.

EROTISMO Y SEDUCCIÓN

El erotismo y la seducción son, por desgracia, conceptos ligados de forma errónea a la manipulación y a la genitalidad. La seducción y el erotismo forman parte inherente de la vida, son energía pura que se asocia con nuestra manera de estar en el mundo. Qué maravilla cuando una manzana me seduce para que la compre, o un país, o una persona para que la conozca y disfrute de su presencia en mi vida… ¿Qué tiene eso de negativo? La seducción no debe ser algo activo, con una intención, sino presencia para ser descubierto por quien tiene la sensibilidad de apreciarlo. Esa conducta es muy erótica porque el erotismo es algo maravilloso, es desplegar nuestros dones, nuestro cuerpo y nuestra alma. Pero son tantas las definiciones y connotaciones negativas que se han asociado a estos conceptos maravillosos que así estamos.

Las mujeres debemos recuperar la conexión con la sensualidad, algo que ha sido mancillado hasta que nos hemos creído que era algo negativo y peligroso. Como has visto, todo en la vida es tremendamente sensual, erótico y seductor, y nosotras no íbamos a ser menos. Expresa esos rasgos como desees, sin estereotipos, sin pensar en cómo lo va a recibir la otra persona. Marca tus reglas también en esto, disfrútate y deja que el mundo te disfrute con tu permiso.

Reflexión

Redefine conceptos como «sexo», «erotismo», «seducción», o incluso otros ajenos a la esfera sexual, como «venta». ¿Por qué vender es malo? Vender no es engañar, vender es (o debería ser) estar enamorada de algo y compartirlo. Lo hacemos a diario en restaurantes, con libros y tiendas que nos gustan… Sin embargo, cuando hay dinero de por medio, nos parece indigno, y confundimos «vender» (te ofrezco un servicio), con «engañar». ¿Por qué nos molesta tanto la venta? La venta, como la seducción, son dos conceptos puros que han visto ensuciada su fama por personas que los han utilizado de manera errónea, con fines de engaño, que nada tiene que ver con su naturaleza real.

LA REPARACIÓN DE NUESTRA SEXUALIDAD Y DE NUESTRA CUEVA SAGRADA

Como mujeres, traemos muchas memorias de dolor vinculadas a la sexualidad. Solo tienes que pensar en el tipo de sexo que debieron de tener tus antepasadas, empezando por tu madre o por tu abuela. Aunque te parezca increíble, todo eso ha dejado huella en nuestro inconsciente colectivo y se refleja silenciosamente en nuestro cuerpo.

En mi consulta realizo muchos ejercicios de resignificación y reparación corporal, sobre todo por lo que se refiere a nuestros órganos femeninos, y no sabes la tremenda sanación que supone para estas mujeres el trabajo de conectar con su útero, sus ovarios, su vagina, su sexualidad… y darse cuenta de la de veces que vivieron experiencias que, sin ser traumáticas, fueron poco respetuosas con una energía tan sagrada capaz de albergar una vida.

Aquí tienes unos cuantos consejos que te ayudarán:

PARA UNA VIDA SEXUAL SANA…

✓ Identifica tus criterios y tu cosmovisión respecto a la sexualidad.
✓ Redefine conceptos relacionados con el sexo, como «sensualidad», «erotismo», «fantasías», «masturbación»…
✓ No te conformes con la falta de libido. Condiciona tu vida más allá del orgasmo.

✓ No te conformes con esa falsa idea de que no necesitas sexo; es tan absurdo como decir que no necesitas comer.

✓ No te conformes con la sexualidad genital.

✓ Aprende a tocar tu cuerpo según tus necesidades y la energía disponible en cada fase del ciclo menstrual.

✓ Despierta y permítete ser erótica porque es tu naturaleza, es una actitud, una forma de estar en el mundo.

✓ Investiga tu cuerpo, descubre lo que te gusta y pídeselo a tu pareja. Recuerda que el buen sexo depende de ti, no de tu amante.

✓ Si tienes cuestiones de autoestima no resueltas que impactan en tu sexualidad, trabájalas. Son limitaciones mentales que no te dejan disfrutar.

✓ Sana y repara tu cueva con amor y trátala como un altar que merece tu adoración.

EJERCICIO
Honra tu cueva

• Haz un listado de todas las veces en las que en tu cueva ha entrado algo sin mucho respeto o con miedo (un aparato obstétrico, una mano, una lengua, tu primer tampón, un tanga incómodo...).

• Haz una visualización para conectar con tus órganos femeninos y pídeles perdón (sin que seas culpable de nada) por todo lo que ha entrado sin respetar tus tiempos, tus necesidades.

• Prepara un altar a tu útero, trompas, ovarios, vagina, vulva... Dibújalos o moldéalos con arcilla para honrarlos.

• Tras esta toma de conciencia, sé respetuosa con tu cueva y rígete por tus reglas; pide a los profesionales de la salud que sean cuidadosos o cambia de profesional, lávate con amor, tócate y sé tocada con cariño y respeto (no está reñido con el sexo intenso y pasional).

18

Mujer y relaciones

Los humanos somos seres sociales. Necesitamos existir en sociedad, formar parte de un colectivo. Las experiencias de aislamiento deterioran la salud emocional (y la física). De hecho, uno de los principales castigos a lo largo de la historia ha sido el aislamiento, el destierro. Sentirse aislada es un factor de morbilidad y mortalidad importante, y lo hemos podido comprobar durante la pandemia. De un modo invisible, la biología nos empuja a relacionarnos porque es más fácil sobrevivir en comunidad que en solitario (no en vano somos la especie más inmadura y frágil al nacer...). Para que nuestra especie sobreviva, un neonato debe conectar con las conductas protectoras de sus padres, lo que en psicología llamamos «hacer *engagement*».

La vinculación es tan importante que disponemos de mecanismos neuronales, hormonales y genéticos que se ocupan de modular nuestra conducta social. A nivel hormonal, el cuerpo tiene hormonas como la oxitocina que se secretan en situaciones cargadas de amor (o quizá se dan situaciones amorosas porque nuestra oxitocina está alta). Gracias a ese contexto hormonal nos sentimos más deseosas de compartir. Solas y aisladas somos más manipulables y débiles que en comunidad, por eso tendemos a la vida comunitaria de forma instintiva. Pertenecer a la sociedad nos permite satisfacer las necesidades primarias de

Maslow,* pero también posibilita el desarrollo de nuestra personalidad, pues en la relación con los demás se desarrolla nuestra
potencialidad humana y eso, querida, no está exento de problemas, como veremos.

MUJER Y PAREJA

Las relaciones de pareja son difíciles, y es necesario deshacer algunos mitos para vincularnos de una manera sana. Las mujeres
de mi generación crecimos bajo la fantasía de encontrar a la media naranja, al príncipe azul recién salido de un cuento de Dis-
ney que nos cuidase y nos hiciera felices. Crecimos deseando ser
la persona más especial para alguien. Con el tiempo y el trabajo
personal, aprendimos (al menos yo) que la pareja es la relación
más difícil y transformadora que puedes experimentar porque
su finalidad última es la transformación, no completarnos ni hacernos felices. Su objetivo a nivel espiritual es proporcionarte un
espejo en el que ver tus sombras, tu polaridad al otro extremo.
Por eso suelen atraernos personas que pueden complementar-
nos y que nos llevarán a un lugar de intenso trabajo personal.
    La relación de pareja es un camino ambivalente y lleno de
curvas. Incluso en una relación de pareja sólida y con un vínculo seguro se suceden etapas y acontecimientos vitales que nos
obligan a continuas redefiniciones del contrato implícito. Hay
momentos de mucho amor y conexión, y otros de distancia, y
eso también forma parte de las relaciones. A veces veo a parejas

---

    * El psicólogo Abraham Maslow definió las necesidades del ser humano
estructurándolas en una pirámide jerarquizada. En la base están las necesidades primarias ligadas a la supervivencia (comer, dormir, respirar...); a medida
que el ser humano las va alcanzando, puede optar a otras menos vitales pero
igual de importantes hasta llegar a la autorrealización.

jóvenes que confunden esos momentos con el fin del amor, sin entender que el amor se transforma, muta en diferentes intensidades, en distintas emociones que no siempre tenemos identificadas.

Funciones de la pareja

La pareja cumple distintos cometidos en las diferentes esferas de la vida. Esta visión de 360 grados de sus funciones me parece enriquecedora para ayudarte a ver lo complejo de este tipo de relaciones.

Biológica	Reproducción y supervivencia de la especie.
Social	Estructura organizada en las relaciones amorosas.
Espiritual/metafísica	Transformación.

Mi función favorita para el trabajo en consulta es la espiritual o metafísica. Las relaciones cercanas (pareja, madre, hija, jefa, compañera...) son muy intensas porque su función a nivel simbólico es la transformación, motivo por el que suelen ser tan conflictivas. Por lo que se refiere a la pareja, solemos escoger a personas a las que jamás elegiríamos de forma racional, pero el pegamento de la atracción hace que nos fijemos en ellas sin poder evitarlo. Lo que nos atrae en un primer momento porque nos complementa, con el tiempo es la base de los principales conflictos. Una mujer extrovertida y sociable suele fijarse en alguien más introvertido, más sereno, porque la equilibra, o una persona muy generosa se siente atraída por alguien ahorrador. Con el tiempo, cuando pasan esos primeros momentos de obnubilación, aparecen esas diferencias que atrajeron a dos personas en dos extremos de una misma polaridad para que pudieran trabajar aquello que iba a equilibrarlos. Como estrategia pedagógica es muy interesante, pero como vivencia cotidiana suele ser intensa y desgastante. ¿Te identificas con lo que te cuento?

LA RELACIÓN CON LOS PADRES

La relación con los padres ha de ir transformándose a medida que nos acercamos a la edad adulta. De pequeñas lo son todo para nosotras, y su comportamiento nos impacta de forma positiva o negativa. La dependencia es total y el desequilibrio en la relación también, porque son ellos quienes tienen el poder. Como es obvio, hacen (hacemos) millones de cosas mal, así que con el tiempo es necesario ordenar sistémicamente a los padres y «matar» esa función para que puedan desarrollar la de adultos sabios (o no) que te aman (o no) y que lo más seguro es que hayan hecho todo lo posible para atenderte. Es como matar el rol de los padres con el cuchillo del amor infinito para colocarlos en un lugar más sano para todas. En ese «asesinato» simbólico, acuérdate de «matar con amor» a la hija, para que puedas ser la mujer que se encarga de sí misma y que tiene detrás una familia (maravillosa o no) en la que apoyarse desde esa condición. Como adulta, debes aprender a ser tu verdadera y sabia madre, porque solo tú puedes conocer tus deseos y necesidades y atenderlas. Solo tú tienes la capacidad de ver, consolar y atender a la niña herida que convive en nosotras.

LAS RELACIONES CON IGUALES

Las mujeres somos más conscientes de la necesidad de contacto con otras personas, y aunque estemos hablando de un modo muy generalista, nos resulta más sencillo construir vínculos y relaciones emocionales profundas. Estamos diseñadas para cuidar, y por eso lo social es intrínseco en nosotras. Llevada al extremo, esa facilidad para establecer relaciones y vincularnos ha hecho que muchas de nosotras nos perdamos en el cuidado de los otros —pareja, hijos, padres, amigos, sociedad...—, anteponiendo incluso sus necesidades a las nuestras bajo el error mantenido en el tiempo de que eso debería ser así. Es muy importante para tu salud que establezcas una danza entre tus necesidades y las de los demás.

LA RELACIÓN CONTIGO MISMA: EL AMOR REAL

Si te preguntara quién es la persona más importante de tu vida, ¿cuánto tardarías en nombrarte?

Para amar, antes necesitamos amarnos mucho. Si no es así, iniciamos relaciones desde la carencia y construimos un modelo en el que sufrimos, ya sea en las relaciones de pareja, de amistad, de familia o profesionales. Cuando te amas, la vida es más fácil porque aceptas al otro, dejas de hacerle responsable de tu felicidad, vives el presente y conectas con que la vida tiene un porqué. Quizá en ese momento no lo entiendes, pero dejas de vivir en el miedo, dejas de resistirte. Cuando te amas, dejas de controlar y fluyes, sientes que eres capaz de todo, sabes que hay una inteligencia superior conectada con nuestro inconsciente y que, si nos abrimos a vivir la vida desde otra perspectiva, cambia la interpretación de lo que nos sucede y somos más felices. Nuestro inconsciente nos lleva a ser una mejor versión de nosotras mismas. Todo tiene un propósito y acerca al lugar que nos hace felices. Si estuviéramos en el presente (amor) en lugar de en el futuro (miedo), podríamos entregarnos a la experiencia de fluir y comprenderíamos que, aunque la vida nos lleva a sitios aparentemente feos, tiene una bondad implícita en sus actos y responde de manera indirecta a lo que necesitamos. Creamos todo el tiempo desde el inconsciente.

En última instancia, todas las emociones se podrían resumir en dos:

- **Miedo**, en el que se basa el ego.
- **Amor**, en el que se basa el yo.

Vivir exige confiar y dejar de intentar controlar, porque el control es una falsa realidad. En realidad, no controlamos nada porque somos copilotos en la vida haciendo un viaje continuo del miedo al amor.

Se trata de fluir como el agua, que encuentra obstáculos, piedras..., pero los trasciende y sigue su camino. No existe nada que no podamos aprovechar para expandirnos. Somos como una plantita que hay que abonar con estiércol para que crezca. Sufrimiento es igual a resistencia, es negarnos a aceptar la realidad que vivimos tal como es: juzgamos que lo que ocurre en este momento no debería estar ocurriendo.

Egoísmo o amor propio (autocuidado)

El origen de la cultura en la que he crecido (y seguro que también muchas de vosotras) es el cristianismo y, aunque seas atea o agnóstica, ese sustrato cultural ha impregnado la educación y el comportamiento hasta nuestros días. Desde pequeñas nos han transmitido que pensar en nosotras es propio de una pecadora, de ser mala persona. Creo que hemos interpretado de forma errónea el famoso pasaje de la Biblia «ama al prójimo como a ti misma»: nos hemos quedado con la primera parte y nos hemos olvidado del «como a ti misma».

No cabe duda de que compartir, cuidar al otro, ayudarle, es una energía maravillosa y necesaria, pero debe nacer desde un lugar de amor, desde un lugar de plenitud. Cuanto más rica seas, mayor será tu capacidad para dar dinero, ¿verdad?, pues con el amor ocurre igual, solo que el dinero es visible, tangible, material, pero el amor es invisible y genera mucha confusión. A veces damos o nos dan amor cuando en realidad no existe o no viene de un lugar amoroso.

No confundas «egoísmo» y «autocuidado», son dos conceptos que nada tienen que ver. Una persona egoísta es aquella que le quita a otra lo que no necesita solo para que no lo tenga, alguien que perjudica a otro en beneficio propio, alguien que quiere lo que tienes solo porque lo tienes.

Cuidarte es priorizarte, es conciliar tus necesidades, colocar las del otro en consonancia con las tuyas, no atender a las que no sean coherentes con cuidarte, amarte y respetarte, por lo menos de forma continua. En esto de las relaciones nos hemos perdido. Las mujeres somos unas cuidadoras extraordinarias, pero ¿sabemos cuidarnos? Pensamos que cuidarnos es egoísta. Parece que no estemos legitimadas a cuidarnos, o por lo menos hasta que acabemos nuestras obligaciones.

Da desde tu plenitud

El amor no tiene dirección. Una persona que ama se ama a sí misma y ama a los demás. El «amor» con dirección es cobertura de necesidades, no amor. Cubrir necesidades es intercambiar sentimientos de manera inconsciente, por ejemplo, sexo por afecto, reconocimiento por afecto, compañía por afecto. En realidad, solo podemos dar lo que tenemos, ya sea dinero, comida o amor. Hay que aprender a amar para dar de una forma real. Para hacer donaciones, deberemos llenar nuestra cuenta bancaria, y para dar amor real, deberemos llenar nuestro corazón. Para entregar a los otros, tenemos que estar llenas, porque recuerda que dar desde el vacío nos debilita. Amarte es un acto de generosidad y responsabilidad, a pesar de que en nuestra sociedad se entienda de modo opuesto.

Historias de consulta

Siempre que llaman a Beth está disponible para lo que sea, pero luego se enfada cuando ella propone algo y no la acompañan, y juzga a los demás de egoístas. Un día le pregunté:

—¿Por qué crees que son egoístas?

—Porque no me atienden cuando los solicito —me respondió.

—¿Y no te parece egoísta pedir a tus amigos que te prioricen por encima de sus necesidades?

—Ya, pero es lo mínimo. Yo lo hago por ellos —contestó.

—¿Y quién te pide que lo hagas? ¿Por qué lo haces?

Tras un silencio largo, me dijo:

—Porque yo querría que lo hicieran por mí.

—Entonces ¿es una especie de adelanto a cuenta que apuntas a tus amigos?

El silencio cada vez era más largo, hasta que me decidí a interrumpirlo.

—Déjame que te haga una pregunta —le dije—: ¿Te parece amoroso hacer algo que no te sale del corazón solo porque crees que es lo que está bien y además así te aseguras de que, cuando tú se lo pidas, ellos te lo van a devolver? ¿Te das cuenta de que tus actos no nacen del amor desinteresado, sino que son una manera de asegurarte un intercambio de favores

cuando lo necesites? Eso no es amor real. Amor es dar por el placer de dar, porque lo deseas sin esperar una recompensa. Por tanto, no puedes enfadarte porque no hagan por ti cosas que no quieren hacer. Pregúntate si tu comportamiento nace del miedo a que te critiquen, a que te abandonen, porque nada que nace del miedo es amor real.

Ser adulta

Ser adulta no es cumplir dieciocho años, es hacerte cargo de tus necesidades, es dejar de responsabilizar a otros de tu vida, es darte lo que pides que te den, es conectar con tu capacidad de autosostén para, desde ahí, compartir con los demás si te apetece. Es matar a los padres, es matar a la hija para dejar de responsabilizar a nadie de mi vida, es dejar de pedir que me sostengan desde fuera, es ponerme en el centro de mi vida y, desde ahí, atenderme, sostenerme y amarme. Y por supuesto, cuando necesito ayuda, pedirla y, si la otra persona no la quiere ofrecer desde su libertad, buscar opciones.

Ser amada o sentirte amada

Ser amada o sentirte amada son dos cosas distintas, aunque están relacionadas. Ser amada depende del otro; sentirte amada depende de ti, porque no es lo que la otra persona da, sino lo que tú eres capaz de recibir, sentir y valorar. El amor no es un sentimiento que venga de fuera hacia dentro, sino que debe nacer en tu interior. Si no sientes el amor en ti, no lo puedes reconocer en el otro cuando te lo ofrece. Y al contrario, cuando amas te puedes hacer cargo de tus actos, no de las expectativas del otro.

BOICOTEADORES DE TU AUTOCUIDADO

- **El egoísmo.** La mala definición de «egoísmo».
- **El miedo.** A lo que pensarán los demás, a que dejen de quererte, a sentirte juzgada.
- **La costumbre.** De no cuidarte, de vivir en piloto automático.
- **La culpa.** Creer que está mal cuidarte o priorizarte, por creer que debes anteponer las necesidades del otro a las tuyas.
- **La anestesia.** Me refiero a la desconexión para no leer lo que te pasa, eso que no puede taparse en las fases premenstrual tardía y menstrual: esa copa de vino, ese comer para compensar, ese salir hasta tarde, ese estar todo el día haciendo para no sentir. Si tapo el sentir, no sé qué me duele, molesta o incomoda y por tanto no lo puedo cambiar.
- **El esfuerzo.** Es ir en contra de tus necesidades, de tus características. Esfuerzo no es dedicar tiempo o energía a algo; es lo que hay que hacer cuando no quieres hacer algo. Una pequeña ración de esfuerzo no está mal, como un extra puntual en un momento concreto para acabar un trabajo, limpiar la cocina o aprobar un examen. Pero no podemos vivir en el esfuerzo constante ni estar todo el día en contra de lo que somos, porque eso nos enferma. Es hora de que empecemos a valorar el descanso, el fluir y el ir a favor de quien eres.
- **La prostitución del placer.** Confundimos el placer real, el puro, con lo que me gusta llamar la «prostitución del placer», muchas veces contaminado por lo que dice la industria. Hemos comprado placeres envenenados y efímeros, como llegar a casa agotada y tomarte una copa de vino (anestesia para no pensar) o comer chocolate cuando acabas de cenar. El placer es más que eso, y te estás conformando.

La coherencia

La coherencia es la base de mi paz interior, es mi brújula mágica, la guía confiable de que todo está bien. La coherencia es cuando siento, digo y hago en una misma dirección. Por ejemplo, siento que quiero comer, digo que tengo hambre, voy a la cocina y me preparo algo; siento tristeza, la verbalizo y hago algo para acompañarla. Pero si me siento triste y digo que estoy feliz y que no me llames cuando quiero que lo hagas no estoy siendo coherente. La falta de coherencia trae infelicidad y falta de salud porque crea un desgaste energético tremendo. Además, confundimos a las personas que nos rodean y al mundo con nuestras incongruencias.

Ya la Biblia decía «pensamiento, palabra y obra» para demostrar lo importante que es esta tríada. En la vida todo se crea siguiendo un orden, primero en la esfera energética, después se concreta en el mundo de las ideas, en lo cognitivo hasta convertirse en algo físico en el mundo material. Por ejemplo, este libro que estás leyendo, antes de adoptar esta realidad material, fue algo energético (un sentimiento, un deseo) que se ordenó a nivel cognitivo en forma de ideas y conceptos, hasta transformarse en el objeto físico que tienes en las manos. Todas las realidades materiales siguen estos patrones ordenados.

- Energía > mente > materia
- Siento > digo/hago > tengo

Vigila tus emociones, porque de ahí nace todo, y cuesta conectar con ellas. Valora tu diálogo interno, observa cómo hablas y qué dices, porque tus palabras nacen de tus sentimientos y se acaban transformando en resultados. Si no te gusta tu vida (lo físico y material), observa cómo hablas y descubrirás la energía desde la que estás creando tu realidad.

Aprender a estar sola

Para mí, la auténtica libertad viene de aprender a estar sola para luego construir y disfrutar de las relaciones con los demás.

¿Alguna vez te has preguntado si te gusta tu compañía? Si te gustas como mujer para ser amiga, amante, jefa, madre... ¿Te elegirías? Si tu respuesta es negativa, averigua por qué no te escogerías. Imagina lo duro que es estar veinticuatro horas al día con alguien que no es de tu agrado. Haz lo necesario para cambiar o aceptar y, en definitiva, amar a la mujer que eres.

Te propongo que hagas actividades sola, como ir a un restaurante, a tomar un cóctel a la terraza de un hotel, a pasear... Dale la misma solemnidad que si fueras con una amiga importante para ti a la que quieres agasajar, con la que quieres compartir. Arréglate, escúchate, disfrútate. Quizá la primera vez te resulte incómodo, pero cuando lo integres se convertirá en una experiencia casi mágica.

Desde hace años, reservo un rato en mi agenda solo para mí. Es una cita inamovible, y cuando alguien me propone algo en esa franja, simplemente digo que es imposible, que tengo un compromiso. Planifico qué hacer, y cómo ocupar ese rato. Esa cita no sirve para hacer recados, ir al médico, a la peluquería o a comprar. Es un rato sagrado para mí, a solas, a veces para pasear, para ir a tomar un café a mi cafetería favorita o para hacer lo que me apetezca en ese momento. Cuando te quitas el miedo a estar sola, disfrutas de algo como ir a un restaurante y decir con orgullo: «Mesa para una, por favor, la mejor que tenga».

Aprender a amarnos

Aprender a amarnos como mujeres tiene mucho que ver con el autoconocimiento (porque solo podemos amar lo que conocemos), con saber qué nos gusta, qué nos sienta bien, qué nos da salud o nos la quita, qué tipo de personas suman y cuáles restan, y, sobre todo, con asumir la responsabilidad de nuestra felicidad, porque es algo que alcanzamos cuando empezamos a caminar por la vida desde el fluir y, desde ahí, lo compartimos con otros, pero no al revés. Si no conoces tus necesidades, harás responsable a otro de descubrirlas y llenarlas. No puedes seguir proyectando y que otra persona venga a cubrir tus necesidades. Debes escucharte, respetarte, sostenerte para proporcionártelo o para pedírselo al otro.

Cuando te colocas en tu eje, cuando dejas de pedir, cuando conectas con esa plenitud como mujer, te vuelves magnética y atraes a personas con las que vale mucho la pena vivir relaciones (de cualquier tipo) poderosas, libres y felices. No somos medias naranjas en busca de otra mitad, somos naranjas completas, plenas y autosuficientes que pueden o no compartir con los demás. Una relación que se base en la dependencia, en la necesidad, por sentirnos incompletas, no es sana.

Acepta tu sombra. Somos luz y somos sombra, y ambas partes de ti necesitan ser vistas. Aprendemos a ocultar nuestra sombra, a intentar que nadie la vea y a reprimirla, y solo experimentarla en situaciones familiares o de estrés. Debemos aceptar que somos luz y somos sombra, que todo es dual y que todo forma parte de nosotras. Cuando aceptamos nuestra sombra, empezamos a aceptar la sombra de los demás. Lo que niegas te somete, lo que aceptas te transforma, como ya decía el gran psicoanalista Carl G. Jung.

Acepta tu luz, porque a veces nos cuesta más aceptar nuestra luz que nuestra sombra. Brillar es nuestro estado natural. Brillar es ser tú, es vivir el inmenso regalo que es la vida y, a cambio, regalar al mundo tus dones, tus talentos. Todas nacemos con un montón de dones que solo podemos desarrollar nosotras. Si no lo hacemos, el mundo se queda sin nuestro regalo. Nuestro don no tiene por qué ser algo visible, exitoso, rentable, reconocido, pero es el nuestro, y es importante. ¿Cuáles son tus dones? ¿Te asusta tu luz?

EJERCICIO
Acepto mi luz y mi sombra

Para trabajar tu luz:
- Haz una lista de diez cosas que te hacen feliz y que dependen solo de ti.
- Haz una lista de diez aspectos que valoras de ti.

Para integrar tu sombra:
- Haz una lista de tres características tuyas inconfesables y trabaja para darles luz. Por ejemplo: «Soy insegura, soy celosa, soy envidiosa, soy rabiosa…». Puedes escribir en un pósit cada característica y pegarlo en el espejo varias veces. Eso también eres tú, y es digno de ser visto. Desde ahí puedes valorar si es algo que quieres/puedes cambiar, pero primero acéptalo. Aceptar no es conformarte, aceptar es validar lo que es.

¿Te ha resultado más fácil el ejercicio para trabajar tu luz o para integrar tu sombra? ¿Serías capaz de doblar la lista de las características de tu luz?

EJERCICIO
La pregunta clave

Acaba esta frase: «La persona más importante de mi vida es ....
.... ».

Si no has tachado el «es» y has escrito «soy yo», tenemos un problema. Te recuerdo que tu vida es la única que se queda sin vivir si no
la utilizas, y que tu amor y valoración es lo único que realmente necesitas.

19

Mujer y empoderamiento: sé la mujer que te dé la gana ser

El concepto de «empoderamiento femenino» se ha usado de un modo que no me resuena nada y por eso me gustaría compartir contigo mi opinión. En los últimos tiempos se ha hablado mucho sobre este tema, y no es que no sea necesario, sino que se hace desde un lugar equivocado que, de nuevo, enfrenta a los dos géneros. En realidad, todo en la naturaleza es poderoso y brilla sin necesidad de estar por encima de nadie, y ese es el modelo de empoderamiento que me gusta. Claro que somos poderosas, cada una de nosotras somos únicas, especiales, importantes, pero no desde un poder jerárquico, sometedor, sino desde un poder magnético que desprendemos cuando estamos a gusto habitando nuestro cuerpo y nuestra vida.

EL LIDERAZGO EN FEMENINO

El mundo ha sido liderado desde una energía muy masculinizada, y es necesario un cambio de tendencia para lograr ese mundo más pacífico, luminoso y abundante que todos deseamos. Debido a nuestra historia, las mujeres estamos acostumbradas a cuidar, educar, optimizar recursos y ver la realidad desde múltiples perspectivas, además de que tenemos una capacidad de trabajo incansable. Creo que todos ellos son recursos supervaliosos para liderar el mundo. Y aunque mi propuesta habla de un cambio en la energía de liderazgo, y eso es independiente del género, intuitivamente creo que en estos momentos, a igualdad de competencias técnicas, las competencias asociadas a lo femenino pueden ser de gran ayuda. Si integramos todos estos conocimientos en nosotras y trascendemos los diferentes aspectos comentados, en una generación podremos cambiar el estilo de las personas que habitan el mundo.

Pero para ocupar ese lugar de liderazgo desde una energía más femenina (tanto hombres como mujeres) necesitamos redefinir el liderazgo y dejar de asociarlo a algo impositivo, directivo, agresivo, porque ahí no nos sentimos cómodas.* Debemos validar a nivel social un estilo de liderazgo alineado con nuestra energía, cambiar los estereotipos sociales y ratificar nuestro estilo como algo plausible y necesario. Debemos permitir que las mujeres lideremos a nuestra manera sin necesidad de parecernos a los hombres. Cuando llegan a altos cargos, las mujeres se masculinizan. Solo tienes que ver a mujeres poderosas como Angela Merkel o, en el pasado, a Margaret Thatcher. Estoy harta de que las mujeres tengamos que cambiar nuestra naturaleza y ser más vigilantes, estar a la defensiva o que lo primero que se valore sea el vestido que llevamos. En realidad, no hay un liderazgo masculino o femenino, sino un mal o un buen liderazgo, pero no debemos obviar que ambos géneros tenemos facilidades y dificultades a la hora de desarrollar determinadas habilidades necesarias para el mando.

---

* Martin Luther King y Nelson Mandela lograron transformar el mundo gracias a la comprensión de las necesidades de los demás.

20

Violencia contra las mujeres

La violencia es siempre violencia, pero hay grados que considera- mos subjetivamente más dañinos que otros. Aunque suene co- herente en la cabeza, no creo que el corazón opine lo mismo. Es más, a veces las microviolencias se viven de modo más duro por- que no tienen la validez social que nos permite ganarnos el «de- recho a sufrir» por tal acto inmoral y físico.

VIOLENCIA DE GÉNERO

La violencia no tiene género, es violencia que, en demasiadas ocasiones, tiene su objetivo en la mujer. No creo que la violencia sea por nuestra genética XX, sino porque han sido muchos años de no tener derechos, de ser consideradas una especie de mer- cancía sobre la que primero mandaba nuestro padre y después nuestro marido, y nuestro objetivo era acompañar los designios de esa especie de amo de nuestra voluntad al servicio del que es- tábamos. Y aunque es probable que ni tú ni yo experimentemos ese contexto, hay una especie de memoria en la humanidad por la cual no se tiene el mismo respeto por la vida de los niños y las mujeres que por la de los hombres. Me duele mucho decir esto, y es posible que a ti te horrorice tanto como a mí.

La violencia contra las mujeres se asumió durante mucho

tiempo como algo que no debía trascender el ámbito de lo privado, sin llegar a considerarse un hecho delictivo. Esto demuestra la falta de conciencia sobre nuestros derechos que, aunque ahora haya cambiado nivel legal, a nivel mental aún hace falta que cale en nuestros comportamientos. Si a eso le sumamos la mayor capacidad de fuerza y, por tanto, de hacernos daño, el plato está servido.

Y no quiero decir que no haya casos en el ámbito familiar en que los que sufran sean los hombres. Son igual de dramáticos y dolorosos, pero significativamente hay menos.

No creo —salvo en algunas patologías psiquiátricas— que los hombres nazcan violentos y las mujeres víctimas. Se construyen en su desarrollo según lo que viven, de modo que es importante cambiar la manera de nacer, la manera de criar y la manera de relacionarnos. Si lo hacemos bien, en muy pocas generaciones podríamos dar la vuelta a esta dramática desigualdad.

Violencias sutiles o microviolencias

Hay violencia con consecuencias muy visibles y actos que no dejan moretones ni fracturas, pero que también son violencia. Las microviolencias se caracterizan por ser actos en lo cotidiano que al inicio de las relaciones no son tan evidentes, pero, conforme avanza, se hacen más presentes y se vuelven constantes y múltiples. Mientras tengamos que señalar qué es violencia, tenemos un problema, porque deberíamos saberlo desde niñas, pararlo y huir a la primera de cambio, además de tener claros los límites, incluso de lo sutil.

En el ámbito familiar tenemos muchos pequeños controles, conductas y comentarios que pasan desapercibidos pero son violencia, e incluso hemos sido cómplices porque son muchos años de condicionamiento. Pero si ponemos atención y no dejamos que pasen desapercibidas, en un tiempo las relaciones personales o profesionales serán más equitativas y felices.

Me entristece que, en consulta, algunas mujeres me expliquen avergonzadas episodios de su vida y busquen en mí la confirmación de si fueron abusos o no. Aunque en lo más profundo de su alma conocen la respuesta, necesitan la explicación para darse el permiso de nombrarlo. Quizá te extrañe, pero a lo largo de la historia muchas mujeres han sufrido microviolencias silenciosas (de las que no dejan moratones), tantas que no tenemos claro dónde está el límite. Pero, querida lectora, un abuso es un abuso, aunque no haya penetración o se camuflen bajo teóricos actos de amor. Las mujeres que lo han vivido (y son más de las que crees) necesitan poner palabras a lo que vivieron, y no para generar un nuevo drama, sino para permitir que ese drama real sea visto por los ojos de las adultas que son, y que las niñas que los recibieron se sientan al menos comprendidas, aunque el daño moral las acompañe. Necesitan darse permiso para darse cuenta de que lo que ocurrió no debería pasar y así evitar que se perpetúen los abusos, microabusos y violencias silenciosas domésticas en el futuro. Eso también es sanar nuestro inconsciente colectivo respecto a la sexualidad, aunque por suerte nosotras no hayamos sufrido esa violencia.

EJEMPLOS DE MICROVIOLENCIA

- **En la pareja y en la familia.** Responsabilizar a las mujeres del cuidado doméstico, abusar de nuestra capacidad cuidadora para responsabilizarnos de hijos, animales, mayores… El silencio como castigo, aislamiento, paternalismo, engaños o mentiras, comunicación ofensiva, control de las salidas, control del dinero o condicionamiento según los comportamientos, humillaciones y cuestionamiento por la forma de vestir o de vivir, seudoapoyos cuando nos empoderamos (por ejemplo, al emprender, verbalmente lo apoyan, pero sus acciones son contrarias) o hacerse la víctima para reclamar atención...

- **En la consulta médica.** En ginecología, la microviolencia es muy evidente y pasa desapercibida en las exploraciones... También en la consulta general, cuando nos hacen sentir que no somos fuertes, o que estamos deprimidas ante cualquier síntoma, y nos ofrecen medicación psiquiátrica innecesaria.
- **En el trabajo.** Cuando nos dicen que nos vistamos de una manera determinada, cuando nos asignan tareas diferentes a nuestros colegas varones, el abuso de poder...

Violencia obstétrica

Procesos como el embarazo, el parto, la lactancia o la crianza no se deben intelectualizar. Son experiencias muy intensas que dejan una huella muy profunda en la salud de las mujeres. Muchas mujeres llegan a mi consulta con profundos dolores por una pérdida gestacional temprana, con un duelo silencioso, o por partos que, aunque hayan acabado con una madre y un bebé sanos, han incluido violencia obstétrica o no se han adaptado a las necesidades o a las expectativas de la mamá.

La crianza es una etapa muy intensa no favorecida ni comprendida por la sociedad ni muchas veces por los sistemas de salud, y aunque de un tiempo a esta parte se está haciendo un importante trabajo de visualización, aún nos queda mucho por hacer.

Esta mañana, sin ir más lejos, en una sesión de acompañamiento emocional al parto con una pareja, les he dicho que, salvo en una situación de emergencia vital, pregunten sobre cualquier protocolo que quieran aplicar y que no permitan lo que no entiendan. Aún puedo ver sus ojos asustados y oír cómo me decían: «¡Cómo vamos a cuestionar la acción médica!». Me parece tristísimo que hayamos llegado a tal indefensión, que hayamos cedido nuestros derechos como pacientes, que permitamos que le hagan lo que sea a nuestro cuerpo. No es no para todo, y como mujeres tenemos derecho a saber el porqué y el para qué de cualquier acción médica. Si no nos cuidamos y defendemos nosotras, ¿quién lo hará?

21

La mujer a lo largo de la vida: el juego de las matrioskas

Somos mujeres desde que nacemos y nos identificamos con esa opción. Nuestra condición de mujer no está relacionada con la edad, pero sigue vinculándose a nuestra fertilidad, como he comentado en capítulos anteriores. La mujer que eres hoy contiene en su interior otras mujeres que fuiste en el pasado y que conviven contigo:

- Bebé intrauterino
- Niña
- Adolescente
- Mujer joven
- Adulta
- Anciana

Como si de muñecas rusas se tratara, cada una ha tenido unas vivencias durante una etapa que queda contenida en la siguiente mujer. Al igual que las matrioskas, si la vivencia no ha sido buena, entonces no encaja o no deja espacio a la siguiente para que se exprese. Las matrioskas simbolizan a todas las mujeres que te precedieron. Me encanta usarlas en mis sesiones de psicología por su enorme simbolismo. Como mujer presente, acoge y mira todas esas representaciones tuyas, porque en diferentes momentos de tu vida irán saliendo sus heridas y sus necesidades. Igual que no le dices a tu hija, a tu amiga o a tu pareja «Déjame, no quiero escuchar tu dolor», debes atenderlas para que la mujer increíble que eres ahora pueda vivir en plenitud. Por otro lado, esas mujeres también encierran una sabiduría que debe estar integrada en ti, por ejemplo la capacidad de asombro e ilusión de la niña o la pasión de la adolescente.

EJERCICIO
La gran familia que hay en ti para cuidar

Regálate unas bellas matrioskas y haz un altar para honrar a todas las mujeres que hay en ti. Siente si alguna necesita un trabajo especial, si tiene una herida que sanar. En general, todas tenemos heridas en alguna mujer, y si no les prestamos atención, no nos dejarán encajar con la que somos hoy. Por otro lado, toma conciencia de los enormes regalos que te dejaron y que te inspiran cada día.

En las diferentes etapas de la vida, las mujeres pasamos por muchos más cambios que los hombres que condicionan nuestro comportamiento. Nuestra naturaleza cíclica deja una huella en nuestras acciones que no siempre son comprendidas ni gestionadas por la sociedad, lo que nos hace albergar heridas en el alma: la menstruación, la maternidad, la infertilidad, la menopausia, el envejecimiento... Nuestra naturaleza es más cambiante, y las normas sociales son más duras para nosotras, sobre todo por lo que respecta al paso del tiempo. En esta sociedad, las mujeres lo hemos tenido más complicado que los hombres.

22

El cuerpo autocurativo: recursos, herramientas y terapias complementarias

Me gustaría compartir contigo algunas herramientas que me han ayudado en mi camino de crecimiento personal y en la comprensión del mundo, de mi cuerpo y de la vida. Te las dejo para que investigues aquellas que resuenen en ti.

Antes de nada debo pedirte que abras la mente. Es posible que te hayan llegado mensajes simplistas o incluso despectivos acerca de la mayoría de estas herramientas, pero te aseguro que nunca recomiendo nada (ni a mis pacientes, ni a mis alumnas ni ahora a ti) en lo que no crea después de un profundo estudio y aplicación práctica. Además, no es necesario que me creas, pero te recuerdo que la persona agnóstica (la que no cree) es alguien que ha investigado arduamente y se ha formado un criterio basado en su reflexión. Si no es tu caso, lo más probable es que hayas dado por buenas opiniones de otros y te falte trabajo interno para llegar a tus propias conclusiones. Aunque no lo creas, somos más manipulables de lo que pensamos y la mayoría de nuestras creencias no son del todo nuestras porque no las hemos sometido a ese trabajo de cuestionamiento y decisión personal.

ASTROLOGÍA PSICOLÓGICA

La astrología psicológica es una herramienta de autoconocimiento con la que puedes hacer un viaje de desarrollo personal. Para ello, utiliza una carta astral que representa una foto del momento exacto de tu nacimiento en la que se ven las posiciones planetarias y se interpreta la influencia que pueden ejercer en ti. En la carta todo es simbólico, y con ella se puede hacer una lectura psicológica de tus dones, talentos y dificultades. Es como un manual de instrucciones, una brújula que se centra en qué has venido a hacer, cuál es tu propósito y qué recursos tienes para crecer y evolucionar con conciencia.

La carta está compuesta por un dibujo con doce casas que representan los escenarios de las principales áreas de la vida:

- Cada casa está habitada por un signo (aries, tauro...).
- Cada signo está regido por un planeta (Marte, Venus, Plutón...), y cada planeta tiene una función arquetípica.
- Todos esos signos se relacionan entre sí generando tensiones o facilitaciones (buen o mal rollo entre ellos).
- Los signos en los que se encuentren el Sol, la Luna y tu ascendente serán los que más influirán en tu forma de entender el mundo y de actuar.

Esta carta te puede ayudar a nivel de autoconocimiento y desarrollo personal, además de servirte para conocerte mejor, descubrir tus talentos, conectar con tu propósito, identificar patrones de comportamiento que repites en tu vida y, sobre todo, para vivir con conciencia y comprensión. Como psicóloga, te aseguro que en terapia te puede ahorrar muchas sesiones.

Si aún no la has descubierto, te recomiendo que dejes a un lado los prejuicios que han creado las revistas sobre la astrología

SOY MUJER Y ESTAS SON MIS REGLAS

a través del horóscopo y que descubras una herramienta seria y poderosa que te ayudará a poner luz a tus áreas en sombra. Es, en definitiva, el camino más corto para profundizar en quién eres y para qué estás aquí.

Aromaterapia

La aromaterapia es una rama de la fitoterapia en la que se usan las partes aromáticas de las plantas para crear salud. Los aceites esenciales se llevan utilizando con fines medicinales y cosméticos desde el inicio de los tiempos, pero desde hace poco se han hecho famosos y son muchas las mujeres que decidimos que nos acompañen para potenciar nuestra salud y autonomía, además de ser una maravillosa y fácil forma de eliminar tóxicos. En consulta uso a diario los aceites para acompañar procesos físicos (desequilibrios hormonales, dolor…) y me gusta su aplicación en la gestión emocional, la psicoaromaterapia.

A nivel emocional, los olores envían mensajes al sistema límbico, la parte del cerebro encargada de gestionar las emociones. Los aceites esenciales son una poderosa herramienta para equilibrar mente y cuerpo. Podemos usarlos por vía olfativa, tópica o ingerida para aportarnos bienestar.

Los aceites esenciales están de moda. En el mercado podemos encontrar un amplio abanico de marcas que tenemos que saber diferenciar. Para determinar su calidad, deberíamos tener en cuenta estos parámetros:

- **Que sean cien por cien íntegros o completos.** Su destilación ha sido completa, con el tiempo que se necesitaba, a la temperatura correcta y en los recipientes adecuados.
- **Que sean cien por cien naturales.** Libres de moléculas

sintéticas, aceites vegetales, tóxicos como pesticidas y herbicidas que podrían reaccionar con el aceite.

- **Que sean cien por cien puros.** Exentos de otros aceites esenciales bioquímicamente similares pero más baratos, como el de geranio y el de rosa.
- **El precio.** Huye de aceites esenciales demasiado baratos. Para fabricar 1 kilo de aceite esencial se necesitan 150 kilos de lavanda, 1 tonelada de helicriso italiano o 4 toneladas de pétalos de rosa.
- **La información de la etiqueta**, que debe incluir:
  - Nombre botánico: género y especie y, a veces, el nombre del descriptor, como en *Thymus vulgaris*, por ejemplo.
  - Parte de la planta usada para obtener el aceite esencial.
  - El procedimiento de cultivo, como cultivo ecológico, *Seed to Seal* (de la semilla al sello).
  - El quimiotipo, que indica la composición química del aceite esencial, si la tiene. En función de las situaciones de su cultivo, una misma planta puede dar lugar a dos aceites con quimiotipos distintos y, por tanto, con características terapéuticas diferentes. No todos los aceites esenciales producen quimiotipos distintos; solo es importante conocerlo cuando el cambio de quimiotipo modifica las propiedades.

ACUPUNTURA

Junto a la aromaterapia, es mi terapia holística por excelencia (ya has visto que la he ido recomendando a lo largo de todo el libro), ya que la lectura que hace la medicina tradicional china sobre la salud y la enfermedad resuena mucho en mi manera de acompañar.

La acupuntura puede ayudarte a regular las hormonas y a solucionar problemas físicos y emocionales. Si la realizan mujeres sensibles y sabias, como mis compañeras de equipo, te aseguro que puede ser una experiencia mágica en el camino de recuperación de tu salud o de cualquier desequilibrio que estés sufriendo.

Reiki

En esta terapia energética se imponen las manos sobre diferentes puntos con el fin de equilibrar el organismo. Es muy gratificante recibir una sesión, y sus efectos pueden equilibrar aspectos físicos y emocionales.

En general, todas las terapias mal llamadas «alternativas» reciben una mala crítica por parte de la comunidad científica, pero detrás de muchas de ellas hay una sabiduría milenaria y una efectividad empíricamente comprobada para la que aún no disponemos de sistemas científicos que puedan evidenciarla. ¡Como si la mejoría del paciente no fuera suficiente prueba! Y más cuando tiene cero efectos secundarios negativos, lo que no podemos decir de muchos tratamientos de la medicina convencional.

Biodescodificación

Esta propuesta terapéutica se centra en encontrar el origen metafísico de las enfermedades, o su significado emocional, para buscar la forma de sanar a partir de ahí. Me parece una herramienta muy útil para establecer un diálogo con el cuerpo. Como te explicaba en las dos partes anteriores, el síntoma es el lenguaje simbólico del cuerpo, y como todas las enfermedades son multicausales, hacer un abordaje metafísico me parece muy interesante. En consulta he visto grandes avances al combinar estas técnicas. Puedes explorarla con un terapeuta experto en caso de algún desequilibrio o, simplemente, entender que todo desequilibrio que se exprese en tu cuerpo puede ser leído intentando comprender qué puede estar expresando tu cuerpo y ayudarle desde esa comprensión. Encontrarás muchos libros buenos y grandes terapeutas que te guíen en el camino del autoconocimiento y la autosanación como complemento a otras prácticas que puedas estar siguiendo. Como en todas las terapias, también puedes toparte con personas poco formadas que te confundan más que ayudarte. Déjate llevar por la intuición para ver si puede ser una ayuda o no.

Hay otras terapias que no he trabajado tanto en mi vida ni en consulta, pero que te recomiendo que las explores por si te resuenan. Al final, todo habla de lo mismo, pero algunos idiomas nos resultan más fáciles de entender que otros. Algunas de las que te aconsejo investigar son las siguientes: eneagrama, diseño humano, tarot psicológico, bioenergética, programación neurolingüística (PNL), reflexología podal, osteopatía visceral, biodinámica o energética, el método GDS…

23

Para hombres: cómo ayudarlos a comprender nuestra naturaleza cíclica

Te agradezco que leas este capítulo tanto si lo estás haciendo por voluntad propia como si tu pareja, hija, madre, amiga, jefa o compañera te ha pedido que lo leas. Gracias de corazón. Es muy importante que comprendas la fisiología femenina para una mejor relación personal y profesional entre nosotros.

Si hay una mujer en tu vida —madre, hija, pareja, jefa, compañera...—, tienes cuatro mujeres en una, aunque quizá no te hayas dado cuenta. Por tanto, es como si en tu trabajo tuvieras una especialista diferente cada semana, o como si en casa vivieras en una relación poliamorosa. Fíjate cómo cambiaría tu vida si en lugar de verlo como un defecto lo recibieras como una gran ventaja. Pero no puedo pedirte que lo disfrutes sin que antes lo conozcas.

Si has leído los capítulos anteriores, ya habrás comprendido un poco más el complejo mundo biológico que nos habita y cómo eso marca diferencias en nuestro comportamiento y nuestras necesidades. También habrás leído que la energía masculina y femenina que habita en todos nosotros necesita gozar de equilibrio. Y seguro a estas alturas habrás visto que nuestro mundo está demasiado masculinizado energéticamente, demasiado linealizado, y que, como mujeres, hacemos un esfuerzo tremendo cada mes para adaptarnos a este diseño (del que no sois responsables, sino víctimas, como nosotras) pero que nos enferma porque no se adapta a nuestra esencia y nos ha hecho creer que ser cíclica es un defecto. Esta desconexión de los ritmos, de nuestra naturaleza, de nuestro cuerpo y sus necesidades ha ocasionado (sin culpar a nadie) que muchas mujeres sufran cada mes en silencio dolores físicos que no podéis llegar ni a imaginar, y aun así cumplan con sus «obligaciones» como madres, cuidadoras y trabajadoras. En capítulos anteriores hemos visto qué ha hecho enfermar a las mujeres y algunas soluciones, pero me gustaría que, mientras ponen orden a su desorden, puedas mirar el ciclo de una manera más amorosa.

Voy a intentar explicarte nuestro ciclo menstrual del modo más fácil que me sea posible. Una niña se inicia en la ciclicidad cuando sus hormonas están sexualmente maduras. En la mayoría de los casos, eso sucede entre los once y los dieciséis años. En ese momento comienza su ciclo de fertilidad y un proceso biológico que se repetirá unas quinientas veces en su vida, casi una vez al mes, y que tendrá fin alrededor de los cincuenta años con lo que denominamos «menopausia».

El ciclo está dividido en dos etapas separadas por la ovulación, el momento en que el óvulo maduro está disponible para la reproducción, y está regulado por dos hormonas principales que voy a simplificar para tu comprensión: los estrógenos son como una hormona de vitalidad, energía y belleza, y la progesterona es una especie de tranquilizante y antidepresivo natural que domina la segunda fase, justo después de la ovulación. Esas hormonas cumplen una función biológica (y déjame decirte que la biología no es políticamente correcta ni ha evolucionado tanto como la sociedad), cuyo objetivo es dotar de energía a la mujer durante la primera fase para asegurarse de que puede alimentarse para nutrir el óvulo y estar atractiva para lograr un «macho fecundante». Tras la ovulación (repito que la biología de la reproducción no es políticamente correcta y solo piensa en términos de reproducción), las hormonas se encargan de que la mujer esté calmada y tranquila para acoger un hipotético embarazo. Esa tranquilidad nos la regala la progesterona, pero esta va cayendo poco a poco, y nos sentimos con poca energía, más irritables y menos calmadas conforme avanzan los días. Las mujeres con poca progesterona, además de que es difícil que se queden embarazadas, tendrán un cuadro más o menos intenso al que, de forma simplificada, solemos llamar «síndrome premenstrual».

Por supuesto, hemos evolucionado mucho como para reducir nuestra vida al único hecho de reproducirnos, pero nuestra biología no lo sabe. Como en la mayoría de nuestros quinientos ciclos no se produce un embarazo, es un baile que vuelve a empezar: caen las hormonas y se desatan las prostaglandinas, unos lípidos que actúan como si fueran hormonas y provocan contracciones en el útero para expulsar el endometrio (la capa interna del útero que crece cada mes para preparar un buen colchón donde anidar un posible embarazo). De este modo expulsamos esos restos de endometrio junto a la sangre menstrual.

Mensualmente, las mujeres hacemos un détox natural y se dice que eso nos ayuda a vivir más años, pero perder sangre y nutrientes también nos debilita, por eso nuestro cuerpo nos pide ahorrar energía. Este proceso natural es muy doloroso para algunas mujeres (no debería serlo, pero por diferentes razones que he explicado en otros capítulos, para algunas lo es). Durante los días de sangrado estamos más hacia dentro, más cansadas, ya que se produce una anemia fisiológica temporal debida a la pérdida de sangre y tenemos menos ganas de salir. Estas cuatro etapas tan marcadas no nos afectan a todas por igual, ni siquiera nos afectan de la misma forma a nosotras entre un ciclo y otro, pero tienen unas características generales que pueden ayudarte a comprendernos y nos permiten ser fieles a nuestra naturaleza cíclica. Ser cíclica no es mejor ni peor que ser lineal, pero negar nuestra naturaleza es patológico.

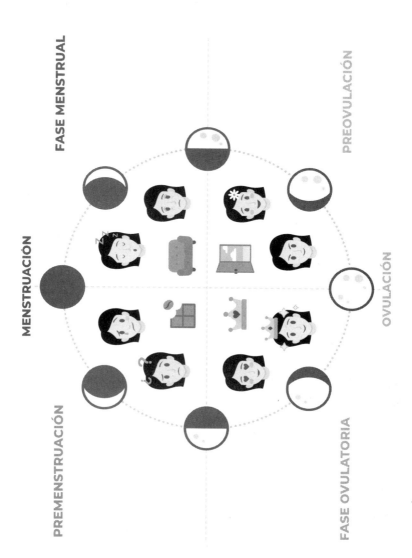

Resumen de nuestro viaje.

Te lo cuento así para que veas que todo tiene un sentido y que cada etapa tiene sus propias necesidades. Si quieres profundizar, en la segunda parte de este libro encontrarás maneras de optimizar el reparto de tareas en un trabajo en equipo con mujeres, cómo ayudarlas a entrenar si eres deportista o cómo viven su sexualidad en cada etapa. Te invito también a que leas toda la tercera parte; tomarás conciencia de que las reglas que marcó la sociedad para nosotras no han sido muy amorosas y que necesitamos con urgencia cambiarlas.

Gracias de nuevo por leer este capítulo. El desconocimiento sobre el ciclo por parte de ambos fomenta la lucha de sexos y que nos etiquetemos con ofensas del estilo «Eres una histérica» o «Eres un bruto», lo que solo nos aleja aún más. Entender el funcionamiento del cuerpo y de las emociones es clave para mejorar nuestras relaciones, además de nuestra salud y la salud de las niñas del futuro.

24

Para quienes van a acompañar
a niñas premenstruales

Según la edad que tengas, habrás vivido de un modo u otro todos los aspectos que comento en el libro, y eso te dará más o menos conocimientos y habilidades para acompañar todo o parte del viaje de una niña premenstrual. Este acompañamiento es también necesario para los niños.

- Lee el capítulo 1, en el que trato este tema con mayor profundidad.
- Si tienes influencia, invita al colegio de tus hijos a alguna educadora menstrual.
- Habla con tu hija, hermana, nieta, sobrina, alumna, paciente…, y resuelve sus dudas.
- Explícale que en sus ovarios están todas las semillas (óvulos) y que hay que cuidarlos.
- Explícale el ciclo menstrual desde el ámbito físico, emocional y social.
- Si vas a acompañar a una niña en su ciclicidad, lo ideal es que revises tu visión sobre nuestra naturaleza cíclica y pongas mucha conciencia, amor y pedagogía en lo que vas a transmitirle.
- Adáptate a sus necesidades y a su madurez vital, hay procesos que es preciso vivirlos para comprenderlos.

Decálogo para acompañar a niñas precíclicas

1. Integra desde su nacimiento los conceptos cíclicos. No te escondas en ninguna fase y enfréntate a los cambios con normalidad.

2. Habla de la ciclicidad a los niños de tu alrededor, no solo a las niñas.

3. Cuando se acerque su menarquia, prepara un kit de bienvenida y un neceser para que pueda llevar encima si no está contigo. Te recomiendo que incluyas compresas, unas braguitas de recambio, unas mallas (*leggins*) por si se mancha y unas toallitas ecológicas húmedas. Añade también algunos libros.

4. Los rituales son una gran herramienta para hacer las transiciones a nuevos estados. El día de su primera menstruación, da la bienvenida a su ciclicidad y haz que recuerde ese día con una experiencia bonita, siempre respetando cómo quiera vivirlo ella.

5. Si tienes conflictos con tu naturaleza cíclica, sánalos antes de la llegada de la menstruación de la niña a la que quieras acompañar. Solo podemos ofrecer lo que tenemos, y si tu relación no es buena, no podrás acompañarla.

6. No te limites a relacionar la menstruación con hechos físicos o médicos. Da una visión amplia, y no la vincules con la reproducción (o no solo). El ciclo es más que una puerta de entrada a la maternidad.

7. Enséñale a amar y a respetar su cuerpo, y asegúrate de que conoce todas las partes de su sistema.

8. Dale información sobre las distintas opciones para gestionar la sangre. Explícale qué es menstruar, qué sentirá, para que no lo viva como algo asqueroso. Cuidado con los mensajes que transmites relacionados con la higiene.

9. Transmítele que el ciclo es un hecho natural que forma parte de la biología, y explícale las diferencias con la biología masculina.

10. Ayúdala en su construcción como mujer más allá del ciclo menstrual y sé un referente de una mujer que se conoce, se gestiona y se ama.

25

Para mujeres enfadadas con su ciclo: cómo reconciliarte con tu menstruación

Este no sería un libro completo sobre mujer y ciclicidad si no hubiera un capítulo dedicado a todas las mujeres que menstrúan cada mes con dolor y que tienen una mala relación con su cuerpo femenino.

Si la razón de tu descontento es una historia de padecimiento menstrual, te recomiendo que sigas investigando en tu fisiología hasta dar con algún profesional que te ayude. Mientras haya dolor, molestias o síntomas incapacitantes relacionados con tu condición, no podrás reconciliarte con tu naturaleza. Aunque supongo que llevas un largo periplo de profesionales y tratamiento a las espaldas, el mundo de la salud femenina evoluciona cada día, y lo que ayer no se conocía quizá hoy sea una realidad. Explora otras opciones de salud más allá de las convencionales para descubrir la razón de tu desequilibrio. Solo cuando sanes tu dolor físico podrás sanar tu dolor emocional.

Si tus razones no están vinculadas al dolor, sino a que te parece una molestia sangrar cada mes o que tus emociones y tus cualidades sean cambiantes, te invito a que investigues un poco más, sola o con ayuda de un o una profesional. Esta es tu naturaleza y también encierra grandes dones a tu servicio cuando son conocidos y acompañados.

No te puedo negar que en algún momento puntual todas hemos podido enfadarnos con nuestra condición, sobre todo si el sangrado se adelanta en un momento poco oportuno. Compatibilizar el hecho de sangrar y la etapa menstrual con la vida moderna es quizá lo más incómodo de nuestra ciclicidad porque, como hemos comentado, la vida está organizada de modo lineal, así que para nosotras no es fácil encajar en esa etapa.

Ser mujer es maravilloso, si es lo que quieres ser y te identificas con ello, claro, pero no quiero fliparme con las bondades del mundo femenino, aunque me encante. Soy consciente de que el mundo está construido a escala masculina y, por tanto, entiendo que para muchas mujeres pueda ser muy incómodo habitar un cuerpo femenino. De cualquier manera, conocer las reglas del juego y usarlas a tu favor es una estrategia inteligente para disfrutarte y amarte, porque vas a pasar toda tu vida contigo.

Reglas sobre las que reflexionar

El viaje de construcción de la mujer que quieres ser exige reflexionar, resignificar y analizar algunos conceptos relacionados con lo que significa ser mujer en nuestros días.

- ¿La actual lucha feminista nos acerca donde queremos? ¿Tiene en cuenta nuestras necesidades como mujeres o solo quiere que logremos lo mismo que los hombres?
- ¿El nuevo lenguaje inclusivo te resuena, te incluye o no lo hace, igual que no lo hace el actual? Si queremos que sea inclusivo, debe haber espacio real para la mujer.
- ¿Están bien equilibradas las polaridades masculinas y femeninas en tu vida?
- En lo laboral ¿te dedicas a lo que gusta y como quieres hacerlo? ¿Necesitas hacer algún cambio? ¿Puedes expresar tu naturaleza sin necesidad de masculinizarte?
- ¿Hay algún aspecto en relación con la maternidad que necesites sanar?
- ¿Hay espacio en tu vida para el placer, la sensualidad, el erotismo?
- No debemos tolerar violencia de ningún tipo ni de ninguna intensidad.
- Necesitamos integrar a todas las mujeres que han vivido en nosotras, sana sus heridas si las hay y permite que te acompañen desde su ingenuidad, su frescura y su pasión.
- Necesitamos ser adultas no solo porque lo diga el DNI, sino porque nos encargamos de nosotras.
- Tenemos que ayudar a los hombres a cambiar muchos errores perpetuados sobre nuestra naturaleza y nuestras necesidades.
- Hay un montón de terapias y filosofías que pueden ayudarte en tu autoconocimiento y en tu sanación.

Para terminar

Deseo de todo corazón que este libro te haya servido para averiguar cómo funciona tu cuerpo y que hayas aprendido a cuidarlo como el hermoso templo que es. ¡Honra a la diosa humana que eres!

Espero que con la excusa del ciclo haya logrado inspirarte para que reflexiones sobre otros muchos aspectos relacionados con ser mujer y que te ayuden a definir nuevas reglas en el sentido más amplio de la palabra.

Ojalá haya servido para que te conozcas, te disfrutes y te ames tanto como mereces.

Con amor,

YOLANDA

Agradecimientos

Gracias a todas las personas que han contribuido a que hoy este libro sea una realidad:

A mi familia de origen, porque me apoyó de manera incondicional en cada uno de mis pasos y creyó en mí desde el momento de nacer, y especialmente a mi hermana, mi compañera de vida.

A mi familia, a la que creé con amor y profunda conciencia. A mi pareja, Jose, por su apoyo, su compañía y su amor. A Carla, que con su mirada femenina y fuerte me hace superarme cada día. A Max, que con su magia y su chispa llena de color mi vida. Gracias, hijos, por permitirme vivir en amor constante hacia vosotros.

A mis amigas, mi amorosa tribu, y en especial a las incondicionales, que ya sabéis quiénes sois.

A los terapeutas, maestros, pacientes y alumnas que me han ayudado a conectar con mis dones y han compartido su sabiduría conmigo.

A Núria Coll, por impulsarme a hacer este libro a partir de una idea en su despacho, y a mi editora, Laura Álvarez, por entusiasmarse con el proyecto desde el minuto cero y por ponérmelo todo tan fácil.

«Para viajar lejos no hay mejor nave que un libro».

EMILY DICKINSON

Gracias por tu lectura de este libro.

En **penguinlibros.club** encontrarás las mejores
recomendaciones de lectura.

Únete a nuestra comunidad y viaja con nosotros.

penguinlibros.club

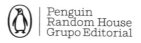
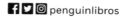